개정판

한의학원론

韓醫學原論

박선영·김호현

이채

| 저자 소개 |

박선영

세명대학교 한의과대학 졸업
한방내과 전문의, 한의학박사
현 세명대학교 한의과대학 한의예과 학과장
현 대한동의생리학회 총무이사
저서 :『한의학원론』,『생리학』

김호현

동국대학교 한의과대학 졸업
한의학박사
세명대학교 한의학연구소 소장
세명대학교 한의과대학 학장
현 세명대학교 교무연구처장
현 대한동의생리학회 부회장
저서 :『황제내경소문한주』,『동의생리학』,『운기사상학집요』,『한의학원론』,『생리학』

개정판 한의학원론(韓醫學原論)

개정판 1쇄 발행 / 2019년 3월 4일
개정판 2쇄 발행 / 2022년 9월 21일

지은이 / 박선영·김호현
펴낸이 / 한혜경
펴낸곳 / 도서출판 異彩(이채)
주소 / 06072 서울특별시 강남구 영동대로 721, 1110호(청담동, 리버뷰 오피스텔)
출판등록 / 1997년 5월 12일 제 16-1465호
전화 / 02)511-1891
팩스 / 02)511-1244
e-mail / yiche7@hanmail.net
ⓒ 박선영·김호현 2019

ISBN 979-11-85788-18-0 93510

이 도서의 국립중앙도서관 출판예정도서목록(CIP)은 서지정보유통지원시스템 홈페이지(http://seoji.nl.go.kr)와 국가
자료공동목록시스템(http://www.nl.go.kr/kolisnet)에서 이용하실 수 있습니다.(CIP제어번호: CIP2019004154)

한의학(韓醫學)이 우리나라의 대학교육 제도에 도입된 지가 이미 반세기(半世紀) 너머에 이르고 있으나, 현재까지도 한의학에 입문하는 초학자(初學者)들과 한의학에 관심을 가지고 있는 독자(讀者)들에게 적합한 원론서(原論書)가 없는 것이 지금의 현실입니다.

원론서라면 해당 학문 분야의 가장 중요하고 핵심적인 내용을 담아야 하므로 그만큼 책을 쓰기가 어렵다는 점을 감안하면 당연한 결과라는 생각도 들기에 감히 원론이란 제목을 붙인 것이 부끄럽기 짝이 없습니다. 하지만 한편으로는 이런 시도가 있어야 이어서 더 발전된 결과가 도출될 수 있다는 희망으로 변명을 대신합니다.

『한의학원론(韓醫學原論)』은 동서양(東西洋) 의학의 특징과 차이점에서 시작하여, 한의학의 기초이론과 생리(生理)·병리(病理), 진단(診斷), 본초(本草)·방제학(方劑學) 분야의 기본적인 개념을 설명하였고, 임상(臨床) 각 과(各科)의 특성을 소개하는 순서로 구성하였습니다.

한의학에서 다루는 개념들을 가능하면 간략하게 설명하였고, 본문(本文)과 관련된 자료를 각주로 첨부함으로써 의서(醫書)를 근거로 하여 이해하고 학습할 수 있도록 하는 데 중점을 두고자 하였습니다.

전반적으로는 인체 질병의 발생과 진단 및 치료가 육기(六氣)를 중심으로 이루어진다는 점을 기본으로 하여 기술하고자 하였으나 아직 공부가 부족하다는 점만 여실히 드러낸 것 같습니다. 더하여 한의학의 역사(歷史)에 대하여 기술하지 못한 점과 임상 각 과의 특성을 너무 간략하게 기술한 점에 대한 아쉬움이 남기도 합니다.

한의학에 입문하는 초학자(初學者)들과 한의학에 관심을 가지고 있는 독자(讀者)들에게 적합한 원론서(原論書)를 준비한다는 이유로 누락되기도 하고 간략히 기술한 부분이 있었습니다. 특히 경락(經絡)에 대해서는 개념과 구성 체계, 기능 위주로 설명하다 보니 경락(經絡)의 분포경로에 대한 내용을 전혀 기술하지 않았습니다.

따라서 개정판에서는 경락(經絡)의 구성 체계 중 가장 중요한 십이경맥(十二經脈)의 분포경로를 추가하였습니다.

이 책을 통하여 초학자들과 일반 독자들께서 한의학의 전반적인 구성 체계와 핵심적인 이론을 이해하는 데 조금이나마 도움이 되었으면 하는 바람이고, 한의학을 함께 연마(硏磨)하고 사랑하는 선후배 여러분과 독자들의 지도편달이 있어 후일 더 나은 원론서가 될 수 있기를 기대합니다.

언제나 든든한 버팀목이 되어 주는 가족들과 이 책의 출판에 도움을 주신 도서출판 이채 한혜경 대표님께 고마운 마음을 전합니다.

2019년 2월

박선영·김호현

目 次

4장 육기(六氣)

5장 정기신혈(精氣神血)

7장 경락(經絡)

❀ 8장 병인(病因) · 병기(病機)

❀ 9장 진단(診斷)

10장 본초(本草)·방제(方劑)

11장 임상(臨床)

1장 서론(序論)

1. 생명(生命)에 대한 관점

1) 생명체

우리가 살아가는 지구에 탄생하는 모든 생명체는 그 수명이 유한(有限)하다. 지구뿐만 아니라 우주에 존재하는 생명체가 모두 그럴 것이라 여겨진다. 수명이 유한(有限)하다는 것은 생존(生存)할 수 있는 기간이 어느 정도 한계가 있다는 것이다.

한의학에서는 생명체의 생존 기간을 다섯 단계로 구분하여 설명한다.

먼저 생명체는 크게 식물과 동물로 구분할 수 있으며, 식물의 생장과정은 생(生)·장(長)·화(化)·수(收)·장(藏)으로 구분하고, 동물의 생장과정은 생(生)·장(長)·장(壯)·노(老)·이(已)로 구분하여 설명한다.

식물과 동물의 생장과정에 대한 다섯 가지 단계에 대한 의미를 정리하면 〈표 1-1〉과 같다.

즉, 식물은 처음 싹이 나면서 생명이 시작되어(生), 성장하고 자라서(長), 수정이 일어나는 변화를 겪고(化), 열매를 맺은 것을 수확하여(收), 창고에 감추어 저장하는(藏) 과정을 거치게 되고, 동물은 처음 아기로 출생하여 생명이 시작되어(生), 성장하고 자라서 청소년이 되며(長), 건장하고 힘이 센 장년이 되었다가(壯), 나이가 들고 늙어서 노인이 되며(老), 마지막으로 생명이 다하여 죽는(已) 과정을 거치게 된다.

이와 같이 모든 생명체는 태어나고 자라서 결실을 맺고 죽는 것이 자연의 이치이고

<표 1-1> 식물과 동물의 생장과정

	식물		동물	
생 (生)	• 나다, 낳다, 살다 • 생명이 처음 생성된다는 의미	생 (生)	• 나다, 낳다, 살다 • 생명이 처음 생성된다는 의미	
장 (長)	• 길다, 나아가다, 자라다 • 성장하고 자란다는 의미	장 (長)	• 길다, 나아가다, 자라다 • 성장하고 자란다는 의미	
화 (化)	• 되다, 따르다, 변천하다 • 변화가 일어난다는 의미	장 (壯)	• 장하다, 굳세다, 견고하다 • 건장하고 힘이 세다는 의미	
수 (收)	• 거두다, 익다, 여물다, 모으다 • 거두어 수확한다는 의미	노 (老)	• 늙다, 오래되다 • 나이가 들어 늙었다는 의미	
장 (藏)	• 감추다, 숨다, 곳간 • 곳간에 저장한다는 의미	이 (已)	• 이미, 그만두다, 끝나다 • 생명이 다하여 죽는다는 의미	

지극히 정상적인 변화의 과정을 거치게 되는 것이다.

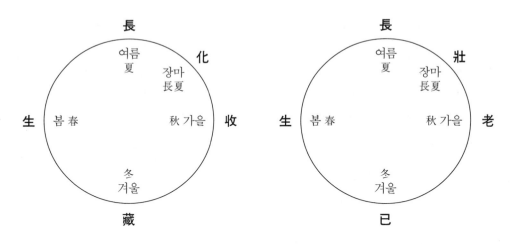

<그림 1-1> 식물과 동물의 생장과정

2) 인체는 소우주(小宇宙)

인체의 생성이나 우리 몸의 구조는 자연의 이치를 본받아 형성되었고, 인체에서 일어나는 변화(기능)도 우주(宇宙)의 변화와 동일한 변화를 일으킨다. 따라서 인간은 자연과 더불어 우주를 구성하고 있는 일부분이면서 대자연의 변화 속에서 자연과 서로 영향을 주고받으며 살아가는 존재이다.

　동의보감(東醫寶鑑)에서 인체의 구조와 기능을 자연에 비유하여 설명한 바를 예를 들어보면 아래 도표와 같다.

〈표 1-2〉 인신소우주(人身小宇宙)

인체의 구조		인체의 기능	
자연	인체	자연	인체
천원지방 (天圓地方)	인두원족방 (人頭圓足方)	천유우로 (天有雨露)	인유체읍 (人有涕泣)
천유일월 (天有日月)	인유양목 (人有兩目)	천유뇌전 (天有雷電)	인유음성 (人有音聲)
천유사시 (天有四時)	인유사지 (人有四肢)	천유동하 (天有冬夏)	인유한열 (人有寒熱)
지유구주 (地有九州)[1]	인유구규 (人有九竅)	천유주야 (天有晝夜)	인유오매 (人有寤寐)

　자연에 천(天, 하늘)과 지(地, 땅)가 있듯이 인체에서는 천(天)에 해당하는 부위가 머리이고 지(地)에 해당하는 부위가 복부(腹部)이다. 하늘과 땅의 특성을 살펴보면 등산을 하면서 높은 산을 오를 때 오르면 오를수록 기온이 낮아지는 것을 느끼고, 가을에 단풍이 들고 겨울에 눈이 내려 쌓이는 것도 높은 산에서부터 시작된다. 반면에 땅속에는 뜨거운 용암과 마그마가 있어 땅속으로 들어갈수록 따뜻하고, 봄이 되면서 눈과 얼음이 녹고 싹이 나오는 것도 낮은 지대에서부터 시작된다. 이러한 현상을 바탕으로 한의학에서는 하늘에 가까워질수록 차가워지므로 천(天)의 본성(本性)은 한(寒)하다고 하고, 땅속으로 들어갈수록 더워지므로 지(地)의 본성(本性)은 열(熱)하다고 한다.

　소우주(小宇宙)인 인체도 자연과 동일한 변화를 나타내므로 하늘에 해당하는 머리는 차가운 것이 본성(本性)이고, 땅에 해당하는 복부(腹部)는 더운 것이 본성(本性)이다. 따라서 서늘해야 하는 머리는 더워지면 질병이 발생하고, 따뜻해야 하는 복부(腹

---

1) 중국 고대 전적(典籍) 중에 기재되어 있는 하(夏)·상(商)·주(周) 시대 지역구획(地域區劃)의 명칭.

部)는 차가워지면 질병이 발생하는 것이다.

2. 양생(養生)[2]

1) 자연의 변화에 맞는 생활

우리가 살아가는 환경은 사계절(四季節)의 변화를 나타내고 우리는 그 계절의 변화 속에서 적응하며 살아가고 있다. 따라서 양생(養生)의 가장 기본은 자연의 변화와 그 변화의 이치(理致)에 순응하며 생활하는 것이다.

자연의 변화에 순응하는 기준은 태양이 뜨고 지는 것과 태양의 양기(陽氣)를 받는 것에 두고 있으니, 모든 식물은 햇빛이 없으면 광합성을 할 수 없고, 식물이 없으면 인간도 양식을 구할 수 없으며, 또한 우리 몸이 햇빛을 받아 비타민 D를 형성할 수 있는 것과 같은 것을 예로 들 수 있다. 이와 같이 우리는 태양(太陽)으로부터 양기(陽氣)[3]를 받으면서 살아가는 것이다.

계절 변화에 따른 구체적인 양생법(養生法)을 살펴보면, 봄은 기후가 따뜻해지면서 모든 만물(萬物)이 싹을 틔우고 동면(冬眠)에 들어갔던 곤충과 동물이 기어 나와 생활을 하는 등 생명의 기운(氣運)이 싹트는 시기이다. 이 시기는 우리 몸에서도 생명의 기운인 양기(陽氣)가 생성되는 시기이므로 봄의 변화에 맞게 생활해야 한다. 따라서 겨울보다 태양이 떠 있는 낮이 길어지고 태양(太陽)의 양기(陽氣)를 받을 수 있는 시간도 길어지므로 겨울보다 일찍 일어나 양기(陽氣)를 받으며 활동하는 시간을 늘리고, 겨울에 한기(寒氣)를 방어하고자 두껍게 옷을 입고 몸을 꽁꽁 동여매었던 것을 좀 느슨하게 하여 몸에서 양기(陽氣)가 솟아 나오도록 해야 한다.

여름은 기후가 더워지면서 만물(萬物)이 열기(熱氣)를 바탕으로 무성하게 자라고 꽃이 피면서 화려해지는 등 성장이 왕성한 시기이다. 이 시기는 우리 몸에서도 봄에 생성된 양기(陽氣)의 활동이 더욱 활발해지고 열기(熱氣)가 왕성해지는 시기이므로 여름의 변화에 맞추어 생활해야 한다. 따라서 태양(太陽)이 떠 있는 낮이 가장 긴 계절이므로 태양(太陽)의 양기(陽氣)를 받을 수 있는 시간도 가장 길기 때문에 늦게 자고 일찍

---

2) 건강하게 오래 살기 위하여 몸과 마음을 편안히 하고 질병에 걸리지 않게 노력함.
3) 음기(陰氣)의 상대적 개념. 여기에서는 태양(太陽)의 따뜻한 기운(氣運)을 의미함.

일어나 활동 시간을 많이 가져야 하고, 자칫 기후가 덥다고 나태하고 안일하게 지내서는 안 되며 적당한 활동으로 땀을 흘려 몸에서 발생하는 열기(熱氣)를 몸 밖으로 배출시킬 수 있도록 해야 한다.

　가을은 천고마비(天高馬肥)의 계절로 여름의 더위가 사라지면서 기후가 서늘해지고, 모든 초목(草木)은 단풍이 들고 열매를 맺으며 추수(秋收)를 하는 시기이다. 이 시기는 우리 몸에서도 결실을 맺듯 양기(陽氣)를 내부로 거두어들이고 갈무리를 해야 하므로 가을의 변화에 맞추어 생활해야 한다. 따라서 가을이 되면서 태양의 양기(陽氣)를 받을 수 있는 낮 시간이 줄어들게 되므로 여름보다 일찍 잠자리에 들어야 하고, 서서히 많아지는 한기(寒氣)가 우리 몸의 양기(陽氣)를 손상시키지 않도록 주의해야 한다.

　겨울은 기후가 더욱 추워지면서 한기(寒氣)만 왕성하여 땅과 물이 얼게 되고, 곤충과 동물들이 추위를 피하여 동면(冬眠)에 들어가며, 모든 초목(草木)은 낙엽이 지고 앙상한 가지만 남는 계절이다. 이 시기는 가을에 추수한 것을 저장하고 한기(寒氣)를 피하여 숨어들 듯이 우리 몸에서도 양기(陽氣)가 한기(寒氣)에 손상되지 않도록 내부에 잘 감추어 저장해야 하므로 겨울의 변화에 맞추어 생활해야 한다. 따라서 겨울이 되면 태양(太陽)의 양기(陽氣)를 받을 수 있는 낮 시간이 짧고 밤은 길기 때문에 일찍 자고 늦게 일어나 찬 기운을 피해서 활동하고, 옷을 두껍게 입어 몸을 따뜻하게 해야 하며, 자칫 땀을 많이 흘려 몸의 양기(陽氣)가 빠져나가는 일이 없도록 해야 한다.

　이와 같이 인체는 소우주(小宇宙)로 대자연에서 일어나는 변화가 우리 몸에서도 동일하게 일어나므로 항상 자연의 변화에 맞추어 생활할 것을 권유하고 있다.

2) 건강을 위한 세 가지 요소

(1) 정신(精神)

　한의학에서는 정신(精神)과 육체(肉體)의 건강을 모두 중요시하고 있는데, 정신(精神)이 건강해야 육체(肉體)가 건강할 수 있고, 육체(肉體)가 건강해야 정신(精神)이 건강하게 되는 상호의존(相互依存)의 관계에 있다. 즉 육체(肉體)의 질병으로 고통을 받는 사람이 정신적(精神的)으로 편안하고 즐거울 수 없으며, 정신적(精神的)인 고민이나 스트레스가 많은 사람이 밥 잘 먹고 지낼 수는 없는 것이다.

　특히 "치병필선치기심(治病必先治其心)"이라 하여 모든 질병의 치료를 위해서는 환자의 마음을 먼저 치료하여야 한다고 하여 정신적인 건강을 더욱 중요시하고 있다.[4]

정신활동에 있어서 계절 변화에 따른 양생법(養生法)을 살펴보면, 봄은 기후가 따뜻해지면서 자연의 모든 만물(萬物)이 생명의 기운(氣運)을 싹틔우는 시기이다. 따라서 정신활동과 정서 변화도 봄의 변화에 맞게 생명의 기운(氣運)이 싹트는 데 부합되어야 하니, 구체적으로는 모든 것이 잘 살 수 있도록 하고 죽이지는 말며, 다른 사람에게 무엇을 주되 빼앗지 말고, 상(賞)을 주되 벌(罰)은 주지 말라고 하였다.

　여름은 기후가 더워지면서 만물(萬物)이 열기(熱氣)를 바탕으로 성장이 왕성해지는 계절이다. 따라서 정신활동과 정서 변화도 열기(熱氣)가 왕성한 여름의 변화에 맞게 해야 하는데, 기후가 덥고 몸에서도 열(熱)이 많이 발생하기 때문에 화를 내지 말고, 생각도 외부로 향하도록 생활할 것을 권유하고 있다.

　가을은 기후가 서늘해지고 열매를 맺으며 추수(秋收)를 하는 시기이다. 따라서 정신활동과 정서 변화도 가을의 변화에 맞게 추수(秋收)하듯 정리하고 마무리한다는 마음가짐으로 생활하며, 생각이 외부로 향하거나 새로운 것을 추구하지 않도록 해야 한다.

　겨울은 기후가 더욱 추워지면서 모든 만물(萬物)이 추위를 피하고 양기(陽氣)를 내부로 갈무리하고 저장하는 계절이다. 따라서 정신활동과 정서 변화도 겨울의 변화에

---

4) 東醫寶鑑·身形, p. 209.
　"古之神聖之醫 能療人之心 預使不致於有疾. 今之醫者 惟知療人之疾 而不知療人之心. 是猶捨本逐末 不窮其源 而攻其流 欲求疾愈 不亦愚乎. 雖一時僥倖而安之 此則世俗之庸醫 不足取也……使病者盡去心中疑慮思想 一切妄念 一切不平 一切人我 悔悟平生所爲過惡 便當放下身心 以我之天 而合所事之天 久之遂凝於神 則自然心君泰寧 性地和平. 知世間萬事皆是空虛 終日營爲皆是妄想 知我身皆是虛幻 禍福皆是無有 生死皆是一夢 慨然領悟 頓然解釋 則心地自然淸淨 疾病自然安痊. 能如是則藥未到口 病已忘矣: 옛날의 신성한(뛰어난) 의사는 능히 사람의 마음을 치료하여 미리 질병이 발생하지 않도록 하였다. 지금의 의사는 오로지 환자의 질병을 치료하는 것만 알고 환자의 마음을 치료하는 것은 알지 못한다. 이것은 근본을 버리고 지엽(枝葉)을 쫓아가며 근원을 연구하지 않고서 지류(支流)를 공략하여 질병이 낫기를 바라고 구하는 것이니 어리석지 않은가? 비록 한때의 요행으로 편안하게 되더라도(질병이 낫더라도) 이는 세간의 어리석은 의사가 하는 것이니 취하기에(배우기에) 부족하다.……환자로 하여금 마음속의 의심과 염려스러운 생각, 일체의 헛된 생각, 일체의 불평, 일체의 내가 존재한다는 미혹된 생각을 버리고, 평생의 잘못한 바를 깨달아 뉘우치고 몸과 마음의 집착을 내려놓아 편하게 하면 나의 천(天)과 하는 일들의 천(天)이 부합되니, 이런 상태가 오래되어 정신이 집중되면 자연히 마음이 편안해지고 성품이 화평해진다. 세간의 모든 일이 공허하고 하루 종일 하는 일이 망상이라는 것을 알고, 내 몸이 공허한 환영이고 재앙(災殃)과 복(福)이 모두 있는 것이 아니며 죽고 사는 것이 하나의 꿈이라는 것을 알아 홀연히 깨달아 알게 되고 갑작스럽게 이해가 되면 마음이 자연히 맑아지고 질병이 저절로 낫게 된다. 능히 이와 같이 되면 약(藥)이 입에 닿기 전에 질병이 이미 사라진다."

맞게 추수(秋收)한 것을 저장하고 한 해를 마치는 데 부합되도록 모든 일을 끝내고 마친다는 마음가짐으로 생활해야 하고, 사사로운 욕심이나 계획이 있더라도 이미 다 이룬 것같이 생각하는 것이 좋다.

용숙(龍叔)이 문지(文摯)에게 "당신의 의술(醫術)이 정교(精巧)한데 나에게 질병이 있으니 당신이 능히 치료해 줄 수 있습니까?"라고 물었다.

문지가 "부탁하는 바대로 하겠습니다. 그러나 먼저 당신 질병의 증상을 말하십시오."라고 하였다.

용숙이 "향리(鄕里)에서 칭찬해도 영광스럽지 않고 비방(誹謗)해도 치욕(恥辱)스럽지 않으며, 무엇을 얻어도 기쁘지 않고 잃어도 우울하지 않으며, 삶이 죽음 같고, 부(富)도 가난 같으며, 사람이 돼지 같고, 내가 다른 사람 같습니다. 내가 거처하는 집이 여객(旅客)을 치는 집 같고, 나의 고향을 보면 오랑캐의 나라 같습니다. 이런 질병으로 벼슬을 새로 주거나 상(賞)을 주어도 좋지 않고, 형벌(刑罰)도 두렵지 않으며, 성쇠이해(盛衰利害)에도 바뀌지 않고, 슬픔과 즐거움에도 영향이 없습니다. 진실로 국왕(國王)을 섬기고 친구와 사귀며 처자(妻子)를 거느리고 하인을 부리는 것도 못 합니다. 이것은 무슨 질병입니까? 어떤 방법으로 치료할 수 있습니까?"라고 하였다.

문지는 용숙에게 해를 등지고 서게 하고, 문지는 뒤로부터 해를 바라보았다.

이윽고 말하기를 "아! 내가 당신의 가슴을 보니 사방(四方) 한 치의 공간이 비어 있습니다. 거의 성인(聖人)입니다. 당신 가슴의 여섯 개 구멍은 통해 있지만 한 개의 구멍은 통해 있지 않습니다. 지금 성인의 지혜를 갖추고 질병이라 하니 혹 이로 말미암은 것입니다. 나의 얕은 의술로 능히 치료할 수 있는 것이 아닙니다."

－列子 第四 仲尼篇

(2) 의식주(衣食住)

① 의복(衣服)

의복(衣服)은 자연의 춥고 더운 기후변화 속에서 인체의 한열(寒熱)을 일정하게 조절하여 기후변화를 극복하고 정상적인 기능 활동을 유지할 수 있도록 하는 데 목적이 있다.

의복(衣服)은 주리(腠理)[5]를 가려서 체표의 열(熱)이 발산(發散)되지 못하게 하므로 의복(衣服)의 얇고 두꺼운 정도가 적절하지 못할 경우에도 질병의 원인이 될 수 있다. 따라서 옛 사람들은 '의복(衣服)이란 몸을 가릴 뿐이고 음식이란 배를 부르게 할 뿐이므로 의복(衣服)에 능라금수(綾羅錦繡)[6]와 채색문장(彩色文章)[7]이 왜 필요한가?'라고 하였으며, 반드시 기(氣)의 출입이 잘되는 소재로 의복(衣服)을 만들어야 하고, 신체의 한열(寒熱)을 잘 조절할 수 있는 의복(衣服)을 입도록 권하고 있다.

신체의 한열(寒熱)을 조절한다는 것은 사계절(四季節)의 온량한열(溫涼寒熱)에 따른 기후변화에 신체가 잘 적응하도록 하는 것이므로 계절 변화에 따른 의복(衣服)을 입는 방법을 살펴보면, 봄은 따뜻한 온기(溫氣)를 맞아 자연이 모두 생(生)을 주관하여 만물(萬物)이 번영(繁榮)하는 시기이므로 겨울의 추위로부터 인체를 보호하기 위하여 두껍게 입었던 옷들을 풀어서 봄의 기운(氣運)과 양기(陽氣)가 생성되는 특성에 잘 어우러지도록 의복(衣服)을 입어야 한다.

여름은 더운 열기(熱氣)를 바탕으로 만물(萬物)이 성장하는 시기이지만, 여름의 더운 기운(氣運)에 장마철의 습기(濕氣)가 보태지면 습열(濕熱)이 왕성하여 만물(萬物)이 썩고 부패되는 현상이 나타날 수 있듯이, 인체에서는 기혈(氣血)이 열(熱)하여 소통이 잘 이루어지지 않으면 습열(濕熱)이 축적되어 질병이 발생할 수 있으므로 모시와 삼베 같은 내외(內外)의 기(氣)를 잘 소통시키고 열기(熱氣)를 발산(發散)시킬 수 있는 옷을 입어야 한다.

가을은 기후가 서늘해지면서 건조하고 찬바람이 불어 만물(萬物)에 해(害)를 끼치게 되므로 인체도 찬바람이 피부의 주리(腠理)를 통하여 침입하는 것을 방지할 수 있도록

---

5) 땀구멍.
6) 비단에 수를 놓은 옷을 의미함.
7) 염색을 하고 장식물을 부착한 옷을 의미함.

여름에 비하여 두터운 의복(衣服)을 입어야 한다.

겨울은 기후가 몹시 한랭(寒冷)하여 물이 얼고 땅이 갈라지며 낮이 짧아지고 밤이 길어지면서 양기(陽氣)가 수장(收藏)되는 시기이므로 인체의 양기(陽氣)가 한기(寒氣)에 의해 손상되지 않도록 면(綿)과 같은 두꺼운 옷을 입어야 한다.

② 음식(飮食)

우리가 살아가는 데 필요한 기운(氣運, 에너지)은 크게 두 가지로 구분할 수 있는데, 하나는 선천(先天)의 기(氣)로 이것은 태어날 때 부모로부터 받은 것이고, 다른 하나는 후천(後天)의 기(氣)로 이것은 태어나서 얻는 것으로 음식과 호흡을 통하여 받아들이는 것이니 우리가 섭취하는 음식은 후천(後天)의 기(氣)를 얻는 중요한 부분이다. 따라서 인간이 생명을 유지하기 위해서는 반드시 음식을 섭취해야 하지만, 음식의 섭취가 적절하지 못할 경우에는 오히려 음식으로 인한 질병이 유발되기도 하므로 조절을 잘 해야만 한다.

우리가 섭취하는 음식의 종류에 따라 몸에서 발생되는 기운(氣運)에도 차이가 있기에 일반적으로 너무 습(濕)하거나 열(熱)한 음식은 질병을 유발하기 쉬우므로 고량후미(高粱厚味)는 절대 금(禁)하라 한 것이니, 고량(高粱)은 옥식(玉食)[8]과 고유(膏油)[9]의 식물이고 후미(厚味)는 저양육축(猪羊六畜)[10]과 강해(江海)의 어패류(魚貝類)를 말하는 것이다.

그러면 음식의 섭취는 어떻게 조절하는 것이 좋은가?

한의학에서는 음식 섭취에 있어서 주의할 사항은 제철에 나는 음식을 섭취하고, 배가 완전히 고프기 전에 음식을 섭취하며, 조금 부족한 듯 섭취하라고 하였다.

제철에 나는 음식을 섭취하라는 것은 각 계절(季節)에 생산되는 식재료를 활용한 음식을 섭취함으로써 인체가 사계절(四季節)의 기운(氣運)을 골고루 받아들이게 된다는 것이다.

한의학에서는 우리가 섭취하는 음식이나 질병 치료에 사용하는 약물(藥物)에 한(寒, 차가움)·열(熱, 더움)·온(溫, 따뜻함)·량(涼, 서늘함)의 네 가지 기운(氣運)과 산(酸, 신

---

8) 입맛에 맞는 맛있고 좋은 음식.
9) 기름진 음식.
10) 집에서 기르는 대표적인 여섯 가지 가축으로 말, 소, 양, 돼지, 개, 닭의 합칭(合稱).

맛)·고(苦, 쓴맛)·감(甘, 단맛)·신(辛, 매운맛)·함(鹹, 짠맛)의 다섯 가지 맛이 있으므로 각 계절의 특성에 부합되는 음식의 기운(氣運)과 맛을 섭취해야 한다는 것이다.

구체적으로 살펴보면 봄은 자연의 기운(氣運)이 처음 발생하는 시기로 봄에 해당하는 목(木)의 기운(氣運)이 왕성하고, 왕성한 목(木)의 기운(氣運)이 토(土)의 기운(氣運)을 억압하므로 상대적으로 토(土)에 해당하는 비위(脾胃)의 기능이 약화되고 식욕(食慾)이 감퇴되어 봄을 타는 것이다. 따라서 봄에는 자기의 기운(氣運)에 해당하는 산미(酸味)를 섭취하면서, 약해지기 쉬운 기운(氣運)인 토(土)를 도와주는 감미(甘味)를 적당하게 섭취하는 것이 좋다.

여름은 만물(萬物)의 성장이 왕성한 시기로 여름에 해당하는 화(火)의 기운(氣運)이 왕성하고, 왕성한 화(火)의 기운(氣運)이 금(金)의 기운(氣運)을 억압하므로 상대적으로 금(金)에 해당하는 폐(肺)의 기능이 약해져 더위를 타게 된다. 따라서 여름에는 자기의 기운(氣運)에 해당하는 고미(苦味)를 섭취하면서, 약해지기 쉬운 기운(氣運)인 금(金)을 도와주는 신미(辛味)를 적당하게 섭취하는 것이 좋다.

가을은 오곡(五穀)과 과실(果實)을 거두어들이는 시기로 가을에 해당하는 금(金)의 기운(氣運)이 왕성하고, 왕성한 금(金)의 기운(氣運)이 목(木)의 기운(氣運)을 억압하므로 상대적으로 목(木)에 해당하는 간(肝)의 기능이 약하여 피부가 거칠어진다. 따라서 가을에는 자기의 기운(氣運)에 해당하는 신미(辛味)를 섭취하면서, 약해지기 쉬운 기운(氣運)인 목(木)을 도와주는 산미(酸味)를 적당하게 섭취하는 것이 좋다.

겨울은 자연에서 한기(寒氣)가 왕성하여 양기(陽氣)를 갈무리하고 저장하는 시기로 겨울에 해당하는 수(水)의 기운(氣運)이 왕성하고, 왕성한 수(水)의 기운(氣運)이 화(火)의 기운(氣運)을 억압하므로 상대적으로 화(火)에 해당하는 심(心)의 기능이 약하여 피부가 건조해지고 갈라 터진다. 따라서 겨울에는 자기의 기운(氣運)에 해당하는 함미(鹹味)를 섭취하면서, 약해지기 쉬운 기운(氣運)인 화(火)를 도와주는 고미(苦味)를 적당하게 섭취하는 것이 좋다.

각 계절에 적절한 오미(五味)[11]의 섭취 방법을 정리하면 〈그림 1-2〉와 같다.

---

11) 산(酸)·고(苦)·감(甘)·신(辛)·함(酸).

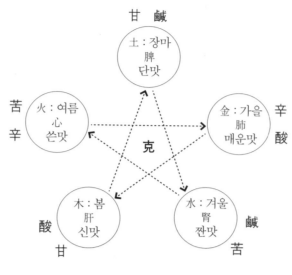

<그림 1-2> 오미(五味)의 섭취

위의 내용은 각 계절별로 구분하였을 때의 관계를 설명하는 것이고, 기본적으로는 오미(五味)를 모두 골고루 섭취하는 것이 건강한 식생활이라고 할 수 있다. 또한 오미(五味)는 곡식과 채소에서 얻어지는 것이므로 육식(肉食)이 아닌 채식(菜食)을 통하여 오미(五味)를 섭취할 수 있는 것이다.

음식을 섭취하는 시간에 있어서 배가 너무 고프면 위장(胃腸)의 기운(氣運)이 손상되므로 배가 완전히 고프기 전에 식사를 하라는 것이며, 음식의 섭취량에 있어서는 과식을 하는 경우에도 위장(胃腸)의 기운(氣運)이 손상되므로 과식을 금(禁)하라는 것이다.

이외에도 음식을 소화하는 위장(胃腸)은 조열(燥熱)[12]한 기운(氣運)을 많이 가지고 있는 장기(臟器)이고, 조열(燥熱)한 기운(氣運)을 바탕으로 음식을 소화시키게 되는데, 만약 반대가 되는 찬 기운(氣運)이 위장(胃腸)에 들어오면 소화에 장애를 유발하게 되므로 음식은 항상 따뜻하게 먹는 것이 좋다.

---

12) 건조하고 더운 기운(氣運).

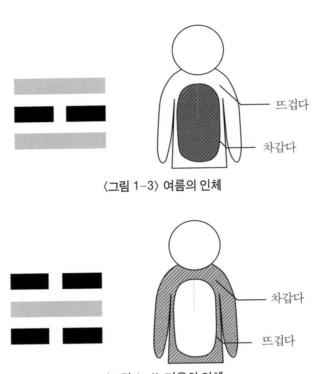

〈그림 1-3〉 여름의 인체

— 뜨겁다
— 차갑다

— 차갑다
— 뜨겁다

〈그림 1-4〉 겨울의 인체

③ 주택(住宅)

주택(住宅)의 필요성도 의복(衣服)과 같이 자연의 한열(寒熱) 변화에 적응하여 인체가 정상적인 기능 활동을 유지할 수 있도록 하는 데 목적이 있다. 즉 인간은 천지(天地)의 기운(氣運)을 받아 탄생하였고, 또한 천지(天地)의 기운(氣運)으로 생명을 유지하는 것이니, 하늘로부터는 천기(天氣)[13]와 풍(風)·한(寒)·서(暑)·습(濕)·조(燥)·화(火)의 육기(六氣)[14]를 적당하게 받고, 땅으로부터는 오미(五味)와 땅의 열기(熱氣)를 적당히 받아야 건강한 삶을 영위할 수 있다.

옛날에는 건축 자재로 토석(土石)과 목재를 사용하여 집을 지었으며, 주로 황토(黃土)를 많이 사용하였다. 황토(黃土)는 오행(五行)[15]의 토(土)에 속하는 것으로 중화(中

---

13) 공기, 산소.
14) 바람, 차가움, 더움, 습함, 건조함, 불의 여섯 가지 기후변화.
15) 자연계의 변화 원리와 현상을 설명하는 데 사용한 목(木, 나무), 화(火, 불), 토(土, 흙), 금(金, 쇠붙이), 수(水, 물)의 다섯 가지 물질의 성질.

和)시키고 해독(解毒)시키는 작용이 있으며, 또한 황토(黃土)는 온도와 습도를 조절하는 작용을 가지고 있어 탁월한 건축 자재인 것이다. 따라서 옛날 주택은 모두 황토(黃土)의 대지(大地) 위에 황토(黃土)로 바닥을 깔고, 벽을 쌓고, 지붕을 덮었기에 주택 자체가 건강을 위한 것이었다. 요즘 널리 활용되는 황토(黃土) 찜질방도 이러한 황토(黃土)의 장점을 이용한 것으로 과거에는 주택 자체가 황토(黃土) 찜질방과 같은 것이었다.

과거에는 주택의 구조도 매우 간소하였기에 외부의 기운(氣運)과 유통이 잘 이루어졌으나 점차 토석(土石)의 재료가 벽돌과 콘크리트로 바뀌고, 간소한 구조가 복잡한 구조로 변하면서 외부 공기와의 유통이 차단되었을 뿐만 아니라 밝은 남쪽을 향해서 집을 짓는 것도 아니고 어두운 북쪽을 향하여 집을 짓는 등 하늘과 땅의 이치를 거스르는 건축을 하고 있다. 따라서 현대의 삶은 대자연의 혜택을 거부하고 있으니, 특히 주택에 있어서는 하늘로부터 적당한 육기(六氣)의 영향을 받지도 못하고, 땅은 아스팔트와 시멘트로 덮어 땅의 기운(氣運)을 완전히 차단시킨 공간에서 밀폐된 생활을 하고 있는 것이다.

기본적인 양생(養生)의 방법은 각 계절의 변화에 맞는 생활을 하는 것으로 여름에는 적당한 활동을 하면서 땀을 흘려 체내의 열기(熱氣)를 배출시키고, 겨울에는 한기(寒氣)를 이기고 양기(陽氣)를 잘 보존하여 면역력을 기르는 것이 바람직한데도 불구하고, 요즘은 냉난방기의 과도한 사용으로 여름에는 너무 서늘하게 생활하고 겨울에는 너무 덥게 생활하여 계절의 특성에도 거스르는 생활을 하고 있다.

(3) 의료

지금까지 살펴본 양생(養生)의 방법에 따라 계절 변화에 순응하면서 정신적으로 안정을 취하고 무욕(無慾)의 마음가짐으로 건강에 유익한 의식주(衣食住) 환경을 유지하면서 생활한다면 우리는 무병장수(無病長壽)를 누릴 수 있을 것이다. 그러나 우리의 실생활은 자본주의 사회에서 욕망에 사로잡혀 이기주의와 개인주의가 만연한 가운데서 경쟁하며 살아가고 있고, 문명(文明)의 이기(利器)는 계절과 시간에 구애받지 않는 생활로 이끌고 있다. 이러한 생활이 우선 느끼기에는 날로 발전하고 편리하며 행복을 가져다주는 것 같지만 실상 우리의 삶은 자연의 이치(理致)를 거스르는 고달픈 삶인 것이고 질병이 생겨나지 않을 수 없다. 따라서 질병을 치료하고 손상된 건강을 회복하기 위해서는 필요할 경우 의료의 도움을 받아야만 건강한 삶을 영위할 수 있다.

황제(黃帝)가 묻기를 "옛 사람들은 나이가 100세가 되어도 몸을 움직이는 동작이 쇠약하지 않았는데 지금의 사람(기원전 약 770~403년 전쯤)들은 50세만 되어도 움직이는 동작이 모두 쇠약해지니 세상이 달라진 것인가, 사람들이 생활을 잘못해서 그런 것인가?"

기백(岐伯)이 답하기를 "옛 사람들은 도를 알아 음양(陰陽)의 법칙에 근본을 두고 살아가는 방법을 조화롭게 하였는데, 음식 섭취를 절도 있게 하였고, 기거(起居)를 규칙적으로 하였으며, 과로를 하지 않아 육체와 정신을 온전하게 유지하여 하늘로부터 받은 수명을 다하니 100살이 되어 죽었습니다. 지금의 사람들은 술을 국을 먹듯 마시고, 늘 과로를 일삼으며, 술을 마시면 기생을 찾으니 몸의 정기(精氣)를 고갈시키고 진기(眞氣)를 소모시켜 정기(精氣)와 진기(眞氣)를 몸에 가득 채워 유지할 줄을 모르고, 계절에 맞추어 정신을 다스리지 못하며 마음의 쾌락에만 힘쓰니 참된 삶의 즐거움을 거스르고 기거(起居)에 절도가 없어 50세가 되면 쇠약해집니다."

－黃帝內經 上古天眞論

3. 동서양 의학의 차이

1) 동서양 의학의 특성

(1) 서양의학의 특성[16]

서양의학의 특성은 수렵(사냥)에 비유해서 설명할 수 있다.

사냥이란 사냥꾼이 사냥감을 찾아 총이나 활과 같은 무기를 이용하여 사냥을 하는 것이다. 이를 서양의학과 비교하면 사냥꾼은 의사에, 사냥감은 병균(病菌, 질병의 원인)에, 사냥 도구는 약(藥)이나 수술기구에 해당하는 것으로 볼 수 있다. 따라서 사냥꾼인 의사가 사냥감인 병균(病菌)을 찾으면 사냥 도구인 약(藥)을 사용하여 병균(病菌)을 죽이게 되므로, 서양의학은 기본적으로 병균(病菌)을 확인하고 약물(藥物)을 사용하여 죽이는 형태의 치료방법이다.

---

16) 한의원에 갈까 병원에 갈까, pp. 20~21.

(2) 동양의학의 특성[17]

동양의학의 특성은 농경(농사)에 비유해서 설명할 수 있다.

농사란 농군이 논밭을 갈아 일구면서 야생 동물이 곡식을 해치지 못하게 관리하는 것이다. 이를 동양의학과 비교하면 농군은 의사에, 논밭과 곡식은 신체에, 야생 동물은 병균(病菌)에 해당하는 것으로 볼 수 있다. 따라서 농군인 의사가 논밭과 곡식인 신체를 잘 갈아 일구고, 야생 동물인 병균(病菌)으로부터 보호하는 것이므로, 동양의학은 기본적으로 병균(病菌)이 신체를 손상시키지 못하도록 예방하고 침입한 병균(病菌)을 죽이지 않더라도 내쫓는 형태의 예방적 측면이 강하다.

2) 동서양 의학의 단점

(1) 서양의학의 단점[18]

사냥꾼이 사냥을 하기 위해서는 사냥할 목표(사냥감)를 찾아야만 사냥을 할 수 있다. 따라서 서양의학에서는 사냥꾼인 의사가 사냥의 목표인 질병의 원인(병균)을 확인해야만 치료할 수 있는 것이다.

만약 주위를 분간할 수 없는 안개 속에 싸여서 목표를 육안(肉眼)으로 확인하지 못하면 사냥할 수 없듯이, 서양의학에서는 각종 검사를 통해서도 질병의 원인을 확인하지 못하면 치료할 수 없다는 것이다.

또한 사냥꾼이 사냥한 후에 사냥감의 뿔이나 모피를 가져간 뒤에 남은 사냥감의 시체는 자연에서 썩기도 하고 다른 동물이나 벌레들이 먹어 잔해(殘骸)가 없어지게 된다. 그러나 서양의학에서 약물(藥物)을 사용하여 병균(病菌)을 죽이고 나면 병균(病菌)의 잔해(殘骸)나 약물(藥物)의 찌꺼기가 체내에 남아 있게 되고, 우리 몸에는 병균(病菌)의 잔해(殘骸)나 약물(藥物)의 찌꺼기를 처리할 동물이나 벌레가 없으므로 스스로 제거할 수밖에 없다. 그 결과 인체는 병균(病菌)의 잔해(殘骸)나 약물(藥物)의 찌꺼기를 제거하기 위하여 관련 장기(臟器)들이 더 많이 활동해야 하고, 간혹 때에 따라서는 부작용이 일어나기도 한다.

사냥은 사냥꾼이 사냥감을 정확하게 조준하여 사냥해야 하는데 목표를 정확하게 겨

---

17) 한의원에 갈까 병원에 갈까, pp. 37~40.
18) 한의원에 갈까 병원에 갈까, pp. 24~27.

누지 못하면 사냥에 실패할 수 있다. 즉 의료에서도 약물(藥物)이 병균(病菌)이나 질병이 있는 부위에 정확하게 작용하는 것이 바람직하지만 아직까지 병균(病菌)이나 질병이 있는 부위에만 작용하는 약물(藥物)이 많지 않다. 따라서 효과가 큰 약물(藥物)이라도 정상적인 조직과 세포에도 영향을 미치게 되므로 부작용을 유발하게 된다.

또 다른 측면에서 보면, 숲에 잡목이 무성해지면 시야를 가리고 길이 사라지게 된다. 이를 방지하기 위하여 잡목을 베어버리면 잠시 동안은 해결되지만 시간이 지날수록 다시 뿌리에서 새롭게 싹이 나고 가지가 뻗어서 숲이 우거지게 되므로 뿌리를 뽑아버리지 않으면 잡목을 완전히 제거할 수 없다. 이 잡목의 잎과 가지는 질병의 증상과 같은 것이고, 뿌리는 질병의 원인에 해당한다. 서양의학에서 사용하는 약물(藥物)은 질병의 증상을 제거하는 데는 신속한 효과를 나타낼 수 있다. 그러나 질병의 원인인 병균(病菌)을 비롯하여 생활습관이나 체질, 환경과 같은 근본적인 뿌리를 제거하지 못하면 재발할 수 있다는 것이다.

(2) 동양의학의 단점[19]

농사를 짓는 것은 곡식의 씨를 뿌리고 나서도 거름을 주고 잡초를 뽑아 주며 논밭을 잘 가꾸는 것이 기본이다. 그러나 씨를 뿌리고 나서 제대로 가꾸지 않거나, 구덩이를 파듯이 논밭을 일구는 등 잘못된 방법으로 관리하면 농사를 망치게 된다.

이와 같이 동양의학에서도 논밭과 곡식에 해당하는 신체를 제대로 관리하지 않거나, 논밭을 일구는 방법인 양생(養生)의 방법이 옳지 않은 경우에는 농사를 망치듯이 오히려 우리 몸을 망치게 되는 결과를 낳는다.

따라서 잘못된 양생법(養生法) 또는 몸에 적합하지 않은 건강식품이나 음식, 불필요한 약물(藥物)의 오남용은 오히려 우리 몸의 균형을 깨뜨리게 되므로 사용하지 않는 것보다 오히려 못한 결과를 초래한다.

농사를 잘 짓기 위해서 논밭을 일구고 곡식을 가꾸는 일 외에도 야생 동물이 침입해서 곡식과 채소를 해치지 않도록 잘 지키는 것도 중요하다. 서양의학에 비유하면 사냥을 하듯이 야생 동물을 사냥하는 방법으로 농작물을 지킬 수도 있지만, 동양의학에서는 굳이 사냥하는 방법이 아니더라도 울타리를 치거나 야생 동물을 쫓아버림으로써 농산물을 지킬 수 있는 것이다.

---

19) 한의원에 갈까 병원에 갈까, pp. 41~42.

인체를 방어하는 데 있어서 작고 연약한 야생 동물이 아닌 멧돼지나 호랑이와 같이 크고 난폭한 맹수가 침범할 경우에는 방어하기가 쉽지 않다. 이와 같이 동양의학에서는 맹수와 같은 급성 전염병이나 응급 상황에 신속하게 대처하는 데 약점을 가지고 있다.

3) 한의학의 장점[20]

한의학에서는 앞에서 살펴본 바와 같이 병균(病菌)에 대한 직접적인 작용을 통하여 치료하는 경우도 있지만, 외부 환경과 인체 사이 또는 인체 내 장부(臟腑) 사이의 균형과 조화를 맞추어 줌으로써 스스로 질병에 대항하는 능력을 길러주는 데 큰 목적을 두고 있기에 인체에 해를 끼치지 않는 장점을 가지고 있다.

질병은 동일한 환경과 조건에 있더라도 개인의 특성에 따라 발병(發病)되거나 되지 않는 경우가 있고, 또한 동일한 질병이 발생하더라도 환자의 증상이 모두 동일하지 않은 경우가 있는데, 이것은 우리 인체가 모두 동일한 것이 아니라 개인별 차이가 있고 특성(체질)이 다르기 때문이다.

동양의학에서는 질병의 발생과 치료에 있어서 개인적 특성(체질)을 매우 중시하므로 경우에 따라서 동일한 질병에 다른 약(藥)을 사용하는 경우도 있고, 다른 질병에 동일한 약(藥)을 사용하는 경우도 있으니, 이는 개인의 특성(체질)을 고려한 맞춤형 치료를 하는 장점에 해당한다.

---

20) 한의원에 갈까 병원에 갈까, pp. 43~53.

2장 음양(陰陽)

1. 음양(陰陽)의 개념

음양(陰陽)은 자연계에 존재하는 모든 사물이나 현상의 서로 대립(對立)된 두 속성(屬性) 또는 세력(勢力)[21]을 대표하거나, 동일한 사물이나 현상의 내부에 존재하는 상반된 두 방면[22][23]을 말한다.

1) 음양(陰陽)의 유래

초기의 음(陰)과 양(陽)에 대한 개념은 태양의 향배(向背)를 말한 것[24]으로, 태양을 향하는 면이나 지대가 높아 태양광선이 쉽게 비치는 곳을 양(陽)이라 하였고, 태양을

---

21) 精校黃帝內經素問·陰陽應象大論, p. 24.
　　"水火者 陰陽之徵兆也: 물과 불은 음양(陰陽)의 징조(徵兆)이다."
22) 景岳全書·陰陽, p. 5.
　　"證有陰陽 脈有陰陽 藥有陰陽: 질병의 증상에도 음양(陰陽)이 있고, 맥(脈)에도 음양(陰陽)이 있고, 약(藥)에도 음양(陰陽)이 있다."
23) 景岳全書·氣味, p. 57.
　　"氣味之辨 則諸氣屬陽 諸味屬陰: 기운(氣運)과 맛을 구분하면 모든 기운(氣運)은 양(陽)에 속하고 모든 맛은 음(陰)에 속한다."
24) 說文解字注, p. 731.
　　"陰 闇也. 水之南 山之北也. 陽 高明也: 음(陰)은 어두운 것으로 강물의 남쪽이나 산의 북쪽에 해당한다. 양(陽)은 높고 밝은 것이다."

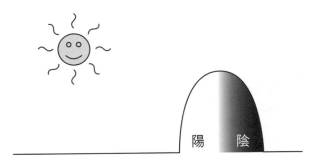

〈그림 2-1〉 음양(陰陽)의 유래

등지거나 태양광선이 도달하지 않는 움푹 팬 곳을 음(陰)이라 하여 음양(陰陽)은 구체적이고 명확한 상반된 개념으로 이해되었다.[25)]

2) 음양(陰陽) 개념의 확대

태양의 향배(向背)에 따라 나타나는 현상을 보았을 때, 태양을 등진 면이나 태양광선이 도달하지 않는 움푹 팬 곳은 음(陰)에 해당하는 곳으로 어둡고, 차갑고, 활동하기 싫은 속성을 나타내고, 태양을 향하는 면이나 지대가 높아 태양광선이 쉽게 비치는 곳은 양(陽)에 해당하는 곳으로 밝고, 따뜻하고, 활동하기 좋은 속성을 나타낸다.

이와 같이 태양의 향배(向背)에 따라 나타나는 음양(陰陽)의 속성에 따라 사물이나 현상의 대립(對立)된 두 속성을 분류할 수도 있고, 동일한 사물이나 현상의 내부에 존재하는 상반된 두 방면의 속성을 분류할 수도 있다.

따라서 초기에 태양의 향배(向背)를 나타내던 음양(陰陽)의 개념이 자연계에 존재하는 모든 사물이나 현상의 서로 대립(對立)된 두 속성(屬性) 또는 세력(勢力)을 대표하는 추상적 개념으로 확대되었다.[26)]

음양(陰陽)의 속성에 따른 사물과 현상을 분류하면 〈표 2-1〉과 같다.

---

25) 원종실, 『황제내경』에 나타난 음양상호관계론 약고, 동의생리병리학회지, 19(1):1~7, 2005.
26) 精校黃帝內經素問·四氣調神大論, p. 14
　　"陰陽四時者 萬物之終始也 死生之本也. 逆之則災害生 從之則苛疾不起: 음양(陰陽)과 사계절은 만물(萬物)의 시작과 끝이며, 생사(生死)의 근본이기에 음양(陰陽)의 이치를 거스르면 재앙과 손해가 생기지만 음양(陰陽)의 법칙을 따르고 지키면 어떠한 질병도 발생하지 않는다."

〈표 2-1〉 음양(陰陽)의 속성

구 분	음(陰)	양(陽)
사물	유(柔)·원(圓)·수(水)	강(强)·방(方)·화(火)
현상	정(靜)·수축(收縮)·청(淸)	동(動)·발산(發散)·탁(濁)
동일 사물	육체·근경(根莖)	정신·지엽(枝葉)

2. 음양(陰陽)의 속성

1) 보편성(普遍性)

음양(陰陽)은 특정한 사물에 국한된 것이 아니라 자연계의 모든 사물 및 현상 중에 항상 존재하므로 우리가 접하는 삼라만상(森羅萬象)의 사물과 현상은 모두 음(陰)과 양(陽)이라는 두 속성으로 구분할 수 있기에 음양(陰陽)은 보편적(普遍的)으로 존재한 다는 것이다.[27][28][29]

〈표 2-2〉 음양(陰陽)의 속성에 따른 분류

구 분	밝기	온도	시간	무게	운동	위치	사람	계절
음(陰)	어둡다	차다	밤	무겁다	안정	아래·안쪽	여자	가을·겨울
양(陽)	밝다	덥다	낮	가볍다	활동	위·바깥쪽	남자	봄·여름

---

27) 精校黃帝內經素問·寶命全形論, p. 97.
　　"人生有形 不離陰陽: 사람이 태어나서 육체가 있으면 음양(陰陽)과 떨어질 수 없다."
28) 景岳全書·陰陽, p. 5.
　　"證有陰陽 脈有陰陽 藥有陰陽: 질병의 중상에도 음양(陰陽)이 있고, 맥(脈)에도 음양(陰陽)이 있고, 약(藥)에도 음양(陰陽)이 있다."
29) 景岳全書·氣味, p. 57.
　　"氣味之辨 則諸氣屬陽 諸味屬陰: 기운(氣運)과 맛을 구분하면 모든 기운(氣運)은 양(陽)에 속하고 모든 맛은 음(陰)에 속한다."

2) 상대성(相對性)

음양(陰陽)의 속성은 절대적(絶對的)이고 불가변적(不可變的)인 것이 아니라 비교 중에 존재하는 상대적(相對的) 개념으로 일정한 조건과 기준에 따라 음(陰)의 성질이 양(陽)으로 양(陽)의 성질이 음(陰)으로 바뀔 수 있고, 음양(陰陽)을 구분하는 기준에 따라 무한히 세분화될 수 있다는 것이다.[30][31] 즉 음양(陰陽)은 비교되는 상대와 조건(기준)에 따라 정해지는 개념으로 언제나 변화될 수 있는 것이 음양(陰陽)의 상대성(相對性)이다.

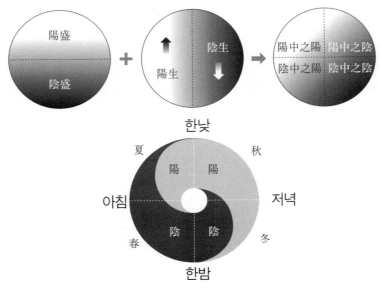

〈그림 2-2〉 음양(陰陽)의 상대성(相對性)

---

30) 精校黃帝內經素問·陰陽離合論, p. 29.
　　"陰陽者 數之可十 推之可百 數之可千 推之可萬 萬之大 不可勝數 然其要一也: 음양(陰陽)은 헤아리면 가히 십(十)이 되고, 추산하면 가히 백(百)이 되며, 헤아리면 가히 천(千)이 되고, 추산하면 가히 만(萬)이 되며, 만(萬)보다 더 많아 셀 수 없을 정도이나 그 요체는 음양(陰陽)뿐이다."
31) 精校黃帝內經素問·金匱眞言論, p. 20.
　　"陰中有陰 陽中有陽. 平旦至日中 天之陽 陽中之陽也. 日中至黃昏 天之陽 陽中之陰也. 合夜至鷄鳴 天之陰 陰中之陰也. 鷄鳴至平旦 天之陰 陰中之陽也: 음중(陰中)에도 음(陰)이 있고, 양중(陽中)에도 양(陽)이 있다. 아침에서 한낮에 이르는 시간은 낮이 천(天)의 양(陽)이기에 양중(陽中)의 양(陽)에 해당하고, 한낮에서 저녁에 이르는 시간은 낮이 천(天)의 양(陽)이기에 양중(陽中)의 음(陰)에 해당하며, 저녁에서 한밤중에 이르는 시간은 밤이 천(天)의 음(陰)이기에 음중(陰中)의 음(陰)에 해당하고, 한밤중에서 아침에 이르는 시간은 밤이 천(天)의 음(陰)이기에 음중(陰中)의 양(陽)에 해당한다."

3. 음양(陰陽)의 상호관계

1) 상호의존(相互依存)

음(陰)은 양(陽)을 기반으로 하고 양(陽)은 음(陰)을 기반으로 하여 성장·발전하게 되므로 음(陰)과 양(陽)은 단독으로 존재할 수 없으며, 상대(相對)의 존재가 자신이 존재할 수 있는 전제조건이 되는 관계를 음양(陰陽)의 상호의존(相互依存) 또는 호근호용(互根互用)의 관계라고 한다.[32)33)34)]

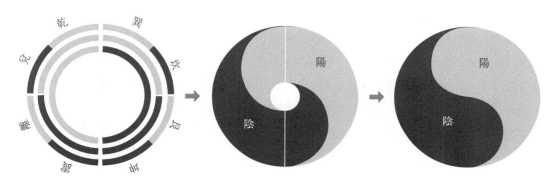

〈그림 2-3〉 음양(陰陽)의 상호의존(相互依存)

---

32) 景岳全書·陰陽, p. 5.
　　"道產陰陽 原同一氣. 火爲水之主 水卽火之源 水火原不相離也: 도(道)에서 음양(陰陽)이 생성되었으므로 음(陰)과 양(陽)은 본래 하나의 같은 기운(氣運)이다. 불은 물의 주인이고, 물은 불의 근원이므로 물과 불은 서로 떨어질 수 없는 관계에 있다."

33) 黃元御醫書十一種(上)·素問懸解·生氣通天論, p. 34.
　　"陰根在上 陽根在下 陰氣封藏 陽根下秘……陽以護陰 陰以抱陽 兩者互根 宜相和也: 음(陰)의 근본은 위에 있고, 양(陽)의 근본은 아래에 있다. 음(陰)의 기운(氣運)이 저장하고 갈무리하는 작용을 하므로 양(陽)의 근본이 아래에 잘 간직된다.…… 양(陽)으로 음(陰)을 보호하고, 음(陰)으로 양(陽)을 감싸게 되므로 음(陰)과 양(陽)은 서로의 근본이 되고 서로 조화를 이루게 된다."

34) 黃元御醫書十一種(上)·素靈微蘊·臟象解, p. 264.
　　"陽根於陰 故生於內而盛於外. 陰根於陽 故生於外而盛於內: 양(陽)의 근본은 음(陰)에 있으므로 양(陽)은 음(陰)의 부위인 내부에서 생성되어 양(陽)의 부위인 외부에서 왕성해지고, 음(陰)의 근본은 양(陽)에 있으므로 음(陰)은 양(陽)의 부위인 외부에서 생성되어 음(陰)의 부위인 내부에서 왕성해진다."

식물을 예로 들면 땅속의 뿌리는 음(陰)에 해당하는 부위이고 지상의 줄기와 잎은 양(陽)에 해당하는 부위이므로, 음(陰)인 뿌리는 양(陽)인 잎의 광합성 작용에 의지하고, 또 양(陽)인 잎은 음(陰)인 뿌리의 수분과 영양분을 흡수하는 작용에 의지해서 식물이 정상적으로 자라게 되는 관계가 음양(陰陽)의 상호의존(相互依存) 관계에 해당한다고 볼 수 있다.

2) 상호제약(相互制約)

음(陰)과 양(陽)은 어느 한 방향이나 세력으로 편중되어 발전하거나 쇠퇴하지 않도록 음양(陰陽)의 상반(相反)된 두 속성이 서로 대립(對立)하고 제약(制約)함으로써 일정한 발전 변화와 동태평형(動態平衡)을 유지하게 한다. 즉 음(陰)은 양(陽)이 과도하게 항성(亢盛)되는 것을 제약하고, 양(陽)은 음(陰)이 과도하게 항성(亢盛)되는 것을 제약함으로써 일정한 음양(陰陽)의 균형과 운동 변화를 유지할 수 있는 관계이다.[35][36][37]

지구 주위의 일정한 궤도를 선회하는 인공위성을 예로 들면, 안으로 모이고 거두어들이는 수렴(收斂) 작용은 음(陰)에 해당하고 밖으로 퍼져나가고 흩어지는 발산(發散) 작용은 양(陽)에 해당하므로, 인공위성이 지구가 안으로 끌어당기는 구심력인 음(陰)의 작용과 인공위성이 밖으로 달아나려고 하는 원심력인 양(陽)의 작용이 동일한 상태일 때 일정한 궤도를 유지하며 선회하는 것이다. 즉 구심력인 음(陰)의 작용과 원심력인 양(陽)의 작용이 서로를 견제하여 일정한 궤도를 유지하는 것이 음양(陰陽)의 상호제약(相互制約)에 해당한다.

---

35) 黃帝內經太素·調陰陽, p. 39.
"陰陽相得 不可偏勝也: 음(陰)과 양(陽)은 서로의 작용을 얻어 한쪽으로 치우쳐 왕성해지지 않는다."
36) 景岳全書·陰陽, pp. 5~6.
"火性本熱 使火中無水 其熱必極 熱極則亡陰 而萬物焦枯矣. 水性本寒 使水中無火 其寒必極 寒極則亡陽 而萬物寂滅矣: 불은 본래 뜨거운 것이므로 불의 내부에 물의 기운(氣運)이 없으면 뜨거운 기운(氣運)이 반드시 극성(極盛)하고, 뜨거운 기운(氣運)이 극성(極盛)하면 음(陰)을 손상시키므로 만물(萬物)이 불에 타듯이 메마르게 된다. 물은 본래 차가운 것이므로 물의 내부에 불의 기운(氣運)이 없으면 차가운 기운(氣運)이 반드시 극성(極盛)하고, 차가운 기운(氣運)이 극성(極盛)하면 양(陽)을 손상시키므로 만물(萬物)이 얼어 고요히 죽어간다."
37) 類經圖翼(類經附翼·醫易義), p. 395.
"動極者 鎭之以靜. 陰亢者 勝之以陽: 활동성이 극심한 경우는 안정시키는 기운(氣運)으로 진압하고, 음(陰)의 작용이 항진된 경우는 양(陽)의 작용으로 억제한다."

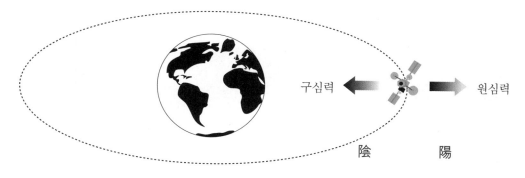

<그림 2-4> 음양(陰陽)의 상호제약(相互制約)

3) 소장평형(消長平衡)

음양(陰陽)의 운동 중에 일정한 범위 내에서 양(陽)이 왕성하면 음(陰)이 쇠약해지고, 음(陰)이 왕성하면 양(陽)이 쇠약해지는 일기일복(一起一伏)의 상반된 방향으로의 양적(量的)인 변화, 즉 음양(陰陽)의 성쇠교체(盛衰交替)가 이루어지는 것이 소장평형(消長平衡)의 관계이다.[38][39]

하루는 밤낮 24시간으로 이루어져 있는데 음(陰)에 해당하는 밤과 양(陽)에 해당하는 낮의 길이가 계절에 따라 변화되는 관계를 보면, 여름의 하지(夏至)에는 양(陽)인 낮이 길고 음(陰)인 밤이 짧으며, 겨울의 동지(冬至)에는 음(陰)인 밤이 길고 양(陽)인 낮이 짧아진다. 이것은 하루 24시간의 범위 안에서 양(陽)인 낮이 길어지면 음(陰)인 밤이 짧아지며, 음(陰)인 밤이 길어지면 양(陽)인 낮이 짧아지는 음양(陰陽)의 성쇠(盛衰)가 교체되는 소장평형(消長平衡)의 관계를 나타낸다.

---

38) 景岳全書·辨河間, p. 124.
　　"水火陰陽寒熱者 猶權衡也. 一高必一下 一盛必一衰: 물과 불, 음(陰)과 양(陽), 차갑고 더운 것의 관계는 저울과 같다. 하나가 높아지면 하나가 낮아지고, 하나가 왕성해지면 하나가 쇠약해진다."
39) 精校黃帝內經素問·脈要精微論, p. 135.
　　"冬至四十五日 陽氣微上 陰氣微下. 夏至四十五日 陰氣微上 陽氣微下: 동지(冬至) 후 45일간 양기(陽氣)는 조금씩 상승(왕성해짐)하고 음기(陰氣)는 조금씩 하강(미약해짐)한다. 하지(夏至) 후 45일간 음기(陰氣)는 조금씩 상승(왕성해짐)하고 양기(陽氣)는 조금씩 하강(미약해짐)한다."

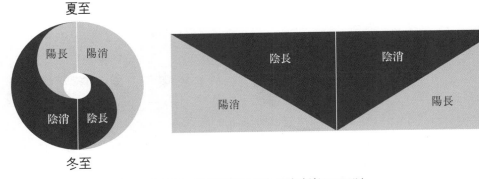

〈그림 2-5〉 음양(陰陽)의 소장평형(消長平衡)

4) 상호전화(相互轉化)

음양(陰陽)의 운동 중에 일정한 조건 아래에서 음(陰)은 양(陽)으로 양(陽)은 음(陰)으로 변화되는 것이 상호전화(相互轉化)의 관계이다. 즉 상반된 방면으로의 질적(質的)인 변화를 일으키는 것이다.[40]

온도 변화에 따른 물의 변화를 보면 0℃ 이하에서는 물이 얼어서 딱딱한 얼음이 되고, 열(熱)을 가하면 얼음이 녹아서 물이 되며, 물을 100℃로 끓이면 수증기가 된다.

이와 같이 딱딱한 얼음은 유동성이 큰 물과 비교하였을 때 얼음은 음(陰)으로 물은 양(陽)으로 구분할 수 있으며, 일정한 형태를 가진 물과 형태가 없는 수증기를 비교하면 물은 음(陰)으로 수증기는 양(陽)으로 구분할 수 있다. 따라서 물은 얼음의 상태에서는 음(陰)에 해당하는 것으로 볼 수 있지만, 열(熱)이 가해지는 조건에서는 물과 수증기 형태의 양(陽)으로 성질이 바뀌는 것이 상호전화(相互轉化)의 관계라고 할 수 있다.

---

40) 黃元御醫書十一種(上)·素問懸解·陰陽應象論, p. 36.
　　"重陽之下 化而爲陰 陽極生陰也. 重陰之下 化而爲陽 陰極陽生也: 양(陽)의 작용이 거듭되는 상황에서는 변화하여 음(陰)이 되므로 양(陽)이 극성(極盛)하여 음(陰)을 생성하고, 음(陰)의 작용이 거듭되는 상황에서는 변화하여 양(陽)이 되므로 음(陰)이 극성(極盛)하여 양(陽)을 생성한다."

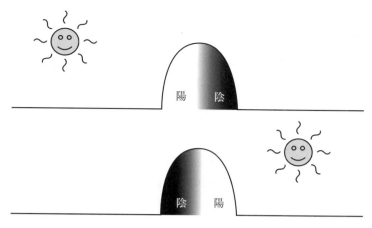

〈그림 2-6〉 음양(陰陽)의 상호전화(相互轉化)

4. 음양(陰陽)의 의학적 활용

음양(陰陽)은 자연계의 보편적(普遍的) 규율이면서 만물(萬物)이 생성·발전·변화하는 주체이므로 음양(陰陽)의 평형(平衡)과 실조(失調)의 개념을 이용하여 자연계의 변화 현상뿐만 아니라 인체의 기능과 질병의 발생을 해석하는 데 활용하고 있다.

1) 인체의 구조와 기능

인체는 천지음양(天地陰陽)의 기운(氣運)을 받아 탄생하였으며, 사람은 형체가 생겨남에 음양(陰陽)을 떠날 수 없다. 따라서 인체도 음양(陰陽)의 보편성(普遍性)과 상대성(相對性)에 따라 장부(臟腑)·신형(身形)·경락(經絡) 등을 음양(陰陽)의 상대적 속성에 따라 분류하고 있다.[41)42)]

---

41) 精校黃帝內經素問·金匱眞言論, p. 20.
　"言人之陰陽 則外爲陽 內爲陰. 言人身之陰陽 則背爲陽 腹爲陰. 言人身之臟腑中陰陽 則臟者爲陰 腑者爲陽. 肝心脾肺腎五臟 皆爲陰 膽胃大腸小腸膀胱三焦六腑 皆爲陽: 사람의 음양(陰陽)에 대하여 말하면 외부는 양(陽)에 해당하고 내부는 음(陰)에 해당한다. 인체의 음양(陰陽)에 대하여 말하면 등은 양(陽)에 해당하고 배는 음(陰)에 해당한다. 인체의 장부(臟腑)를 음양(陰陽)으로 구분하면 오장(五臟)은 음(陰)에 해당하고 육부(六腑)는 양(陽)에 해당한다. 즉 간(肝)·심(心)·비(脾)·폐(肺)·신(腎)의 오장(五臟)은 모두 음(陰)에 해당하고, 담(膽)·위(胃)·대장(大腸)·소장(小腸)·방광(膀胱)·삼초(三焦)의 육부(六腑)는 모두 양(陽)에 해당한다."

또한 인체의 정상적인 생리기능은 음양(陰陽)의 대립통일(對立統一)의 결과에 따라 음양평형(陰陽平衡)의 조화로 유지된다.

생리활동 중에 음혈(陰血)은 신체 전반에 대한 영양작용으로 인체를 양육(養育)하는 주체이면서 양기(陽氣)를 생성하는 물질적 기초가 되고, 양기(陽氣)는 인체의 기능을 촉발하는 동력(動力)으로 작용하여 생리기능을 유지하는 생명력(生命力)의 근원이면서 또한 양기(陽氣)의 작용에 의해 다시 음혈(陰血)을 생산하므로, 양기(陽氣)와 음혈(陰血)은 상호의존(相互依存)과 상호제약(相互制約)에 의해 상대적 평형을 유지한다.[43]

기능 활동에 있어서도 흥분(興奮)과 항진(亢進)은 양(陽)에 속하고 억제(抑制)와 감퇴(減退)는 음(陰)에 속하는데, 흥분(興奮)과 억제(抑制), 항진(亢進)과 감퇴(減退)가 상호제약(相互制約)의 관계로 작용하여 음양(陰陽)의 상대적인 평형을 유지한다.

이와 같이 인체의 구조와 기능을 설명하는 데 있어 음양(陰陽)의 개념을 사용하고 있음을 알 수 있다.

〈표 2-3〉 음양(陰陽)에 따른 구조와 기능의 구분

구 분	음(陰)	양(陽)
구조	리(裏) · 하(下) · 복(腹) · 내(內)	표(表) · 상(上) · 배(背) · 외(外)
기능	양육력(養育力) · 혈(血)	생명력(生命力) · 기(氣)
체온	한(寒)	열(熱)
작용	수렴(收斂) · 쇠퇴(衰退)	발산(發散) · 항진(亢進)

---

42) 醫學綱目 · 自序, p. 12.
   "陽多者 火多 性急而形瘦. 陰多者 濕多 性緩而形肥: 양(陽)이 많은 사람은 불의 기운(氣運)이 많은 것으로 성격이 급하고 신체는 야윈 경우가 많고, 음(陰)이 많은 사람은 습(濕)의 기운(氣運)이 많은 것으로 성격이 느리고 신체는 살찐 경우가 많다."

43) 醫部全錄(一冊) · 陰陽應象大論, p. 47.
   "陽化萬物之氣 而吾人之氣 由陽化之. 陰成萬物之形 而吾人之形 由陰成之: 양(陽)은 만물(萬物)의 기운(氣運)을 변화시키므로 내 몸의 기운(氣運)도 양(陽)의 작용으로 말미암아 변화되고, 음(陰)은 만물(萬物)의 형체를 형성하므로 내 몸의 형체도 음(陰)의 작용으로 말미암아 형성된다."

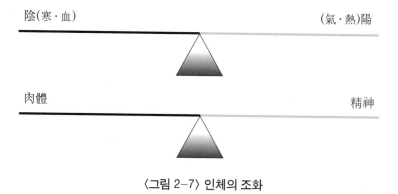

〈그림 2-7〉 인체의 조화

2) 질병의 발생

인체의 정상적인 생리기능은 음양(陰陽)의 대립통일(對立統一)의 결과에 따른 음양평형(陰陽平衡)의 조화로 유지되므로, 질병의 발생은 음양(陰陽)의 상대적 평형이 실조(失調)됨으로써 나타나는 편성(偏盛)과 편쇠(偏衰)의 결과이다.[44]

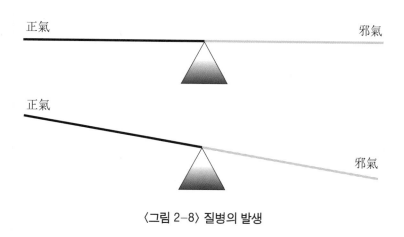

〈그림 2-8〉 질병의 발생

구체적으로 살펴보면 질병에 대항하는 능력인 정기(正氣)와 질병 발생의 인자(因子)

---

44) 黃元御醫書十一種(上)·素問懸解·四氣調神論, p. 24.
　　"從陰陽之理則生 逆陰陽之性則死: 음양(陰陽)의 이치를 따르면 건강하게 살지만 음양(陰陽)의 성질을 거스르면 죽게 된다."

인 사기(邪氣)의 균형이 무너져 정기(正氣)가 약해지거나 사기(邪氣)가 강해졌을 때 질병이 발생한다.[45)46)] 이 두 가지 요인인 정기(正氣)와 사기(邪氣)를 음양(陰陽)으로 개괄할 수 있으니, 정기(正氣)는 음혈(陰血)과 양기(陽氣)를 포괄하고 사기(邪氣)는 음사(陰邪)와 양사(陽邪)로 구분할 수 있다.

　한의학에서 질병의 원인은 크게 내인(內因)[47)]·외인(外因)[48)]·불내외인(不內外因)[49)]으로 구분하는데, 특히 외인(外因)인 육음(六淫)[50)]의 풍사(風邪)·서사(暑邪)·화사(火邪)는 양사(陽邪)에 속하고, 한사(寒邪)·습사(濕邪)·조사(燥邪)는 음사(陰邪)에 속한다.

　음사(陰邪)로 인하여 질병이 발생하면 음적(陰的)인 특성에 따라 한증(寒證)이 나타나고, 양사(陽邪)로 인하여 질병이 발생하면 양적(陽的)인 특성에 따라 열증(熱證)이 나타난다. 또한 음양(陰陽)의 균형이 무너져 음(陰)이 강하면 양(陽)이 병(病)이 되고, 양(陽)이 강하면 음(陰)이 병(病)이 된다.

　이와 같이 질병의 원인과 발생 기전에 있어 음양(陰陽)의 개념을 사용하고 있는 것이다.

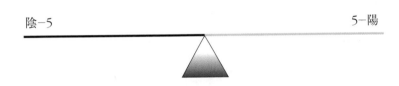

〈그림 2-9〉 음양(陰陽)의 균형

---

45) 精校黃帝內經素問·刺法論, p. 285.
　　"正氣存內 邪不可干: 정기(正氣)가 인체 내부에 정상적으로 존재하면 사기(邪氣)가 인체를 침범할 수 없다."
46) 精校黃帝內經素問·評熱病論, p. 124.
　　"邪之所湊 其氣必虛: 사기(邪氣)가 인체에 침범한 것은 반드시 정기(正氣)가 허약해졌을 때이다."
47) 음식·노동·성생활·정신활동·기거 등이 적절하지 못하여 인체 내부의 장부(臟腑) 손상에서 비롯되어 질병을 유발하는 원인.
48) 풍(風)·한(寒)·서(暑)·습(濕)·조(燥)·화(火)와 같이 인체 외부의 기후변화에서 비롯되어 질병을 유발하는 원인.
49) 사고·독성물질 등 내인(內因)과 외인(外因)에 속하지 않는 질병의 원인.
50) 정상적인 기후변화는 육기(六氣)라 하고, 질병의 원인으로 작용하는 기후변화는 육음(六淫)이라 함.

(1) 양성음병(陽盛陰病)

양성음병(陽盛陰病)은, 음(陰)은 정상적인 상태를 유지하고 있으나 양(陽)의 세력이 정상적인 상태를 초과하여 왕성한 경우에 발생한다.

양(陽)이 자신의 세력이 왕성한 것을 바탕으로 음(陰)을 과도하게 억압함으로써 음(陰)의 세력이 약화되고 자기의 역할을 하지 못하여 질병이 발생하는 경우이다.

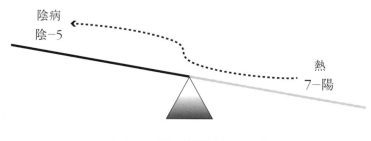

〈그림 2-10〉 양성음병(陽盛陰病)

(2) 음성양병(陰盛陽病)

음성양병(陰盛陽病)은, 양(陽)은 정상적인 상태를 유지하고 있으나 음(陰)의 세력이 정상적인 상태를 초과하여 왕성한 경우에 발생한다.

음(陰)이 자신의 세력이 왕성한 것을 바탕으로 양(陽)을 과도하게 억압함으로써 양(陽)의 세력이 약화되고 자기의 역할을 하지 못하여 질병이 발생하는 경우이다.

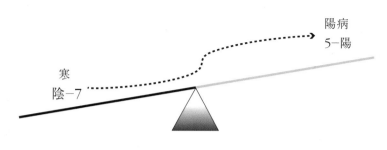

〈그림 2-11〉 음성양병(陰盛陽病)

(3) 허한(虛寒)

허한(虛寒)은, 음(陰)은 정상적인 상태를 유지하고 있으나 양(陽)의 세력이 정상보다 허약해진 경우에 발생한다.

음(陰)이 정상적이더라도 양(陽)이 허약함으로 인하여 상대적으로 음(陰)의 세력이 왕성한 상태가 되어 양(陽)을 억압하게 됨으로써 양(陽)이 자기의 역할을 하지 못하여 질병이 발생하는 경우이다.

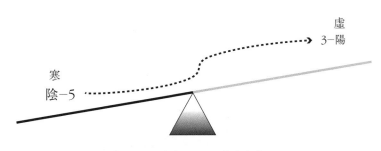

〈그림 2-12〉 허한(虛寒) – 양허한성(陽虛寒盛)

(4) 허열(虛熱)

허열(虛熱)은, 양(陽)은 정상적인 상태를 유지하고 있으나 음(陰)의 세력이 정상보다 허약해진 경우에 발생한다.

양(陽)이 정상적이더라도 음(陰)이 허약함으로 인하여 상대적으로 양(陽)의 세력이 왕성한 상태가 되어 음(陰)을 억압하게 됨으로써 음(陰)이 자기의 역할을 하지 못하여 질병이 발생하는 경우이다.

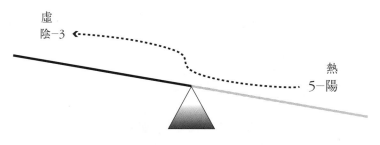

〈그림 2-13〉 허열(虛熱) – 음허열성(陰虛熱盛)

3) 질병의 진단

진단은 다양한 증상과 환자의 상태를 근거로 하여 질병의 원인, 부위, 특성을 결정함으로써 치료의 기준을 설정하는 것으로 한의학에서는 망(望)·문(聞)·문(問)·절(切)의 사진(四診)을 진단의 기본으로 활용한다.

사진(四診)의 개념을 정리하면 아래 도표와 같다.

〈표 2-4〉 사진(四診)의 개념

구 분	개 념
망진(望診)	• 환자의 동작, 신체 형상(形象), 질병 부위의 형태, 피부·눈·혀·모발의 색과 윤기 등 시각을 통하여 획득한 정보로 진단
문진(聞診)	• 환자의 음성 등 소리의 고저(高低)와 청탁(淸濁), 대소변·침·콧물·땀 등 분비물의 상태와 냄새 등 미각·후각·청각을 통하여 획득한 정보로 진단
문진(問診)	• 발병 시기와 기간, 통증의 부위·형태·강도, 음식의 기호와 상태, 대소변의 정도, 생리 상태 등 질문을 통하여 획득한 정보로 진단
절진(切診)	• 28맥(脈), 복진(腹診) 등 환자와 접촉하여 획득한 정보로 진단

사진(四診)의 목적은 질병의 음양(陰陽)·표리(表裏)·한열(寒熱)·허실(虛實)을 구분하여 판단하는 것이며, 일반적으로 표증(表證)·실증(實證)·열증(熱證)은 양증(陽證)에 속하고, 리증(裏證)·허증(虛證)·한증(寒證)은 음증(陰證)에 속한다.[51)52)]

예를 들면 망진(望診)의 경우에 얼굴이 밝고 윤택하면 양증(陽證)으로 진단하고 어둡고 윤기가 없으면 음증(陰證)으로 진단하며, 피부의 색(色)이 황색(黃色)·적색(赤色)을 띠면 대부분 양열(陽熱)로 인한 것이고 청색(靑色)·백색(白色)·흑색(黑色)을 띠면

---

51) 精校黃帝內經素問·陰陽應象大論, p. 25.
　　"善診者 察色按脈 先別陰陽: 진단을 잘하는 사람은 환자에게서 나타나는 색의 변화를 살피고 맥(脈)을 짚어 먼저 음양(陰陽)의 상태를 구분한다."
52) 醫學入門·臟腑總論, p. 326.
　　"陽病 欲得寒冷 又欲見人者 屬腑. 陰病 欲得溫熱 又欲閉戶獨處 惡聞人聲者 屬臟: 양병(陽病)의 특성은 서늘하고 찬 것을 좋아하고 사람들과 만나고 싶어 하며 육부(六腑)에 속하는 질병이고, 음병(陰病)의 특성은 따뜻하고 더운 것을 좋아하고 방문을 닫고 혼자 있으며 사람들과 접촉하는 것을 싫어하며 오장(五臟)에 속하는 질병이다."

음한(陰寒)으로 인한 것이다.[53] 또한 문진(聞診)의 경우에 호흡이나 목소리가 크고 거칠면 양열(陽熱)로 인한 것이고 소리가 약하고 고르면 음한(陰寒)으로 인한 것이며, 절진(切診)의 경우에 부맥(浮脈)·대맥(大脈)·활맥(滑脈)·삭맥(數脈)은 양맥(陽脈)으로 진단하고 침맥(沈脈)·삽맥(澁脈)·지맥(遲脈)은 음맥(陰脈)으로 인식한다.[54]

위에서 살펴본 사진(四診)을 통한 진단 내용을 음양(陰陽)의 특성에 따라 정리하면 아래 표와 같다.

〈표 2-5〉 사진(四診)의 예

구 분	음(陰)	양(陽)
망진(望診)	• 색이 어둡고 윤기가 없음 • 청색(靑色)·흑색(黑色)	• 색이 밝고 윤택함 • 황색(黃色)·적색(赤色)
문진(聞診)	• 목소리가 힘이 없다 • 호흡이 미약하다	• 목소리가 크다 • 호흡이 거칠다
절진(切診)	• 침맥(沈脈)·삽맥(澁脈)·지맥(遲脈)	• 부맥(浮脈)·대맥(大脈)·활맥(滑脈)·삭맥(數脈)

4) 질병의 치료

한의학에서는 질병의 치료에 전통적으로 한약(韓藥)과 침구(鍼灸) 및 도인안교(導引

---

53) 醫學入門·觀形察色, p. 388.
　"肥白人 多濕痰 黑瘦人 多火熱: 뚱뚱하고 피부색이 흰 사람은 습담(濕痰)이 많고, 야위고 피부색이 검은 사람은 화열(火熱)이 많다."
54) 景岳全書·陰陽篇, p. 5.
　"以證而言 則表爲陽 裏爲陰. 熱爲陽 寒爲陰. 上爲陽 下爲陰. 氣爲陽 血爲陰. 動爲陽 靜爲陰. 多言者爲陽 無聲者爲陰. 喜明者爲陽 欲暗者爲陰. 陽微者不能呼 陰微者不能吸. 陽病者不能俯 陰病者不能仰. 以脈而言 則浮大滑數之類 皆陽也 沈微細澁之類 皆陰也: 증상으로 이야기하면 표증(表證)은 양(陽)이고 리증(裏證)은 음(陰)이며, 열증(熱症)은 양(陽)이고 한증(寒症)은 음(陰)이다. 상부의 병(病)은 양(陽)이고 하부의 병(病)은 음(陰)이다. 기병(氣病)은 양(陽)이고 혈병(血病)은 음(陰)이다. 활동적인 것은 양(陽)이고 안정적인 것은 음(陰)이다. 말이 많은 것은 양(陽)이고 조용한 것은 음(陰)이다. 밝은 것을 좋아하면 양(陽)이고 어두운 것을 좋아하면 음(陰)이다. 양(陽)이 미약하면 숨을 내쉴 수 없고 음(陰)이 미약하면 숨을 들이쉴 수 없다. 양병(陽病)은 구부릴 수 없고 음병(陰病)은 우러러볼 수 없다. 맥(脈)으로 이야기하면 부(浮)·대(大)·활(滑)·삭(數)한 부류는 모두 양(陽)이고 침(沈)·미(微)·세(細)·삽(澁)한 부류는 모두 음(陰)이다."

按蹻)를 기본적으로 사용하여 왔으며, 현재는 이외에도 약침(藥鍼), 테이핑요법 등 새롭게 개발된 다양한 치료법이 활용되고 있다.

질병은 음양(陰陽)의 평형이 실조(失調)됨으로써 나타나는 편성(偏盛)과 편쇠(偏衰)의 결과이므로, 치료는 실조(失調)된 음양(陰陽)의 평형을 회복시키는 것이 기본원칙이다.[55)56)]

실조(失調)된 음양(陰陽)의 평형을 회복시키는 방법으로 가장 기본적인 원칙 중의 하나는 더운 것은 차갑게 하고 차가운 것은 따뜻하게 하는 방법이다. 이것은 더운 양열(陽熱)의 상태는 차가운 음한(陰寒)으로 조절하고, 차가운 음한(陰寒)의 상태는 더운 양열(陽熱)로 조절함으로써 음양(陰陽)의 균형을 회복시키는 것이다.[57)]

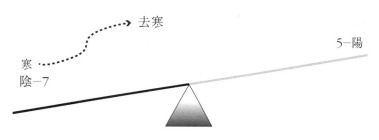

〈그림 2-14〉 음성양병(陰盛陽病)의 치법(治法)

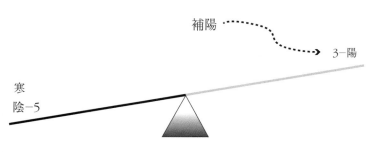

〈그림 2-15〉 허한(虛寒)의 치법(治法)

---

55) 醫學綱目 · 中深半身不收舌難言, p. 12.
　"瀉其有餘 補其不足 陰陽平復: 사기(邪氣)가 많은 것은 제거시키고 정기(正氣)가 부족한 것은 보충하여 음양(陰陽)을 조화로운 상태로 회복시킨다."
56) 精校黃帝內經素問 · 至眞要大論, p. 294.
　"謹察陰陽所在而調之 以平爲期: 음양(陰陽)이 치우쳐 있는 곳을 자세히 살펴 조절하는데, 음양(陰陽)이 화평하게 된 때가 치료된 시기가 된다."

이와 같이 음양(陰陽)의 균형을 회복시키기 위하여 한약(韓藥)을 사용함에 있어서도 음양(陰陽)의 특성을 활용하고 있다.

한약(韓藥)에는 모든 약물(藥物)이 사기(四氣)[58]·오미(五味)[59]·승강부침(升降浮沈)[60]의 특성을 가지고 있어, 이를 음양(陰陽)의 속성에 따라 질병의 음양(陰陽)을 조절할 수 있도록 투여하는 것이다.[61]

이러한 약물(藥物)의 오미(五味)를 음양적(陰陽的) 특성에 따라 질병치료에 활용하는 기본적인 내용을 정리하면 아래 도표와 같다.

〈표 2-6〉 오미(五味)의 작용

구 분	오미(五味)	작 용
음(陰)	산(酸) 고(苦) 함(鹹)	• 소모되고 흩어지는 기운을 거두어들이고 모이게 함 • 상승되는 열기(熱氣)를 식히고 내려줌 • 딱딱하고 굳은 것을 부드럽게 함
양(陽)	감(甘) 신(辛) 담(淡)	• 열(熱)이나 한(寒)이 심한 것을 완화시킴 • 뭉치고 막혀 있는 것을 뚫어주고 흩어지게 함 • 습기(濕氣)나 수분을 빠져나가게 함

약물(藥物)이 가지고 있는 한량(寒凉)한 기운(氣運), 산미(酸味)·고미(苦味)·함미(鹹味), 강침(降沈)의 특성은 모두 음(陰)에 속하므로 양(陽)을 조절하는 작용이 있고,

---

57) 精校黃帝內經素問·至眞要大論, p. 299.
　　"寒者熱之 熱者寒之: 차가운 것은 따뜻하게 하고, 더운 것은 차게 한다."
58) 약물(藥物)이 가지고 있는 온(溫, 따뜻함)·량(凉, 서늘함)·한(寒, 차가움)·열(熱, 더움)의 네 가지 기운(氣運).
59) 약물(藥物)이 가지고 있는 산(酸, 신맛)·고(苦, 쓴맛)·감(甘, 단맛)·신(辛, 매운맛)·함(酸, 짠맛)의 다섯 가지 맛.
60) 약물(藥物)이 가지고 있는 승부(升浮, 상승하고 떠오르는 특성)와 강침(降沈, 하강하고 가라앉는 특성)의 특성.
61) 精校黃帝內經素問·陰陽應象大論, p. 23.
　　"氣味 辛甘發散爲陽 酸苦通泄爲陰: 기운(氣運)과 맛에 있어서 맵고 단 맛은 주위로 흩어지게 하므로 양(陽)이고, 시고 쓴 맛은 소통시켜서 아래로 빠져 나가게 하므로 음(陰)이다."

온열(溫熱)한 기운(氣運), 감미(甘味)·신미(辛味)·담미(淡味), 승부(升浮)의 특성은 모두 양(陽)에 속하므로 음(陰)을 조절하는 작용이 있다.

　따라서 질병의 치료에 있어서도 음양(陰陽)의 개념을 활용하고 있음을 알 수 있다.

3장 오행(五行)

　　오행(五行)은 음양(陰陽)이 세분화된 것으로 자연계의 사물과 현상은 동일한 계통을 이루는 다섯 가지의 속성을 가지고 있다는 것이다. 이 계통을 목(木, 나무)·화(火, 불)·토(土, 흙)·금(金, 쇠붙이)·수(水, 물)라는 다섯 종류의 물질이 가지고 있는 속성을 근거로 하여, 이들의 상호관계로 모든 사물의 상호관계와 운동 변화의 규칙을 설명하는 것이다.

1. 오행(五行)의 속성

1) 목(木)

　　목(木)의 기운(氣運)은 음(陰)의 내부에 간직되어 있던 양기(陽氣)가 음(陰)을 뚫고 탈출하는 힘을 말한다.[62] 따라서 나무는 음(陰)에 해당하는 땅을 뚫고 솟아나와 자라는 것이므로 나무가 목(木)의 기운(氣運)을 상징하는 대표적인 물질이다.

---

62) 醫學入門·運氣, p. 231.
　　"木 言陽氣觸地而生: 목(木)은 양기(陽氣)가 땅과 접촉하며 생겨 나오는 것을 말한다."

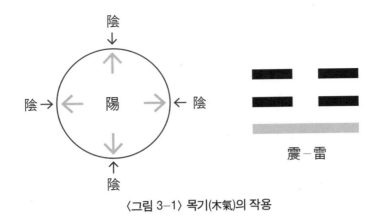

震 - 雷

〈그림 3-1〉 목기(木氣)의 작용

　자연계와 인체에서 목(木)의 특성을 나타내는 것을 분류하면 아래 도표와 같다.

〈표 3-1〉 목(木)의 부류

자 연 계					오행 (五行)	인체				
색 (色)	변화 (變化)	기후 (氣候)	방위 (方位)	계절 (季節)		오장 (五臟)	육부 (六腑)	오관 (五官)	형체 (形體)	정서 (情緖)
청 (靑)	생 (生)	풍 (風)	동 (東)	춘 (春)	목 (木)	간 (肝)	담 (膽)	목 (目)	근 (筋)	노 (怒)

　계절을 오행(五行)으로 분류하면 봄이 목(木)에 해당하는 계절[63]이고, 봄은 따뜻한 기운(氣運)이 많은 봄바람이 불고, 초목(草木)이 파란 싹을 틔우며 새롭게 자라는 시기이므로 춘(春) · 풍(風) · 생(生) · 청(靑)이 모두 목(木)의 특성을 나타낸다.

　하루 중의 시간을 오행(五行)으로 분류하면 아침이 목(木)에 해당하는 시간이고, 아침은 동(東)쪽에서 태양이 떠오르며 밝아지고 따뜻한 기운(氣運)이 많아지기 시작하므로 동(東)쪽이 목(木)의 특성을 나타낸다.

---

63) 黃元御醫書十一種(上) · 素問懸解 · 四氣調神論, p. 22.
　　"春屬木而主生 陽氣舒布: 봄은 목(木)에 속하며 만물(萬物)이 생성되는 것을 주관하니, 양기(陽氣)가 널리 펼쳐지는 시기이다."

52　한의학원론(韓醫學原論)

2) 화(火)

화(火)의 기운(氣運)은 음(陰)의 내부에서 탈출한 양기(陽氣)가 더욱 분열(分裂)되고 분산(分散)되어 양기(陽氣)의 힘이 왕성해진 상태를 말한다.[64] 따라서 불이 위로 타오르면서 주위로 열기(熱氣)를 내뿜는 것이 양기(陽氣)가 왕성한 상태를 잘 나타내므로 불이 화(火)의 기운(氣運)을 상징하는 대표적인 물질이다.

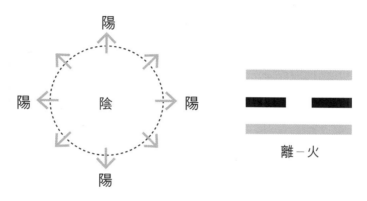

〈그림 3-2〉 화기(火氣)의 작용

자연계와 인체에서 화(火)의 특성을 나타내는 것을 분류하면 아래 도표와 같다.

〈표 3-2〉 화(火)의 부류

자 연 계					오행 (五行)	인체				
색 (色)	변화 (變化)	기후 (氣候)	방위 (方位)	계절 (季節)		오장 (五臟)	육부 (六腑)	오관 (五官)	형체 (形體)	정서 (情緒)
적 (赤)	장 (長)	서 (暑)	남 (南)	하 (夏)	화 (火)	심 (心)	소장 (小腸)	설 (舌)	맥 (脈)	희 (喜)

계절을 오행(五行)으로 분류하면 여름이 화(火)에 해당하는 계절[65]이고, 여름은 따뜻

---

64) 醫學入門·運氣, pp. 231~232.
　"火 言燃然盛 而變化萬物: 화(火)는 불꽃이 타오르듯이 양기(陽氣)가 왕성하여 만물(萬物)을 변화시키는 것을 말한다."

한 기운(氣運)이 더욱 많아져 날씨가 덥고, 초목(草木)의 가지와 잎이 무성하게 자라며, 붉게 꽃을 피우고 화려해지는 시기이므로 하(夏)·서(暑)·장(長)·적(赤)이 모두 화(火)의 특성을 나타낸다.

하루 중의 시간을 오행(五行)으로 분류하면 한낮이 화(火)에 해당하는 시간이고, 한낮은 태양이 남(南)쪽에 가장 높이 떠 있으면서 밝고 따뜻한 기운(氣運)이 가장 많은 시간이므로 남(南)쪽이 화(火)의 특성을 나타낸다.

3) 토(土)

토(土)의 기운(氣運)은 양기(陽氣)의 분열(分裂)과 분산(分散)은 정지되고 음기(陰氣)가 양기(陽氣)를 다시 내부로 갈무리하고 거두어들일 준비 단계의 상태를 말한다.[65] 따라서 흙은 나머지 오행(五行)의 나무, 불, 쇠붙이, 물을 모두 간직하고 있는 것과 같이 중(中)[67]과 화(和)[68]의 특성을 갖추고 있으면서 모든 것을 포용할 수 있기에 흙이 토(土)의 기운(氣運)을 상징하는 대표적인 물질이다.

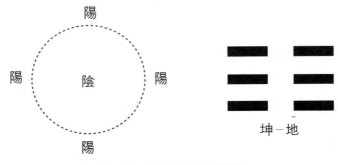

〈그림 3-3〉 토기(土氣)의 작용

---

65) 黃元御醫書十一種(上)·素問懸解·四氣調神論, p. 22.
　　"夏屬火而主長 陽氣暢茂: 여름은 화(火)에 속하며 만물(萬物)이 성장하는 것을 주관하니, 양기(陽氣)가 널리 뻗어져 나가고 무성해지는 시기이다."
66) 醫學入門·運氣, p. 232.
　　"土之爲言 吐也 言含吐萬物. 將生者出 將死者歸: 토(土)라고 하는 것은 토(吐)의 의미가 있어 만물(萬物)을 품었다가 내어놓으므로 생성되고자 하는 것은 나오게 하고 죽고자 하는 것은 돌아가게 한다."
67) 음(陰)과 양(陽)의 한쪽으로 치우치지 않음.
68) 조화롭게 함.

자연계와 인체에서 토(土)의 특성을 나타내는 것을 분류하면 아래 도표와 같다.

〈표 3-3〉 토(土)의 부류

자연계					오행 (五行)	인체				
색 (色)	변화 (變化)	기후 (氣候)	방위 (方位)	계절 (季節)		오장 (五臟)	육부 (六腑)	오관 (五官)	형체 (形體)	정서 (情緒)
황 (黃)	화 (化)	습 (濕)	중앙 (中央)	장하 (長夏)	토 (土)	비 (脾)	위 (胃)	구 (口)	육 (肉)	사 (思)

계절을 오행(五行)으로 분류하면 장마철이 토(土)에 해당하는 계절[69]이고, 장마철은 더운 기운(氣運)이 많은데다 비가 많이 내리고, 초목(草木)의 꽃에서는 수정(受精)이 일어나고 열매를 맺기 시작하며, 들판의 모든 곡식이 누렇게 익어가는 시기이므로 장하(長夏)·습(濕)·화(化)·황(黃)이 모두 토(土)의 특성을 나타낸다.

하루 중의 시간을 오행(五行)으로 분류하면 해가 넘어가기 시작하는 오후가 토(土)에 해당하는 시간이고, 방위(方位)에 있어서는 중앙(中央)이 사방(四方)의 기운(氣運)을 품고 조절해 주는 역할을 하므로 중앙(中央)이 토(土)의 특성을 나타낸다.

4) 금(金)

금(金)의 기운(氣運)은 음기(陰氣)가 더욱 왕성해지면서 분열(分裂)과 분산(分散)이 정지된 양기(陽氣)를 내부로 갈무리하고 수렴(收斂)하기 시작하는 상태를 말한다.[70] 따라서 쇠붙이는 서늘하고 딱딱하면서 강한 힘이 있어 불과 같이 위로 타오르면서 주위로 열기(熱氣)를 내뿜는 양기(陽氣)를 내부에 잘 간직할 수 있으므로 쇠붙이가 금(金)의 기운(氣運)을 상징하는 대표적인 물질이다.

---

69) 黃元御醫書十一種(下)·四聖心源·五行生克, p. 26.
　　"六月濕盛 濕爲土氣也: 음력(陰曆) 유월(六月)은 습기(濕氣)가 왕성한 시기이고, 습(濕)은 토(土)에 해당하는 기운(氣運)이다."
70) 醫學入門·運氣, p. 232.
　　"金 言陰氣禁止萬物而揪斂: 금(金)은 음기(陰氣)가 만물(萬物)의 성장을 멈추게 하고 거두어들이는 것을 말한다."

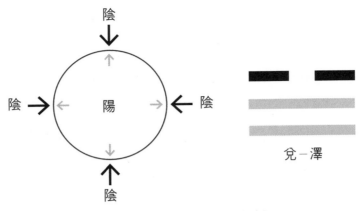

〈그림 3-4〉 금기(金氣)의 작용

兌－澤

자연계와 인체에서 금(金)의 특성을 나타내는 것을 분류하면 아래 도표와 같다.

〈표 3-4〉 금(金)의 부류

자 연 계					오행 (五行)	인체				
색 (色)	변화 (變化)	기후 (氣候)	방위 (方位)	계절 (季節)		오장 (五臟)	육부 (六腑)	오관 (五官)	형체 (形體)	정서 (情緒)
백 (白)	수 (收)	조 (燥)	서 (西)	추 (秋)	금 (金)	폐 (肺)	대장 (大腸)	비 (鼻)	피 (皮)	우비 (憂悲)

　계절을 오행(五行)으로 분류하면 가을이 금(金)에 해당하는 계절[71]이고, 가을은 서늘한 기운(氣運)이 많아지면서 건조해지며, 초목(草木)은 잎이 시들면서 색도 바래고, 결실(結實)을 맺은 열매를 거두어들이는 시기이므로 추(秋)·조(燥)·수(收)·백(白)이 모두 금(金)의 특성을 나타낸다.

　하루 중의 시간을 오행(五行)으로 분류하면 저녁이 금(金)에 해당하는 시간이고, 저녁은 태양이 서(西)쪽에 지면서 어두워지고 서늘한 기운(氣運)이 많아지는 시간이므로 서(西)쪽이 금(金)의 특성을 나타낸다.

---

71) 黃元御醫書十一種(上)·素問懸解·四氣調神論, p. 23.
　“秋屬金而主收 陰氣凝肅: 가을은 금(金)에 속하며 거두어들이는 것을 주관하고 음기(陰氣)가 왕성해지고 추워지는 시기이다.”

5) 수(水)

수(水)의 기운(氣運)은 왕성해진 음기(陰氣)가 양기(陽氣)를 내부로 갈무리하고 수장(收藏)하는 작용을 완료하여 내부에 간직된 양기(陽氣)가 다시 음(陰)을 뚫고 탈출할 수 있도록 힘을 기르며 적당한 시기를 기다리는 상태를 말한다.[72] 따라서 물은 차갑고 아래로 흘러 음(陰)의 특성이 강하고 초목(草木)을 길러 주는 역할을 하므로 내부에 간직된 양기(陽氣)를 잘 간직하면서 힘을 길러 줄 수 있기에 물이 수(水)의 기운(氣運)을 상징하는 대표적인 물질이다.

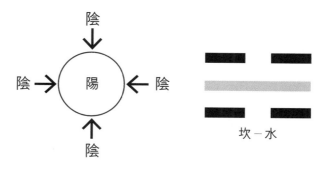

〈그림 3-5〉 수기(水氣)의 작용

자연계와 인체에서 수(水)의 특성을 나타내는 것을 분류하면 아래 도표와 같다.

〈표 3-5〉 수(水)의 부류

자 연 계					오행 (五行)	인체				
색 (色)	변화 (變化)	기후 (氣候)	방위 (方位)	계절 (季節)		오장 (五臟)	육부 (六腑)	오관 (五官)	형체 (形體)	정서 (情緒)
흑 (黑)	장 (藏)	한 (寒)	북 (北)	동 (冬)	수 (水)	신 (腎)	방광 (膀胱)	이 (耳)	골 (骨)	경공 (驚恐)

계절을 오행(五行)으로 분류하면 겨울이 수(水)에 해당하는 계절[73]이고, 겨울은 서늘

---

72) 醫學入門·運氣, p. 232.
　　"水 言潤養萬物: 수(水)는 만물(萬物)을 윤택하게 하고 기르는 것을 말한다."

한 기운(氣運)이 더욱 많아져 춥고, 초목(草木)도 모두 낙엽(落葉)이 지고 앙상한 가지만 남아 온 산이 검게 변하며, 수확한 곡식을 저장하고 동물도 따뜻한 곳을 찾아 동면(冬眠)에 들어가는 시기이므로 동(冬)·한(寒)·장(藏)·흑(黑)이 모두 수(水)의 특성을 나타낸다.

하루 중의 시간을 오행(五行)으로 분류하면 한밤중이 수(水)에 해당하는 시간이고, 한밤중은 태양이 북(北)쪽으로 사라져 어둡고 찬 기운(氣運)이 가장 많은 시간이므로 북(北)쪽이 수(水)의 특성을 나타낸다.

2. 오행(五行)의 상호관계

1) 상생(相生)

상생(相生)은 서로 도와서 자라게 하고, 재촉하여 빨리 나아가게 한다는 뜻으로, 상생(相生)의 작용에 의하여 모든 사물과 현상은 발생·성장·발전이 이루어지게 된다.

오행(五行)의 상생(相生)은 목생화(木生火), 화생토(火生土), 토생금(土生金), 금생수(金生水), 수생목(水生木)의 관계[74]로 이루어져 있으며, 이를 도식화하면 아래 그림과 같다.

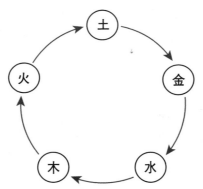

〈그림 3-6〉 오행(五行)의 상생(相生)관계

---

73) 黃元御醫書十一種(上)·素問懸解·四氣調神論, p. 23.
"冬屬水而主藏 陰氣蟄封: 겨울은 수(水)에 속하며 저장하는 것을 주관하니, 음기(陰氣)가 숨어들게 하고 가두어 저장하는 시기이다."

2) 상극(相克)

상극(相克)은 억눌러서 제지하거나 조건을 달아서 제한한다는 뜻으로, 상극(相克)의 작용에 의하여 모든 사물과 현상은 한 방면으로 과도하게 항성(亢盛)되지 않고 발전 변화 중에 평형과 협조가 유지된다.[75]

오행(五行)의 상극(相克)은 목극토(木克土), 토극수(土克水), 수극화(水克火), 화극금(火克金), 금극목(金克木)의 관계[76]로 이루어져 있으며, 이를 도식화하면 아래 그림과 같다.

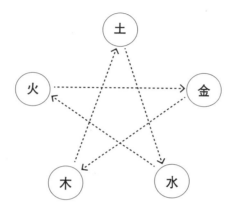

〈그림 3-7〉 오행(五行)의 상극(相克)관계

---

74) 五行大義·論相生, pp. 144~145.
　　"木生火者 木性溫暖 火伏其中 鑽灼而出 故木生火. 火生土者 火熱故能焚木 木焚而成灰 灰卽土也 故火生土. 土生金者 金居石 依山津潤而生 聚土成山 山必生石 故土生金. 金生水者 少陰之氣 潤澤 流津 銷金亦爲水 所以山雲而從潤 故金生水. 水生木者 因水潤而能生 故水生木也: 목생화(木生火)는 목(木)의 성품이 따뜻하고 화(火)가 목(木)의 내부에 잠복되어 있어 나무를 문질러 뜨겁게 하면 불이 일어나므로 목(木)이 화(火)를 생성하는 것이다. 화생토(火生土)는 불이 타오르면 나무를 태우게 되고 나무가 타고 나면 재가 되니, 그 타고 남은 재가 바로 흙이므로 화(火)가 토(土)를 생성하는 것이다. 토생금(土生金)은 쇠붙이는 암석(巖石)의 내부에 묻혀 있고 산(山)의 진액(津液)에 의해 생성되는 것인데, 흙이 모여 산(山)이 되고 산(山)에서는 반드시 암석(巖石)이 생겨나므로 토(土)가 금(金)을 생성하는 것이다. 금생수(金生水)는 금(金)이 소음(少陰)의 기운(氣運)으로 윤택하여 진액(津液)이 흐르고, 쇠붙이도 녹이면 물과 같이 되며, 산(山)의 구름도 윤택한 물기가 있는 곳에서 생겨나므로 금(金)이 수(水)를 생성하는 것이다. 수생목(水生木)은 물의 윤택하게 하는 작용으로 초목(草木)이 자라게 되므로 수(水)가 목(木)을 생성하는 것이다."

3. 오행(五行)의 의학적 활용

1) 인체의 구조와 기능

한의학에서는 인체를 생명 활동의 중심이 되는 오장(五臟)을 중심으로 오행(五行)의 특성에 따른 기능 계통으로 분류하여 인체의 구조를 파악하고 있다. 따라서 인체의 모든 구조는 오장육부(五臟六腑)를 중심으로 오관(五官)·음성·형체·정신 활동·정서 변화 등이 오행(五行)의 특성에 부합되는 장부(臟腑)의 기능을 외부로 드러내는 계통을 형성하고 있다.

오행(五行)의 특성을 바탕으로 한 기능발현계통(機能發現系統)의 중요한 항목을 정리하면 〈표 3-6〉과 같다.

이와 같이 장부(臟腑)를 비롯한 인체의 모든 구조를 오행(五行)의 특성에 의거하여 장부(臟腑)의 생리적 특성과 기능을 설명하고 있고, 장부(臟腑)와 기능발현계통(機能發現系統) 사이의 내재된 규율뿐만 아니라 인체와 외부 환경과의 상관관계도 설명하고 있으며, 오행(五行)의 귀류(歸類)를 바탕으로 상생(相生)·상극(相克) 등 오행(五行)의 상호관계를 통하여 생리기능을 설명하고 있다.[77]

2) 질병의 발생

오장(五臟)은 오행(五行)의 특성에 부합되는 사계절의 기후변화와 상응(相應)하는 관계에 있으므로 오행(五行)의 특성과 육기(六氣)의 변화를 바탕으로 질병 발생의 규

---

75) 黃元御醫書十一種(下)·四聖心源·五行生克, p. 26.
　　"木性發散 斂之以金氣 則木不過散. 火性升炎 伏之以水氣 則火不過炎. 土性濡濕 疏之以木氣 則土不過濕. 金氣收斂 溫之以火氣 則金不過收. 水性降潤 滲之以土氣 則水不過潤: 목(木)의 흩어져 나가는 성질은 금기(金氣)의 거두어들이는 작용에 의해 목기(木氣)가 과도하게 흩어지지 않는다. 화(火)의 위로 타오르는 성질은 수기(水氣)의 굴복시키는 작용에 의해 화(火)가 과도하게 타오르지 않는다. 토(土)의 축축하게 적시는 성질은 목기(木氣)의 소통시키는 작용에 의해 토(土)가 과도하게 습(濕)해지지 않는다. 금(金)의 거두어들이는 성질은 화기(火氣)의 따뜻하고 퍼져나가는 작용에 의해 금(金)이 과도하게 거두어들이지 않는다. 수(水)의 아래로 흐르며 윤택하게 하는 성질은 토기(土氣)의 스며들게 하는 작용에 의해 수(水)가 과도하게 윤택해지지 않는다."
76) 精校黃帝內經素問·寶命全形論, p. 97.
　　"木得金而伐 火得水而滅 土得木而達 金得火而缺 水得土而絶: 나무는 쇠붙이에 의해 잘려진다. 불은 물에 의해 꺼진다. 흙은 나무에 의해 뚫어진다. 쇠붙이는 불에 의해 녹는다. 물은 흙에 의해 흐름이 끊어진다."

〈표 3-6〉 오행(五行)의 귀류(歸類)

구 분	목(木)	화(火)	토(土)	금(金)	수(水)
五臟(오장)	肝(간)	心(심)	脾(비)	肺(폐)	腎(신)
六腑(육부)	膽(담)	小腸(소장)	胃(위)	大腸(대장)	膀胱(방광)
五季(오계)	春(춘)	夏(하)	長夏(장하)	秋(추)	冬(동)
五方(오방)	東(동)	南(남)	中央(중앙)	西(서)	北(북)
五色(오색)	靑(청)	赤(적)	黃(황)	白(백)	黑(흑)
五情(오정)	怒(노)	喜(희)	思(사)	憂悲(우비)	恐驚(공경)
五味(오미)	酸(산)	苦(고)	甘(감)	辛(신)	鹹(함)
五氣(오기)	風(풍)	暑(서)	濕(습)	燥(조)	寒(한)
五藏(오장)	魂(혼)	神(신)	意(의)	魄(백)	志(지)
五官(오관)	目(목)	舌(설)	口(구)	鼻(비)	耳(이)
五聲(오성)	呼(호)	笑(소)	歌(가)	哭(곡)	呻(신)
五臭(오취)	臊(조)	焦(초)	香(향)	腥(성)	腐(부)
五主(오주)	筋(근)	脈(맥)	肉(육)	皮(피)	骨(골)
五液(오액)	淚(루)	汗(한)	涎(연)	涕(체)	唾(타)

율(規律)을 설정하고 있다.[78]

　육기(六氣)의 과도한 변화에 따라 질병이 발생하는 기본적인 규율(規律)을 정리하면 〈그림 3-8〉 및 〈표 3-7〉과 같다.

---

77) 精校黃帝內經素問·金匱眞言論, p. 20.
　"東方靑色 入通於肝 開竅於目 藏精於肝……南方赤色 入通於心 開竅於耳 藏精於心……中央黃色 入通於脾 開竅於口 藏精於脾……西方白色 入通於肺 開竅於鼻 藏精於肺……北方黑色 入通於腎 開竅於二陰 藏精於腎: 동쪽의 청색(靑色)은 간(肝)의 기운(氣運)과 상통하여 눈에 기능 변화를 드러내고 정기(精氣)는 간(肝)에 저장한다. 남쪽의 적색(赤色)은 심(心)의 기운(氣運)과 상통하여 귀(혀)에 기능 변화를 드러내고 정기(精氣)는 심(心)에 저장한다. 중앙의 황색(黃色)은 비(脾)의 기운(氣運)과 상통하여 입에 기능 변화를 드러내고 정기(精氣)는 비(脾)에 저장한다. 서쪽의 백색(白色)은 폐(肺)의 기운(氣運)과 상통하여 코에 기능 변화를 드러내고 정기(精氣)는 폐(肺)에 저장한다. 북쪽의 흑색(黑色)은 신(腎)의 기운(氣運)과 상통하여 대소변에 기능 변화를 드러내고 정기(精氣)는 신(腎)에 저장한다."

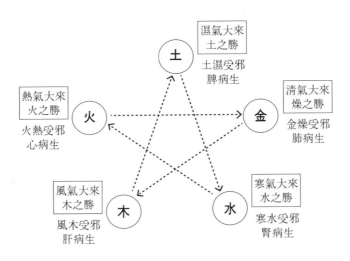

〈그림 3-8〉 육음(六淫)에 의한 발병(發病) 규율(規律)

〈표 3-7〉 육음(六淫)에 의한 발병(發病) 규율(規律)

사기(邪氣)	상극(相克)관계	발병(發病) 장부(臟腑)
풍기(風氣) – 목왕(木旺)	목극토(木克土)	• 습토(濕土)가 사기(邪氣)를 받음 • 비병(脾病)이 발생함
열기(熱氣) – 화왕(火旺)	화극금(火克金)	• 조금(燥金)이 사기(邪氣)를 받음 • 폐병(肺病)이 발생함
습기(濕氣) – 토왕(土旺)	토극수(土克水)	• 한수(寒水)가 사기(邪氣)를 받음 • 신병(腎病)이 발생함
청기(淸氣) – 금왕(金旺)	금극목(金克木)	• 풍목(風木)이 사기(邪氣)를 받음 • 간병(肝病)이 발생함
한기(寒氣) – 수왕(水旺)	수극화(水克火)	• 열화(熱火)가 사기(邪氣)를 받음 • 심병(心病)이 발생함

이와 같이 오행(五行)의 특성과 육기(六氣)의 변화에 따른 상생(相生)·상극(相克) 관계뿐만 아니라 방위(方位)에 따른 지역적 특색 등을 바탕으로 질병의 발생 규율(規律)

---

78) 精校黃帝內經素問·六節藏象論, p. 35.
　　"五氣更立 各有所勝 盛虛之變 此其常也: 다섯 가지의 기운(氣運)이 교체되면서 왕성해지고, 각각의 기운(氣運)은 상극(相克)의 작용이 있어 이에 따라 왕성하거나 허약해지는 변화가 나타나는 것이 정상적인 변화이다."

을 설명하고 있다.

3) 질병의 진단

인체 내부의 오장육부(五臟六腑)에서 발생한 질병은 체표에 증상으로 반영되는데, 증상의 발현(發現)은 오행(五行)의 귀류(歸類)를 바탕으로 체표에 나타나기 때문에 오행(五行)의 특성과 상호작용에 연계시켜 질병의 진단에 활용한다.[79]

질병을 진단하는 여러 가지 방법 중 환자에게서 나타나는 성(聲, 소리)·색(色, 색깔)·취(臭, 냄새)·미(味, 맛)·액(液, 분비물)의 변화로 진단하는 기본적인 사항을 정리하면 아래 도표와 같다.[80]

〈표 3-8〉 성(聲)·색(色)·취(臭)·미(味)·액(液)을 통한 진단

사기(邪氣)	사기(邪氣)의 침입을 받은 장부(臟腑)의 변화				
	간(肝)	심(心)	비(脾)	폐(肺)	신(腎)
간사(肝邪)	청(靑)	적(赤)	황(黃)	백(白)	흑(黑)
심사(心邪)	조(臊)	초(焦)	향(香)	성(腥)	부(腐)
비사(脾邪)	산(酸)	고(苦)	감(甘)	신(辛)	함(鹹)
폐사(肺邪)	호(呼)	소(笑)	가(歌)	곡(哭)	신(呻)
신사(腎邪)	루(淚)	한(汗)	연(涎)	체(涕)	타(唾)

---

79) 精校黃帝內經靈樞·本臟, p. 215.
"視其外應 以知其內臟 則知所病矣: 외부에 나타나는 현상을 살펴보면 내부에 있는 장부(臟腑)를 알 수 있으므로 발생한 질병을 알 수 있다."

80) 醫學入門·臟腑總論, p. 324.
"肝主色……假如中風 肝爲心邪則知色當赤也. 心主臭……假如心經 傷暑則知其症當惡臭也. 脾主味……以致脾邪入心則知當喜苦味也. 肺主聲……假如傷寒 肺邪入心則知當譫言妄語也. 腎主液……假如中濕 爲腎邪入心則知當汗出不可止也: 간(肝)은 색의 변화를 주관한다.……가령 중풍(中風)으로 간(肝)의 사기(邪氣)가 심(心)에 침입하면 적색(赤色)의 변화로 나타난다. 심(心)은 냄새의 변화를 주관한다.……가령 심경(心經)이 더운 기운(氣運)에 손상되면 악취(惡臭)로 나타난다. 비(脾)는 맛의 변화를 주관한다.……비(脾)의 사기(邪氣)가 심(心)에 침입하면 쓴맛을 좋아한다. 폐(肺)는 소리의 변화를 주관한다.……가령 상한(傷寒)으로 폐(肺)의 사기(邪氣)가 심(心)에 침입하면 헛소리를 한다. 신(腎)은 진액(津液)의 변화를 주관한다.……가령 습(濕)에 상하여 신(腎)의 사기(邪氣)가 심(心)에 침입하면 땀이 그치지 않는다."

이와 같이 성(聲)·색(色)·취(臭)·미(味)·액(液)을 통한 진단 외에도 오행(五行)의 상생(相生)과 상극(相克) 관계를 바탕으로 질병의 원인을 오사(五邪)[81]로 구분하는 등 질병의 진단에도 오행(五行)의 개념이 활용되고 있음을 알 수 있다.

4) 질병의 치료

음양(陰陽)의 경우와 마찬가지로 질병은 오행(五行)의 상대적 균형의 실조(失調)에 의해 발생하기에, 질병의 치료에 오행(五行)의 개념을 활용하는 것도 상생(相生)·상극(相克)의 조절을 통하여 상대적 균형을 회복하는 것이 치료의 기본 원칙이다.

기본적으로 질병은 정기(正氣)가 약해지거나 사기(邪氣)가 강해졌을 때 발생하는 것이므로, 만약 정기(正氣)가 허약하여 질병이 발생한 경우는 정기(正氣)를 보충하는 치료법을 활용하고, 만약 사기(邪氣)가 강력하여 질병이 발생한 경우는 사기(邪氣)를 제거하는 치료법을 활용한다.

위의 치료법에 오행(五行)의 상생(相生)과 상극(相克)의 관계를 적용해 보자.

만약 금(金)의 기운(氣運)이 쇠약하여 질병이 발생하였다면 금(金)의 기운(氣運)을 보충시키는 것이 마땅하다. 이 경우에는 직접 금(金)의 기운(氣運)을 보충하는 치료법을 사용할 수도 있고, 간접적으로는 상생(相生)의 관계에서 금(金)의 기운(氣運)을 생성하는 토(土)의 기운(氣運)을 보충하는 치료법을 사용할 수도 있다.[82]

다른 측면에서 금(金)의 기운(氣運)은 정상인데 화(火)의 기운(氣運)이 너무 강하여 상극(相克)의 관계로 화(火)가 금(金)을 과도하게 억압함으로써 금(金)에게 질병이 발생하였다면 화(火)의 기운(氣運)을 줄이는 것이 마땅하다. 이 경우에는 직접 화(火)의 기운(氣運)을 일부 줄이는 치료법을 사용할 수도 있고, 간접적으로는 상생(相生)의 관계에서 화(火)의 도움을 받는 토(土)의 기운(氣運)을 일부 제거하여 화(火)로 하여금 더욱 토(土)를 생성하고 도와주는 데 힘을 쓰도록 함으로써 화(火)의 기운(氣運)을 줄여주는 치료법을 사용할 수도 있다.[83]

---

81) 허사(虛邪), 실사(實邪), 적사(賊邪), 미사(微邪), 정사(正邪)의 다섯 가지 사기(邪氣).
82) 難經本義·六十九難, p. 151.
　　"虛者 補其母: 정기(正氣)가 허약한 경우는 자식(子息)인 정기(正氣)를 생성하고 도와줄 수 있는 부모의 기운(氣運)을 보충한다."
83) 難經本義·六十九難, p. 151.
　　"實者 瀉其子: 사기(邪氣)가 강한 경우는 사기(邪氣)의 자식(子息)에 해당하는 기운(氣運)을 빼앗아 부모인 사기(邪氣)가 자식을 생성하고 도와주는 데 기운(氣運)을 소비하도록 한다."

4장 육기(六氣)

육기(六氣)는 풍(風)·한(寒)·서(暑)·습(濕)·조(燥)·화(火)의 여섯 가지 기후변화로 지구의 운동 과정에서 오행(五行)의 질(質)에 변화를 일으켜 운행하는 기운(氣運)이 하나 더 불어난 것으로 지구에만 있는 기운(氣運)이다.

1. 육기(六氣)의 생성

1) 풍(風)

목(木)은 음(陰)의 내부에 간직되어 있던 양기(陽氣)가 음(陰)을 뚫고 탈출하는 힘으로, 만물(萬物)은 이 양기(陽氣)의 작용을 바탕으로 싹이 트고 자라기 시작한다. 또한 목(木)은 봄과 기운(氣運)이 상응하고 풍기(風氣)와 상통하므로 풍(風)도 양기(陽氣)의 상승과 발산(發散)에 의해 나타나는 기후변화이다.[84][85]

---

84) 醫部全錄(一册)·陰陽應象大論, p. 55.
　　"陽氣上騰 散而爲風: 양기(陽氣)가 위로 솟아오르며 흩어져서 바람이 된다."
85) 醫部全錄(一册)·五運行大論, p. 605.
　　"東方生風者 東者 日之初 風者 敎之始 天之使也 所以發號施令 故生自東方也. 陽升風鼓 草木敷榮 故日風生木: 동쪽에서 바람이 생성되는 것은 동쪽이 태양이 처음 떠오르는 곳이고 바람은 시작하게 하는 것이니 하늘이 시키는 것으로 호령(號令)을 내려 명령을 시행하는 것이므로 바람이 동쪽에서부터 생성된다. 양기(陽氣)가 상승하고 바람이 자극하여 풀과 나무가 펼쳐지며 무성해지므로 바람이 초목(草木)을 생성한다고 한다."

2) 한(寒)

수(水)의 기운(氣運)은 왕성해진 음기(陰氣)가 양기(陽氣)를 내부로 갈무리하고 수장(收藏)하는 단계로, 만물(萬物)은 이 음기(陰氣)의 작용을 바탕으로 양기(陽氣)를 내부에 간직하고 결실(結實)을 맺은 것을 저장한다. 또한 수(水)는 겨울과 기운(氣運)이 상응하고 한기(寒氣)와 상통하므로 한(寒)도 음기(陰氣)의 응렬(凝冽)에 의해 나타나는 기후변화이다.[86)87)]

3) 서(暑)·화(火)

화(火)의 기운(氣運)은 음(陰)의 내부에서 탈출한 양기(陽氣)가 더욱 분열(分裂)되고 분산(分散)되어 양기(陽氣)의 힘이 왕성해진 상태로, 만물(萬物)은 이 양기(陽氣)의 작용을 바탕으로 무성(茂盛)하고 영화(榮華)롭게 성장한다. 또한 서(暑)나 화(火)는 여름의 기운(氣運)과 상응하고 열기(熱氣)와 상통하므로 열(熱)은 양기(陽氣)의 염증(炎蒸)에 의해 나타나는 기후변화이다.[88)89)]

4) 습(濕)

토(土)의 기운(氣運)은 양기(陽氣)의 분열(分裂)과 분산(分散)이 정지되고 음기(陰氣)가 양기(陽氣)를 다시 내부로 갈무리하고 거두어들이기 위한 준비 단계로, 만물(萬物)은 이 양기(陽氣)와 음기(陰氣)의 중화(中和)작용을 바탕으로 생장(生長)에서 성수(成收)로의 변화를 일으킨다. 또한 토(土)는 장마철과 기운(氣運)이 상응하고 습기(濕

---

86) 醫部全錄(一册)·陰陽應象大論, p. 60.
　　"陰氣凝冽 故生寒: 음기(陰氣)가 엉기고 차가워지므로 찬 기운(氣運)이 생성된다."
87) 醫部全錄(一册)·五運行大論, p. 608.
　　"北方生寒者 陽氣伏 陰氣升 政布而大行 故寒生也: 북쪽에서 찬 기운(氣運)이 생성되는 것은 양기(陽氣)는 숨어들고 음기(陰氣)가 상승하여 음기(陰氣)가 다스리는 작용이 널리 퍼져 크게 행(行)해지므로 찬 기운(氣運)이 생성된다."
88) 醫部全錄(一册)·陰陽應象大論, p. 57.
　　"陽氣炎蒸 故生熱: 양기(陽氣)가 불꽃이 타오르듯 찌는 작용을 하므로 더운 기운(氣運)이 생성된다."
89) 醫部全錄(一册)·五運行大論, p. 606.
　　"南方生熱 蓋熱乃陽盛所生 相火君火之政也: 남쪽에서 더운 기운(氣運)이 생성되는 것은 대개 더운 기운(氣運)은 양기(陽氣)가 왕성하여 생성되는 것으로 상화(相火)와 군화(君火)가 다스리는 것이다."

氣)와 상통하므로 습(濕)은 음기(陰氣)와 양기(陽氣)의 상합(相合)에 의해 나타나는 기후변화이다.[90][91]

5) 조(燥)

금(金)의 기운(氣運)은 음기(陰氣)가 더욱 왕성해지면서 분열(分裂)과 분산(分散)이 정지된 양기(陽氣)를 내부로 갈무리하고 수렴(收斂)하기 시작하는 단계로, 만물(萬物)은 이 음기(陰氣)의 작용을 바탕으로 수렴(收斂)하고 결실(結實)을 맺는다. 또한 금(金)은 가을과 기운(氣運)이 상응하고 조기(燥氣)와 상통하므로 조(燥)는 음기(陰氣)의 숙강(肅降)에 의해 나타나는 기후변화이다.[92][93]

2. 육기(六氣)의 속성

1) 풍(風)

풍(風)은 대기(大氣)의 유동(流動)에 의하여 생성되는 것이며, 동(動)하는 성질을 주관하므로 움직이고 활동성이 많은 것은 풍(風)의 속성을 가지고 있다고 한다.[94][95]

---

90) 醫部全錄(一冊)·陰陽應象大論, p. 58.
　　"陽氣盛薄 陰氣固升 升薄相合 故生濕也: 양기(陽氣)의 왕성함이 엷어지고 음기(陰氣)의 견고함이 상승되면서(나아가면서) 상승되고 엷어지는 작용이 서로 합하여 습기(濕氣)가 생성된다."

91) 四聖心源·五行生克, p. 26.
　　"六月濕盛 濕爲土氣也. 其實水火交蒸 乃生濕氣. 六月之時 火在土上 水在土下 寒熱相逼 是以濕動. 濕者 水火之中氣: 음력(陰曆) 유월(六月)은 습기(濕氣)가 왕성한 때이고 습기(濕氣)는 토(土)의 기운(氣運)이다. 그 실제는 물과 불의 기운이 만나 찌는 작용을 하므로 습기(濕氣)가 생성된다. 유월(六月)의 시기는 불의 기운(氣運)이 땅 위에 있고 물의 기운(氣運)은 땅 아래에 있어 찬 기운(氣運)과 더운 기운(氣運)이 서로 가까워지므로 습기(濕氣)가 활동하게 된다. 습기(濕氣)는 물과 불의 중간에 해당하는 기운(氣運)이다."

92) 醫部全錄(一冊)·陰陽應象大論, p. 59.
　　"天氣急切 故生燥金: 하늘의 기운(氣運)이 엄(嚴)하고 예리해지므로(서늘해지므로) 건조한 금(金)의 기운(氣運)이 생성된다."

93) 醫部全錄(一冊)·五運行大論, p. 607.
　　"西方生燥者 陽氣已降 陰氣復升 氣爽風勁 故生燥也: 서쪽에서 건조한 기운(氣運)이 생성되는 것은 양기(陽氣)가 이미 하강하고 음기(陰氣)는 다시 상승되어 기후가 서늘해지고 바람이 세어지므로 건조한 기운(氣運)이 생성된다."

바람이 약하게 불면 초목(草木)의 가지와 잎이 흔들리고 움직이며, 바람이 강하게 불면 초목(草木)이 쓰러지고 뿌리가 뽑히니 풍(風)은 활동성이 강하고 급격한 변화를 초래하는 기운(氣運)이다.

바람이 불게 되면 흙먼지, 모래, 돌가루 등 잡다한 물질들을 끼고 흩날리며, 어느 곳 이라도 바람이 불어서 영향을 미치지 않는 곳이 없다.

2) 한(寒)

한(寒)은 양기(陽氣)가 사라지면서 생성되는 것이며, 견(堅)을 주관하므로 차갑거나 굳어지고 단단하여지는 것은 한(寒)의 속성을 가지고 있다고 한다.[96][97]

차가운 기운(氣運)은 아래로 내려가고 굳어지게 하며 내부에 쌓이게 되니 한(寒)은 외부에서 내부로 이동해 간다. 그러므로 겨울이면 곤충과 동물이 찬 기후를 피하여 땅 속으로 숨어들어 동면에 들어가고 사람들은 집의 문을 바르고 창을 막아 들어오는 한 기(寒氣)를 방어한다.

3) 서(暑)

서(暑)는 양기(陽氣)가 왕성하여 더워진 기후이며, 증(蒸)을 주관하므로 찌는 듯 뜨 거운 열(熱)을 가지고 있는 것은 서(暑)의 속성을 가지고 있다고 한다.[98][99]

---

94) 素問·五運行大論, p. 237.
"風以動之……風勝則地動: 바람은 움직이게 한다.……풍(風)이 왕성하면 땅이 요동(搖動)친다."
95) 醫部全錄(一冊)·五運行大論, p. 606.
"風搖而動 無風則萬類皆靜 故爲動: 풍(風)은 흔들리고 움직이게 하므로 바람이 불지 않으면 만물 (萬物)이 고요하게 안정되니 풍(風)은 동(動)하게 하는 특성이 있다."
96) 素問·五運行大論, p. 237.
"寒以堅之……寒勝則地裂: 찬 기운(氣運)은 굳어지게 한다.……한(寒)이 왕성하면 땅이 갈라진 다."
97) 醫部全錄(一冊)·五運行大論, pp. 608.
"堅者 以柔耎之物 遇寒則堅 寒之化也: 견(堅)은 부드럽고 가냘픈 물체도 차가운 기운(氣運)을 만나 면 굳어지는 것이니 한(寒)의 작용으로 나타나는 변화이다."
98) 素問·五運行大論, p. 237.
"暑以蒸之…… 暑勝則地熱: 더위는 찌는 작용을 한다.…… 서(暑)가 왕성하면 땅이 더워진다."
99) 醫部全錄(一冊)·五運行大論, p. 606.
"火者 盛陽之生化. 熱氣施化則炎暑鬱燠: 화열(火熱)은 왕성한 양기(陽氣)에 의해 생성되는 기후변 화로 열기(熱氣)가 널리 퍼지면 불길이 타오르는 것같이 찌는 듯 더운 기후가 나타난다."

더운 기운(氣運)은 양(陽)에 속하여 불꽃이 타오르면 위로 치솟듯이 상승하는 작용을 하고, 또한 물체가 타는 경우에 뜨거운 열기(熱氣)를 주위로 전파하게 되므로 열(熱)은 주위로 퍼져 나가는 성질이 있어 내부에서 외부나 표부(表部)로 이동하고 아래에서 위로 이동한다.

여름철에 더운 열기(熱氣)만 계속되고 비가 내리지 않으면 지표(地表)의 수분(水分)이 증발하여 마르게 되고, 초목(草木)의 잎과 줄기도 시들고 마르게 되니 수기(水氣)를 없어지게 하는 특성도 가지고 있다.

4) 습(濕)

습(濕)은 음기(陰氣)와 양기(陽氣)의 상합(相合)에 의해 나타나는 기후변화이며, 윤택한 성질을 주관하므로 수분(水分)을 머금어 촉촉하고 윤기가 있는 상태는 습(濕)의 속성을 가지고 있다고 한다.[100)101)]

습(濕)은 음(陰)에 속하여 차가운 성질을 가지고 있기에 습(濕)의 본체는 무거운 성질이 있으면서, 수증기와 같이 수분(水分)이 기화(氣化)된 상태를 나타내기도 하므로 질(質)은 가볍고 팽창하는 성질이 있다.

습(濕)은 풍(風)과 같이 다른 기운(氣運)과 쉽게 친하게 되는 특성을 가지고 있어 열(熱)과 함께 하면 위로 상승하게 되고 한(寒)과 함께 하면 아래로 내려간다.

---

100) 素問·五運行大論, p. 237.
　　"濕以潤之……濕勝則地泥: 습기(濕氣)는 윤택하게 한다.……습(濕)이 왕성하면 땅이 진흙이 된다."
101) 醫部全錄(一册)·五運行大論, p. 607.
　　"中央生濕者 中央土也 高山土濕 泉出地中 水源山巔 雲生巖谷 則其象也. 夫性內蘊 動而爲用 則雨降雲騰生濕 不信然乎. 濕生土者 濕氣內蘊 土體乃全 濕則土生 乾則土死 死則庶類凋喪 生則萬物滋榮 此濕氣之化爾: 가운데 위치하는 토(土)가 습(濕)을 생성하는 것은 높은 산의 흙이 습(濕)하고, 샘물도 땅속에서 솟아나오며, 강물이 흘러나오는 근원도 산(山)의 계곡에서 시작되고, 구름도 산(山)의 계곡에서 생겨나니 이것이 토(土)가 습(濕)하다는 증거이다. 무릇 습(濕)은 내부에 기운(氣運)을 축적하는 성질이 있어 움직이고 활동하여 작용을 하면 비가 내리고 구름이 솟아올라 습(濕)이 생성되니 그런 것을 믿지 않겠는가? 습(濕)이 토(土)를 생성하는 것은 습기(濕氣)가 내부에 축적되어 있어야 흙의 본체가 온전한 것으로, 흙이 습(濕)하면 살아 있는 것이고 흙이 메마르면 죽은 것이니, 흙이 죽은 상태면 많은 무리가 시들어 죽게 되고 흙이 살아 있는 상태면 만물(萬物)이 번성하고 영화(榮華)롭게 되므로 이것이 습기(濕氣)로 인한 변화이다."

5) 조(燥)

조(燥)는 수분(水分)이 말라 없어진 건조한 상태이며, 건(乾)을 주관하므로 습(濕)과는 반대로 메마르고 거칠며 서늘한 상태를 띠는 것은 조(燥)의 속성을 가지고 있다고 한다.[102][103]

조(燥)는 근본이 음(陰)에 속하여 서늘한 성질을 가지고 있으나 한편으로는 더운 열기(熱氣)가 많아도 수분(水分)이 메말라 건조해지기도 하므로, 조(燥)는 한(寒)과 함께 하여 아래로 내려가 작용하기도 하고 열(熱)과 함께 하여 위로 올라가 작용하기도 한다.

또한 조(燥)는 외부와 내부에 있을 수 있으니, 외부가 건조한 경우는 지표(地表)가 메마르고 내부에까지 이르지 않았기에 흙과 돌은 메마르고 색이 변하나 땅속에 뿌리를 둔 초목(草木)의 색은 변하지 않는다. 그러나 내부가 건조한 경우는 땅속이 메마르니 초목(草木)의 뿌리가 말라가므로 가지와 잎이 마르고 색이 변하나 지표(地表)의 흙과 돌은 색이 변하지 않는다.

6) 화(火)

화(火)는 서(暑)와 비교하였을 때 장마 후 초가을의 따가운 햇살과 같은 기운(氣運)으로 세력이 왕성하고 폭급(暴急)한 성질을 가진 것으로 인식하고 있다.

초가을의 따가운 햇살은 만물(萬物)의 양기(陽氣)를 거두어들이고 갈무리하는 수장(收藏)으로의 변화를 이끌어 주는 기운(氣運)으로 오곡(五穀)과 과실(果實)을 영글게 한다. 그러나 화(火)가 지나치면 만물(萬物)을 말려 죽이는 화사(火邪)로 작용하고, 부

---

102) 素問·五運行大論, p. 237.
　　"燥以乾之……燥勝則地乾: 메마른 기운(氣運)은 물기를 말린다.……조(燥)가 왕성하면 땅이 메마른다."

103) 醫部全錄(一冊)·五運行大論, p. 607.
　　"陽氣已降 陰氣復升 氣爽風勁 故生燥也. 燥生金者 氣勁風切 金鳴聲遠 此則燥化能令萬物堅定也. 燥之施化於物如是 其爲變極則天地悽慘 肅殺氣行 人悉畏之 草木凋落: 양기(陽氣)가 이미 하강하고 음기(陰氣)는 다시 상승되어 기후가 서늘해지고 바람이 세어지므로 건조한 기운(氣運)이 생성된다. 조(燥)가 금(金)을 생성하는 것은 기후가 서늘해지고 바람이 세어지면 쇠붙이의 소리가 멀리 전달되니 이것은 메마른 기운(氣運)으로 인한 변화가 능히 만물(萬物)을 굳세게 하고 안정시키기 때문이다. 메마른 기운(氣運)이 만물(萬物)에 베풀어져 변화를 일으키는 것이 이와 같고, 그 변동이 극심하면 천지(天地)가 끔찍스럽게 참혹(慘酷)하며 만물(萬物)을 죽이는 쌀쌀한 기운(氣運)이 행해져 사람들이 모두 싫어하고 초목(草木)은 잎이 시들고 말라 떨어진다."

족하면 만물(萬物)이 냉해(冷害)를 입어 결실을 맺을 수 없게 된다.[104][105]

3. 육기(六氣)의 의학적 활용

1) 육기(六氣)에 의한 발병

육기(六氣)는 정상적으로 존재하는 기후변화를 말하며, 육기(六氣)의 변화가 비정상적으로 작용할 경우에는 질병을 유발하는 사기(邪氣)로 작용할 수도 있으며, 이를 육음(六淫)이라 한다.

(1) 풍(風)

풍(風)의 동(動)하는 성질은 초목(草木)의 가지와 잎이 흔들리며 움직이게 하고, 심하면 초목(草木)이 쓰러지고 뿌리가 뽑히듯이 풍사(風邪)가 질병을 일으키면 신체가 흔들리고 어지러우며, 심하면 신체가 강직(强直)되고 정신을 잃고 쓰러지기도 한다.

풍(風)은 잘 옮겨 다니며 많은 변화를 일으키고 바람이 불지 않는 곳이 없듯 피부에서부터 인체 내부의 오장육부(五臟六腑)에 침범하는 것이 아주 빠르게 일어나고, 인체 모든 부위에서 질병을 일으키며 다양한 증상의 변화를 나타낸다.

바람이 불 때 잡다한 이물질을 끼고 흩날리는 것과 같이 풍(風)은 한(寒)·서(暑)·습(濕)·조(燥)·화(火)의 기운(氣運)들과 결합하여 질병을 일으킨다.

따라서 한의학에서는 풍(風)이 모든 질병의 으뜸이 되는 원인이라고 한다.

(2) 한(寒)

한(寒)은 견(堅)을 주관하여 차갑거나 굳어지고 단단해지게 하듯이 한사(寒邪)가 질병을 일으키면 손발이 차가워지고, 기후가 추워지면 몸을 움츠리듯 사지(四肢)가 오그라들고 강직(强直)된다.

---

104) 素問·五運行大論, p. 237.
 "火以溫之……火勝則地固: 불은 따뜻하게 한다.…… 화(火)가 왕성하면 땅이 굳어진다."
105) 東醫寶鑑·火, p. 1169.
 "火能消物 凡爍金虧土旺木涸水者 皆火也: 불은 능히 물체를 소멸(消滅)시키니 무릇 쇠붙이를 녹이고 흙을 이지러지게 하며 나무를 태우고 물을 마르게 하는 것이 모두 불의 작용이다."

가을, 겨울로 계절이 바뀌고 기후가 추워지면서 자연의 강물이 맑아지는 것과 같이 한사(寒邪)로 발병(發病)한 경우에는 인체의 소변과 콧물 등의 분비물이나 배설물의 수액(水液)도 맑은 상태를 나타낸다.

추운 환경에서는 움직이기 싫어지고 자연에서도 땅이 굳어지고 물이 얼어 흐르지 않듯이 인체에서는 한사(寒邪)가 왕성해지면 기(氣)와 혈(血)의 순환에 장애가 발생하고, 기혈(氣血) 순환에 장애가 발생하면 통증이 자주 일어난다. 또한 차가운 기운(氣運)은 아래로 내려가므로 한사(寒邪)가 침범하였을 때에도 아래로 내려 허리나 다리, 무릎 등 하체(下體) 부위에서 많은 질병을 발생시킨다.

(3) 서(暑)

서(暑)는 증(蒸)을 주관하여 불꽃이 붉고 뜨겁게 타오르며 열기(熱氣)를 내뿜는 것과 같이 열사(熱邪)가 질병을 발생시킨 경우에 인체에서는 붉은 색으로 변화되고 발열(發熱)이 나타난다.

여름이 되어 기후가 더울 때는 비도 자주 오고 홍수가 날 경우 강물이 혼탁해지듯이 열사(寒邪)로 발병(發病)한 경우에는 인체의 소변과 콧물 등의 분비물이나 배설물의 수액(水液)도 혼탁한 상태를 나타낸다.

따뜻한 환경에서 활동성이 많아지고 불꽃이 타오를 때 이리저리 흩날리듯 인체에서는 열사(熱邪)가 왕성해지면 안정되지 못하므로 가슴이 답답하고 조급해하며 말이 많아지기도 한다. 또한 더운 기운(氣運)은 위로 올라가므로 열사(熱邪)가 침범하였을 때에도 위로 올라가 머리나 가슴, 팔 등 상체(上體) 부위에서 많은 질병을 발생시키고, 구토와 같이 위로 솟아오르는 형태의 증상이 나타난다.

여름철에 더운 열기(熱氣)만 계속되고 비가 내리지 않으면 수분(水分)이 메말라 부족해지듯 갈증이 나며, 뿐만 아니라 더울 때 음식이 쉽게 상(傷)하고 부패가 되듯 열사(熱邪)가 왕성하면 종기(腫氣)나 궤양(潰瘍) 등 곪는 형태의 질병이 자주 발생한다.

(4) 습(濕)

습(濕)은 윤택한 성질을 주관하여 수분(水分)을 머금고 있는 상태를 말하듯 습사(濕邪)로 인하여 질병이 발생하면 체내에 수분(水分)이 배설되지 않고 머물러 몸이 붓는 증상이 나타난다.

습(濕)은 음(陰)에 속하여 차가운 성질이 있고 본체가 무거운 성질이 있어 많이 모이면 물이 되어 흘러가지만 그전 단계까지는 한곳에 머물러 있는 특성이 있어 체내에 습(濕)이 많아지면 몸이 무겁게 느껴지고 나른하여 피곤함을 많이 느낀다. 또한 습(濕)은 질(質)이 가볍고 팽창하는 성질이 있어 수증기로 기화(氣化)되고 상승하므로 대기 중에 수증기가 많아지면 구름을 형성하고 태양을 가리게 되듯이 인체에서도 습(濕)이 상승되어 상부에 머물면 머리에 무언가 뒤집어쓴 것같이 정신이 맑지 못하고 머리가 무겁다.

(5) 조(燥)

조(燥)는 건(乾)을 주관하여 메마르고 거칠어지게 하므로 인체에서 조사(燥邪)로 인하여 질병이 발생하면 피부가 거칠어지고 갈라지며 비늘과 같은 것이 일어나기도 하는데, 이것은 외부가 건조한 상태에 해당한다.

인체 내부에 건조한 기운(氣運)이 많아지면 혈액을 비롯한 체액을 말리게 되므로 근육이 야위고 뒤틀어지거나 코와 입이 건조해지며 변비가 발생하기도 한다.

따라서 조(燥)의 기운(氣運)이 많아지면 인체의 진액(津液)과 정혈(精血)이 메말라 가므로 전반적인 영양작용이 이루어질 수 없게 된다.

(6) 화(火)

화(火)는 세력이 왕성하고 폭급(暴急)한 타오르는 불길과 같은데, 불은 나무를 태우고 흙을 손상시키며 쇠붙이를 녹이고 물을 말리게 되므로 오행(五行)의 모든 것에 해(害)를 끼칠 수 있다. 이와 같이 인체에서도 화사(火邪)가 질병을 일으키면 열사(熱邪)보다 극심한 질병을 유발하게 된다.

화사(火邪)가 나머지 오행(五行)의 적(賊)과 같이 손상을 유발하듯 인체에서도 가장 근본이 되는 기운(氣運)인 원기(元氣)의 적(賊)이 된다.

화(火)로 인하여 나타나는 증상으로는 불길이 위로 치솟듯 인체의 상부에 가서 조급해하며 가슴이 답답하거나 정신이 혼미(昏迷)하게 되고, 심한 경우에는 몸이 떨리고 헛소리를 하며 미친 듯 정신질환을 유발하기도 한다. 이외에도 거센 불길과 같이 혈액의 운행을 자극하여 코피가 나거나 구토 시 또는 대소변에 혈액이 배출되는 출혈(出血)을 동반하는 증상이 나타난다.

2) 육기(六氣)의 조절 방법

(1) 풍(風)과 화(火)의 상생(相生)

풍(風)과 화(火)는 오행의 상생(相生) 관계에 있기 때문에 풍(風)이 화(火)를 생성하고 도와줄 뿐만 아니라 화(火)도 풍(風)을 생성하고 도와주는 관계를 형성하고 있다.

질병이 발생할 경우 풍(風)이 원인이 되어 발병(發病)한 경우에는 풍(風)의 증상을 나타내고, 화(火)가 원인이 되어 발병(發病)한 경우에는 화(火)의 증상을 나타낸다. 뿐만 아니라 풍(風)과 화(火)가 상생(相生)의 관계를 형성하므로 풍(風)이 원인이 되어 발병(發病)한 경우에 화(火)의 증상을 동반할 수도 있고, 화(火)가 원인이 되어 발병(發病)한 경우에도 풍(風)의 증상을 동반할 수 있다.

따라서 치료의 방법은 풍(風)이 왕성하여 발병(發病)한 경우에는 풍(風)을 제거하는 약물(藥物)을 사용하고, 화(火)가 왕성하여 발병(發病)한 경우에는 화(火)를 제거하는 약물(藥物)을 사용한다. 그러나 풍(風)과 화(火)가 상생(相生)의 관계를 형성하여 풍(風)이 원인인 경우에 화(火)가 함께 병(病)이 되고, 화(火)가 원인인 경우에 풍(風)이 함께 병(病)이 되므로, 풍(風)이 왕성하여 발병(發病)한 경우에 화(火)를 제거하는 약물(藥物)을 사용할 수도 있고, 화(火)가 왕성하여 발병(發病)한 경우에 풍(風)을 제거하는

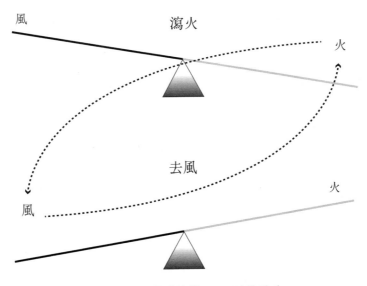

〈그림 4-1〉 풍화상생(風火相生)의 관계

약물(藥物)을 사용할 수도 있다.[106]

(2) 조(燥)와 습(濕)의 조절

조(燥)와 습(濕)은 서로 상반(相反)되는 기운(氣運)으로 조(燥)는 습(濕)이 과도하지 않도록 조절하고, 습(濕)은 조(燥)가 과도하지 않도록 서로 조절하는 관계를 형성하고 있다.

질병이 발생할 경우에 조(燥)가 과도하면 조(燥)의 증상을 나타내고, 습(濕)이 과도하면 습(濕)의 증상을 나타낸다. 그러나 조(燥)가 부족한 경우는 상대적으로 습(濕)이 과도한 상태가 되어 습(濕)의 증상을 나타내고, 습(濕)이 부족한 경우는 상대적으로 조(燥)가 과도한 상태가 되어 조(燥)의 증상을 나타낸다.

따라서 치료의 방법은 조(燥)가 왕성하여 발병(發病)한 경우에는 조(燥)를 제거하는 약물(藥物)을 사용하고, 습(濕)이 왕성하여 발병(發病)한 경우에는 습(濕)을 제거하는 약물(藥物)을 사용한다. 또한 조(燥)는 습(濕)이 과도하지 않도록 조절하고, 습(濕)은 조(燥)가 과도하지 않도록 서로 조절해 주므로, 조(燥)가 왕성하여 발병(發病)한 경우에는 습(濕)한 약물(藥物)로 조(燥)를 조절하는 치료법을 사용할 수도 있고, 습(濕)이 왕성하여 발병(發病)한 경우에는 조(燥)한 약물(藥物)로 습(濕)을 조절하는 치료법을 사용할 수도 있다.[107]

---

106) 醫學探源·六經調治論, p. 170.
　"火生於木 風自火出 風火之相生也. 故火熾者 當先平其風木. 風烈者 宜先息其火炎: 불은 나무에서 생성되고 바람은 불에서 나오니 풍(風)과 화(火)는 상생(相生)의 관계에 있다. 그러므로 불의 기운(氣運)이 거세게 타오르면 마땅히 먼저 풍목(風木)의 기운(氣運)을 평정(平定)하고, 바람이 극렬(極烈)하면 마땅히 먼저 불길이 타오르는 것을 그치게 해야 한다."

107) 醫學探源·六經調治論, p. 170.
　"陰陽不和 則能食而瘦矣. 故脾胃之陰濕太過者 宜燥之溫之. 陽明之燥熱已甚者 宜苦寒以泄之. 肺而大腸病秋金之燥者 宜淸凉而潤之. 感太陰之濕者 宜溫熱而燥之. 此平治陰陽燥濕之道也: 음양(陰陽)이 조화를 이루지 못하면 능히 음식을 먹어도 몸이 여윈다. 그러므로 비위(脾胃)에 음습(陰濕)한 기운(氣運)이 넘치면 마땅히 건조하게 하고 따뜻하게 해야 한다. 양명(陽明)의 건조하고 더운 기운이 이미 심한 사람은 마땅히 맛이 쓰고 차가운 약(藥)으로 제거시켜야 한다. 폐(肺)와 대장(大腸)의 질병에 가을철 금기(金氣)의 메마른 기운(氣運)이 원인이면 마땅히 서늘한 약(藥)으로 윤택하게 해야 한다. 태음(太陰)의 습기(濕氣)에 영향을 받은 사람은 마땅히 따뜻하고 더운 약(藥)으로 건조하게 해야 한다. 이것은 음양(陰陽)과 조습(燥濕)을 화평하게 다스리는 이치이다."

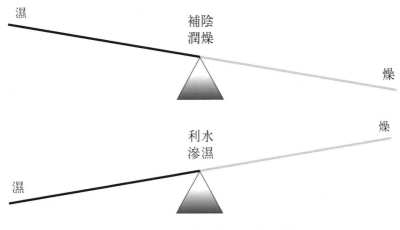

〈그림 4-2〉 조습(燥濕)의 조절관계

(3) 한(寒)과 열(熱)의 조절

한(寒)과 열(熱)은 상반(相反)되는 기운(氣運)으로 한(寒)은 열(熱)이 과도하지 않도록 조절하고, 열(熱)은 한(寒)이 과도하지 않도록 서로 조절하는 관계를 형성하고 있다.

질병이 발생할 경우에 한(寒)이 과도하면 한(寒)의 증상을 나타내고, 열(熱)이 과도하면 열(熱)의 증상을 나타낸다. 그러나 한(寒)이 부족한 경우는 상대적으로 열(熱)이 과도한 상태가 되어 열(熱)의 증상을 나타내고, 열(熱)이 부족한 경우는 상대적으로 한(寒)이 과도한 상태가 되어 한(寒)의 증상을 나타낸다.

따라서 치료의 방법은 한(寒)이 왕성하여 발병(發病)한 경우에는 한(寒)을 제거하는 약물(藥物)을 사용하고, 열(熱)이 왕성하여 발병(發病)한 경우에는 열(熱)을 제거하는 약물(藥物)을 사용한다. 또한 한(寒)은 열(熱)이 과도하지 않도록 조절하고, 열(熱)은 한(寒)이 과도하지 않도록 서로 조절해 주므로, 한(寒)이 왕성하여 발병(發病)한 경우에는 열(熱)한 약물(藥物)로 한(寒)을 조절하는 치료법을 사용할 수도 있고, 열(熱)이 왕성하여 발병(發病)한 경우에는 한(寒)한 약물(藥物)로 열(熱)을 조절하는 치료법을 사용할 수도 있다.[108]

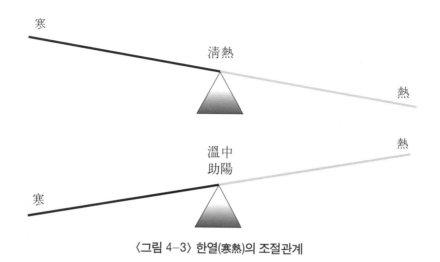

〈그림 4-3〉 한열(寒熱)의 조절관계

치료의 방법은 질병의 정도에 알맞게 적중되는 것이 중요한데, 과도하게 치료하여 인체의 정기(精氣)를 손상시키는 것보다는 좀 부족하게 치료하는 것이 낫다.

－醫學入門 傷寒

---

108) 醫學探源·六經調治論, p. 170.
　　"水不相濟 則上焦火盛 咽痛 口瘡 而心懸如病饑. 火不下交 則下焦寒 而足膝厥冷 下利淸穀. 故當調攝其水火之升降焉: 물의 기운(氣運)이 불의 기운(氣運)을 구제하고 다스리지 못하면 상초(上焦)에 불의 기운(氣運)이 왕성하여 목구멍이 아프고 입이 헐며 심장이 매달려 있는 듯 배가 고픈 느낌이 든다. 불의 기운(氣運)이 아래 물의 기운(氣運)과 교류하여 다스리지 못하면 하초(下焦)가 차가워지고 발과 무릎이 서늘하게 되며 소화되지 않은 음식물을 설사하게 된다. 그러므로 마땅히 물과 불의 기운(氣運)이 올라가고 내려오도록 조절하고 다스려야 한다."

5장 정기신혈(精氣神血)

    정기신혈(精氣神血)의 네 가지는 생명현상을 발현하고, 생명을 유지하는 데 필요한 필수적인 요소[109]로서, 생명활동의 유지에 활용되면서 동시에 생명활동에 의해 다시 생성되고 보충된다.

1. 정(精)

1) 정(精)의 개념

    정(精)은 만물(萬物)을 형성하는 근본이므로 인체에서도 생명활동과 신체를 형성하는 근본이 된다.[110]

    정(精)은 생명이 처음 형성될 때 육체가 생성되기 전에 먼저 갖추어지는 것으로, 이 정(精)은 부모로부터 부여받은 정(精)이며 출생 후 생명활동을 통하여 지속적으로 소모하게 되는데, 이 정(精)을 선천(先天)의 정(精)이라 한다.[111]

    생명활동을 통하여 정(精)을 모두 소모하게 되면 생명이 끝나게 되므로 출생 후 생

---

109) 精校黃帝內經靈樞 · 本臟, p. 213.
    "人之血氣精神者 所以奉生 而周於性命者也: 사람의 혈(血) · 기(氣) · 정(精) · 신(神)은 생명을 기르고 성명(性命)에 두루 미치는 것이다."
110) 精校黃帝內經素問 · 金匱眞言論, p. 20.
    "精者 身之本也: 정(精)은 신체의 근본이다."

명을 유지하기 위해서는 오장육부(五臟六腑)의 활동을 통해 소모되는 정(精)을 계속 생성하여 보충해야만 되는데 이 정(精)을 후천(後天)의 정(精)이라 한다.[112]

부모로부터 부여받은 선천(先天)의 정(精)과 출생 후에 생성된 후천(後天)의 정(精)은 모두 신장(腎臟)에 저장하고 있으면서 활용하게 된다.[113][114]

2) 정(精)의 생성

(1) 선천(先天)의 정(精)

선천(先天)의 정(精)은 출생 전에 부정(父精)과 모혈(母血)이 상합(相合)하여 새 생명이 형성될 때 육체가 생성되는 것보다 먼저 만들어지는 것으로 출생 후 생명활동의 바탕이 되는 정(精)이다.[115][116]

(2) 후천(後天)의 정(精)

후천(後天)의 정(精)은 출생 후에 생명활동을 통하여 만들어지는 것으로, 오장육부

---

111) 精校黃帝內經靈樞・決氣, p. 168.
　　"兩神相搏 合而成形 常先身生 是謂精: 부모의 신(神)이 만나 합쳐짐으로써 육체가 형성되는데 항상 신체가 생성되는 것보다 앞서는 것을 일컬어 정(精)이라 한다."
112) 景岳全書・論脾胃, p. 777.
　　"人之始生 本乎精血之原 人之旣生 由乎水穀之養: 사람의 생명이 시작되는 근본은 정혈(精血)에 근원을 두고 있고, 사람이 이미 출생하여서는 수곡(水穀)의 영양으로 말미암아 살아간다."
113) 精校黃帝內經靈樞・本神, p. 69.
　　"腎藏精: 신(腎)은 정(精)을 저장하고 있다"
114) 精校黃帝內經素問・上古天眞論, p. 11.
　　"腎者主水 受五臟六腑之精而藏之: 신(腎)은 오행(五行)의 수(水)를 주관하는 장부(臟腑)로 오장육부(五臟六腑)에서 생성된 정(精)을 받아서 저장한다."
115) 精校黃帝內經靈樞・決氣, p. 168.
　　"兩神相搏 合而成形 常先身生 是謂精: 부모의 신(神)이 만나 합쳐짐으로써 육체가 형성되는데 항상 신체가 생성되는 것보다 앞서는 것을 일컬어 정(精)이라 한다."
116) 類經・本神, p. 49.
　　"萬物生成之道 莫不陰陽交 而後神明見. 故人之生也 必合陰陽之氣 構父母之精 兩精相搏 形神乃成: 만물(萬物)이 생성되는 도(道)는 음양(陰陽)의 기운(氣運)이 교류한 이후에 신명(神明)이 드러나 보이지 않는 것이 없다. 고로 사람의 생명도 반드시 음양(陰陽)의 기운(氣運)이 합쳐지고 부모의 정(精)이 만나서 육체와 정신이 형성된다."

(五臟六腑)의 활동을 바탕으로 음식과 호흡을 통하여 받아들이는 청기(淸氣)에서 생성되어 지속적으로 소모되어 가는 선천(先天)의 정(精)을 보충하는 정(精)이다.[117][118]

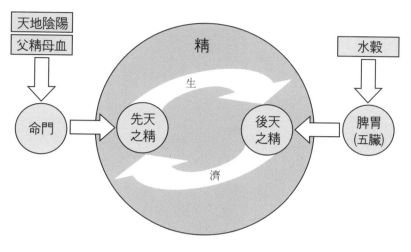

〈그림 5-1〉 정(精)의 생성

3) 정(精)의 기능

(1) 생식(生殖)

생식기능은 종족(種族)을 보존하기 위하여 생명체를 생산하는 기능으로 신장(腎臟)의 정기(精氣)가 충만하게 되었을 때 형성되는 기능이다.

남자는 16세가 되면 정(精)의 배설이 가능해지고, 여자는 14세가 되면 생리가 있게 되므로 이때부터 생식기능이 시작된다. 이 시기는 출생해서 신장(腎臟)의 기운(氣運)이 왕성해지고 정(精)이 체내에 충만하게 되는 시기이기 때문에 인체의 생식기능은 신장(腎臟)에 간직된 정(精)을 바탕으로 유지되는 기능이다.[119][120]

---

117) 景岳全書·論脾胃, p. 777.
　　"人之始生 本乎精血之原 人之旣生 由乎水穀之養: 사람의 생명이 시작되는 근본은 정혈(精血)에 근원을 두고 있고, 사람이 이미 출생하여서는 수곡(水穀)의 영양으로 말미암아 살아간다."
118) 東醫寶鑑·精, p. 230.
　　"日啖飮食之華美者爲精 故從米從靑: 매일 먹는 음식의 화려(귀중)한 부분이 정(精)이 된다. 고로 쌀과 푸른 채소의 의미로 정(精)이라는 글자를 만들었다."

(2) 인체 영양(營養)

장부(臟腑)의 생리기능 활동으로 생성된 정(精)은 신장(腎臟)에 저장되어 있으면서 필요에 따라 정(精)은 기화(氣化)작용[121]을 거쳐 인체에서 필요로 하는 기(氣)와 혈(血)로 전환이 된다.[122] 이렇게 생성된 기혈(氣血)이 다시 전신을 순환하면서 장부(臟腑)와 경락(經絡), 신체 각 부분에 대한 영양작용을 할 뿐만 아니라 오신(五神)[123]을 간직하고 있는 오장(五臟)과 뇌수(腦髓)에 대한 영양작용을 통하여 정상적인 정신활동을 유지하는 바탕[124]이 되므로 정(精)은 신체 전반에 대한 영양작용을 담당하고 있다.

(3) 외사(外邪)의 방어

체내에 정(精)이 충만하면 정(精)은 기화(氣化)작용을 거쳐 기(氣)와 혈(血)을 생성하게 되는데, 이때 생성되는 기(氣)에는 신체를 보호하고 사기(邪氣)의 침입을 방지하는 정기(正氣)의 생성도 포함하고 있다.[125] 따라서 정(精)이 충만하면 외부에서 침입하는 사기(邪氣)의 방어, 또는 질병에 대항하는 항병(抗病)능력이 왕성해진다.[126]

---

119) 精校黃帝內經素問·上古天眞論, p.11.
　　"二七而天癸至 任脈通 太沖脈盛 月事以時下 故有子……二八 腎氣盛 天癸至 精氣溢瀉 陰陽和 故能有子: 여자는 14세가 되어 천계(天癸)가 이르고 임맥(任脈)이 소통되고 태충맥(太沖脈)의 기혈(氣血)이 왕성하게 되면 월경이 시기에 맞추어 하행하므로 자식을 가질 수 있다.…… 남자는 16세가 되면 신기(腎氣)가 왕성하여 천계(天癸)가 이르고 정기(精氣)의 배설이 가능하여 남녀 음양(陰陽)의 기운(氣運)이 합쳐지면 능히 자식을 낳을 수 있다."

120) 類經·本神, p. 49.
　　"萬物生成之道 莫不陰陽交 而後神明見. 故人之生也 必合陰陽之氣 構父母之精 兩精相搏 形神乃成: 만물(萬物)이 생성되는 도(道)는 음양(陰陽)의 기운(氣運)이 교류한 이후에 신명(神明)이 드러나 보이지 않는 것이 없다. 고로 사람의 생명도 반드시 음양(陰陽)의 기운(氣運)이 합쳐지고 부모의 정(精)이 만나서 육체와 정신이 형성된다."

121) 정(精)·기(氣)·신(神)·혈(血) 등 물질이나 기(氣)의 상호전환(相互轉換) 과정.

122) 張氏醫通·諸見血證, p. 209.
　　"精不泄 歸精于肝而化淸血: 정(精)을 함부로 배설하지 않으면 정(精)이 간(肝)으로 돌아가서 맑은 혈액으로 변화된다."

123) 오장(五臟)에 간직된 혼(魂)·신(神)·의(意)·백(魄)·지(志)의 다섯 가지 정신활동.

124) 醫部全錄(一冊)·生氣通天論, p. 28.
　　"陽氣者 水穀之精也 故先養於五臟之神: 양기(陽氣)는 수곡(水穀)의 정기(精氣)에서 생성되는 것으로 먼저 오장(五臟)에 간직된 신(神)을 영양한다."

2. 기(氣)

1) 기(氣)의 개념

기(氣)는 만물(萬物)이 생성, 발전, 변화하게 되는 원동력으로 자연계의 모든 사물과 현상은 기(氣)의 운동 변화에 의하여 일어나는 것이다. 따라서 인체의 생리(生理)기능과 병리(病理) 변화 역시 기(氣)의 운동 변화에 의하여 발생하는 것이다.[127)128)]

기(氣)는 무형(無形), 무상(無象)이기에 눈으로 실체를 볼 수는 없으나 인체의 감각 기능이나 사물의 각종 변화에 근거하여 간접적으로 그 실재를 인식할 수 있다.

인체에서 모든 기(氣)의 생성과 운행을 총괄하고 있는 장부(臟腑)는 폐(肺)이기에 기(氣)의 생성과 운동 변화는 폐(肺)의 생리기능을 바탕으로 이루어진다.[129)]

2) 기(氣)의 생성

(1) 선천(先天)의 기(氣)

선천(先天)의 기(氣)는 출생 전에 부모로부터 부여받은 기(氣)로 선천(先天)의 정(精)에서 생성된 것이며,[130)] 출생 후 장부(臟腑), 경락(經絡) 등 인체 생리(生理)활동의 바탕이 되는 기(氣)인데 생리활동에 따라 지속적으로 소모된다.

---

125) 醫部全錄(一册) · 金匱眞言論, p. 38.
　　"神氣血脈 皆生於精 故精乃生身之本 能藏其精 則血氣內固 邪不外侵: 신(神) · 기(氣) · 혈(血) · 맥(脈)은 모두 정(精)에서 생성된다. 고로 정(精)은 신체의 근본이 되므로 능히 정(精)을 잘 갈무리하여 저장하면 혈기(血氣)가 내부에서 견고하게 되어 사기(邪氣)가 침입하지 못한다."
126) 精校黃帝內經素問 · 金匱眞言論, p. 20.
　　"精者 身之本也 故藏于精者 春不溫病: 정(精)은 신체의 근본이 되므로 정(精)을 잘 갈무리하여 저장하면 봄에 온병(溫病)에 걸리지 않는다."
127) 難經本義 · 八難, p. 49.
　　"氣者 人之根本也: 기(氣)는 인체의 근본이다."
128) 東醫寶鑑 · 氣, p. 251.
　　"人生氣中 如魚在水 水濁則魚瘦 氣昏則人病: 사람은 기(氣) 가운데서 살아가므로 물고기가 물속에서 살아가는 것과 같아서 물이 혼탁하면 물고기가 살 수 없듯이 기(氣)가 흐려지면 사람은 질병이 생긴다."
129) 精校黃帝內經素問 · 調經論, p. 216.
　　"肺藏氣: 폐(肺)는 기(氣)를 저장하고 있다."

(2) 후천(後天)의 기(氣)

후천(後天)의 기(氣)는 출생 후에 생리활동을 통하여 만들어지는 것으로 매일 섭취하는 음식물과 호흡을 통하여 받아들이는 청기(淸氣)에서 생성되는 기(氣)이며,[131] 후천(後天)의 기(氣)는 생리활동 중에 지속적으로 소모되는 선천(先天)의 기(氣)를 보충하게 된다.

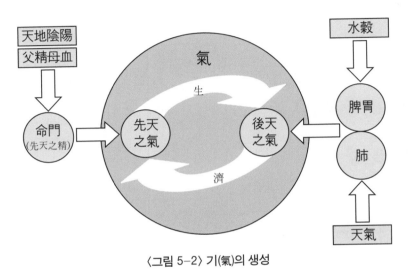

〈그림 5-2〉 기(氣)의 생성

3) 기(氣)의 분류

기(氣)는 인체에 분포하는 부위와 기(氣)의 기능에 따라 여러 가지 명칭으로 구분되어 있으나 진기(眞氣)의 별명(別名)에 불과하다.[132]

---

130) 醫部全錄(一冊)·刺節眞邪, pp. 1348~1349.
"眞氣者 與生俱生 受之於天日與穀氣 相倂而充滿於身者也……所受於天者 先天之精氣. 穀氣者 後天水穀之精氣. 合倂而充身者也: 진기(眞氣)는 출생하면서 함께 생성되는 것으로 하늘의 태양과 곡식으로부터 받아서 함께 신체에 충만하게 된다.……하늘로부터 받는 것은 선천(先天)의 정기(精氣)에서 받는 것이고, 곡기(穀氣)는 후천(後天)의 음식의 정기(精氣)에서 받는 것으로 이 두 가지가 함께 신체를 충실하게 한다."

131) 醫部全錄(一冊)·刺節眞邪, pp. 1348~1349.
"眞氣者 與生俱生 受之於天日與穀氣 相倂而充滿於身者也……所受於天者 先天之精氣. 穀氣者 後天水穀之精氣. 合倂而充身者也: 진기(眞氣)는 출생하면서 함께 생성되는 것으로 하늘의 태양과 곡식으로부터 받아서 함께 신체에 충만하게 된다.……하늘로부터 받는 것은 선천(先天)의 정기(精氣)에서 받는 것이고, 곡기(穀氣)는 후천(後天)의 음식의 정기(精氣)에서 받는 것으로 이 두 가지가 함께 신체를 충실하게 한다."

기(氣)를 생성과 기능에 따라 분류하면 선천(先天)의 기(氣)인 원기(元氣)와 후천(後天)의 기(氣)인 영기(營氣), 위기(衛氣), 종기(宗氣), 천기(天氣)로 개괄할 수 있다.[133]

(1) 선천(先天)의 기(氣)

• 원기(元氣)

원기(元氣)는 근본이 되고 으뜸이 되는 기(氣)라는 뜻으로, 인체에 존재하는 여러 가지 기(氣) 가운데서 가장 중요하고 근본이 되는 기(氣)로서 생명활동의 근원이 되는 기(氣)이다.[134][135]

원기(元氣)는 원기(原氣), 진기(眞氣), 신간동기(腎間動氣), 생기(生氣) 등으로도 표현되고 있으나 모두 원기(元氣)를 다르게 부르는 명칭이다.

---

132) 類經·邪變無窮, p. 384.
"鍾于未生之初者 曰先天之氣. 成于已生之後者 曰後天之氣. 氣在陽分卽陽氣 在陰卽陰氣 在表曰衛氣 在裏曰營氣 在脾曰充氣 在胃曰胃氣 在上焦曰宗氣 在中焦曰中氣 在下焦曰元陰元陽之氣 皆無非其別名耳: 출생하기 전에 생명이 시작될 때 부여받는 것을 일러서 선천(先天)의 기(氣)라 하고, 이미 출생한 이후에 형성되는 기(氣)를 일러서 후천(後天)의 기(氣)라 한다. 기(氣)가 양(陽) 부위에 있으면 양기(陽氣)라 하고, 기(氣)가 음(陰) 부위에 있으면 음기(陰氣)라 하며, 신체의 바깥쪽에 있는 것은 위기(衛氣)라 하고, 안쪽에 있는 것은 영기(營氣)라 하며, 비(脾)에 있는 것은 충기(充氣)라 하고, 위(胃)에 있는 것은 위기(胃氣)라 하며, 상초(上焦)에 있는 것은 종기(宗氣)라 하고, 중초(中焦)에 있는 것은 중기(中氣)라 하며, 하초(下焦)에 있는 것은 원음(元陰)과 원양(元陽)의 기(氣)라 하는데 모두 진기(眞氣)의 다른 이름이 아닌 것이 없다."
133) 醫部全錄(二册)·刺節眞邪, p. 1338.
"眞氣者 所受於天 與穀氣幷而充身者也. 受於天者 先天所生之精氣. 穀氣者 水穀所生之營衛宗氣津液也: 진기(眞氣)는 하늘로부터 받아서 곡기(穀氣)와 함께 신체를 충실하게 하는 것이다. 하늘로부터 받는 것은 선천(先天)에서 생성된 정기(精氣)이고, 곡기(穀氣)는 수곡(水穀)에서 생성된 영기(營氣)·위기(衛氣)·종기(宗氣)·진액(津液)이다."
134) 類經·有子無子女盡七七男盡八八, p. 59.
"元氣 人之未生 則此氣蘊於父母 是爲先天之元氣: 원기(元氣)는 사람이 출생하지 않았을 때 생성되는 기(氣)로, 이 원기(元氣)는 부모로부터 받아서 간직하니 이것이 선천(先天)의 원기(元氣)이다."
135) 醫部全錄(三册)·脈法·河間六書, p. 176.
"元氣者 無器不有 無所不至. 血因此而行 氣因此而生: 원기(元氣)는 존재하지 않는 곳(그릇)이 없고, 이르지 않는 곳이 없다. 혈(血)도 원기(元氣)로 인하여 운행되고, 기(氣)도 원기(元氣)로 인하여 생성된다."

(2) 후천(後天)의 기(氣)

① 종기(宗氣)

종기(宗氣)는 우두머리에 해당하는 기(氣)라는 뜻으로, 수곡(水穀)에서 생성되어 흉중(胸中)의 기해(氣海)에 축적되어 있다가 맥(脈)의 내외를 모두 순환하는 기(氣)이다.[136)137)]

② 영기(營氣)

영기(營氣)는 영양작용을 하는 기(氣)라는 뜻으로, 수곡(水穀)에서 생성되어 맥내(脈內)를 순환하면서 혈(血)의 생성을 비롯하여 인체 전반에 대한 영양작용을 담당하는 기(氣)이다.[138)139)]

③ 위기(衛氣)

위기(衛氣)는 사기(邪氣)의 침범을 방어하는 기(氣)라는 뜻으로, 수곡(水穀)에서 생성되어 맥외(脈外)를 순환하면서 사기(邪氣)의 침입이나 질병으로부터 인체를 방어하는 기(氣)이다.[140)141)]

---

136) 醫部全錄(一冊)·通評虛實論, p. 283.
 "宗氣者 五臟六腑十二經脈之宗始 故曰宗氣: 종기(宗氣)는 오장육부(五臟六腑)와 십이경맥(十二經脈)의 우두머리이고 시작이 되기에 종기(宗氣)라 한다."
137) 醫部全錄(一冊)·平人氣象論, p. 186.
 "宗氣者 胃腑水穀之所生 積于胸中: 종기(宗氣)는 위(胃)의 수곡(水穀)에서 생성된 것으로 흉중(胸中)에 축적된다."
138) 精校黃帝內經素問·痺論, p. 163.
 "營者 水穀之精氣也. 和調於五臟 灑陳於六腑 乃能入於脈也 故循脈上下 貫五臟絡六腑也: 영기(營氣)는 수곡(水穀)의 정기(精氣)로 오장(五臟)을 조화롭게 하고 육부(六腑)에 넓게 뿌려지며 능히 맥(脈)으로 들어가므로 맥(脈)을 따라 상하를 순환하여 오장(五臟)을 통과하고 육부(六腑)에 공급된다."
139) 精校黃帝內經靈樞·營衛生會, p. 119.
 "營在脈中 衛在脈外 營周不休 五十度而復大會 陰陽相貫 如環無端: 영기(營氣)는 맥중(脈中)에 있고 위기(衛氣)는 맥외(脈外)에 있다. 영기(營氣)는 두루 쉬지 않고 50회 운행하고 다시 만나는데, 음경맥(陰經脈)과 양경맥(陽經脈)을 관통하여 고리와 같이 끝없이 순환한다."

④ 천기(天氣)

천기(天氣)는 하늘에서 받아들이는 기(氣)라는 뜻으로, 호흡을 통하여 받아들이는 맑은 공기인 대기(大氣)이다.[142)143)]

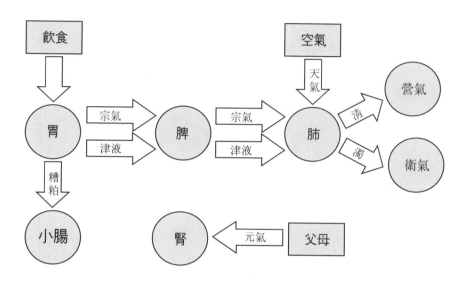

〈그림 5-3〉 기(氣)의 분류

---

140) 精校黃帝內經素問·痺論, p. 163.
　　"衛者 水穀之悍氣也. 其氣慓疾滑利 不能入於脈也 故循皮膚之中 分肉之間 熏於肓膜 散于胸腹: 위기(衛氣)는 수곡(水穀)에서 빠르게 흡수되는 기(氣)로, 위기(衛氣)는 빠르고 매끄럽게 운행되어 맥내(脈內)로 들어가지 못하므로 피부 사이나 기육(肌肉)의 사이로 순환하면서 횡격막을 따뜻하게 하고 흉복부(胸腹部)에 산포(散布)된다."
141) 醫部全錄(二冊)·歲露, p. 1374.
　　"衛氣者 衛外而爲固也. 衛氣虛則腠理疏 而邪氣直入於內 故爲暴病卒死: 위기(衛氣)는 외부에서 지켜주며 인체를 견고하게 하는 기(氣)로, 위기(衛氣)가 허약하면 주리(腠理)가 성글어져 사기(邪氣)가 곧바로 인체 내로 침입하므로 갑작스럽게 질병이 발생하거나 죽게 된다."
142) 醫部全錄(一冊)·玉機眞藏論, p. 199.
　　"肺主氣 而司呼吸開闔: 폐(肺)는 인체의 기(氣)를 주관하면서 호흡하기 위하여 열고 닫는 작용을 맡아 다스린다."
143) 東醫寶鑑·氣, p. 250.
　　"吐者 出故氣 亦名死氣 納者 取新氣 亦名生氣: 토(吐)해내는 것은 오래된 기운(氣運)을 나가게 하는 것으로 사기(死氣)라고도 하며, 받아들이는 것은 새로운 기운(氣運)을 취하는 것으로 생기(生氣)라고도 한다."

4) 기(氣)의 기능

(1) 추동(推動)작용

추동(推動)작용은 어떤 일을 추진(推進)하기 위하여 고무(鼓舞)하고 격려(激勵)하는 것으로, 기(氣)가 인체의 모든 기능 활동을 자극하고 촉발하여 인체의 생장발육, 혈액의 순환,[144] 진액(津液)의 수포(輸布)와 배설[145] 등 제반 기능 활동이 유지되도록 한다.[146]

(2) 온후(溫煦)작용

온후(溫煦)작용은 따뜻하게 훈증(熏蒸)하는 것으로 인체의 체온을 일정하게 유지하는 것을 비롯하여 생리기능이 정상적으로 발휘될 수 있도록 일정한 조건을 유지해 준다.[147)148]

(3) 방어(防禦)작용

방어(防禦)작용은 침입이나 손상으로부터 지켜주고 예방하는 것으로 인체의 정기(正氣)는 외부의 사기(邪氣)가 침범하거나 질병이 발생하였을 때 인체의 손상을 방지하고 보호하는 항병(抗病)능력이다.[149)150)151]

---

144) 血證論·吐血, p. 17.
　　"氣爲血之帥 血隨之而運行: 기(氣)는 혈(血)의 통솔자이고 혈(血)은 기(氣)를 따라 운행된다."
145) 醫部全錄(二冊)·熱病, p.1118.
　　"汗隨氣 而宣發於外: 땀은 기(氣)를 따라 인체 외부로 퍼져 나간다."
146) 東醫寶鑑·氣, p. 246.
　　"陽氣若天與日 失其所則折壽而不彰……人之陽氣 猶天之日光 人失陽氣 則壽命易折 猶天失光明 則萬物無以發生也: 양기(陽氣)는 하늘이나 태양과 같은 것으로 양기(陽氣)가 맡은 바의 기능을 잃어버리면 목숨을 잃게 되고 번창하지 못한다.…… 사람의 양기(陽氣)는 하늘의 태양 빛과 같은 것으로 사람이 양기(陽氣)의 작용을 잃어버리면 수명(壽命)이 쉽게 꺾여지는 것이 하늘이 태양의 빛을 잃어버리면 만물(萬物)이 발생할 수 없는 것과 같다."
147) 精校黃帝內經素問·陰陽應象大論, p. 23.
　　"寒暑過度 生乃不固: 춥거나 더운 기운(氣運)이 지나치면 살아가는 것이 견고하지 못하다."
148) 醫部全錄(二冊)·扁鵲難經·二十二難, p. 1412.
　　"人之眞氣 煦噓往來 熏蒸於皮膚分肉間也: 인체의 진기(眞氣)는 따뜻한 기운(氣運)을 불어서 오고 갈 수 있게 하여 피부와 기육(肌肉) 사이를 덥혀 준다."

(4) 고섭(固攝)작용

고섭(固攝)작용은 견고하게 잡아 주고 지켜주는 것으로 체내의 장부(臟腑)가 정상적인 위치에 있도록 고정하고,[152] 정(精)·혈(血)·진액(津液)·한(汗)·뇨(尿) 등의 대사산물이 정상적인 경로로 대사될 수 있도록 제어하고 조절하는 작용이다.[153][154]

(5) 기화(氣化)작용

기화(氣化)작용은 기(氣)의 운동 변화에 의해 물질이나 기(氣)가 상호전환(相互轉換)되는 것으로 정(精)·기(氣)·신(神)·혈(血) 등은 생리활동 중에 상호전화(相互轉化)될 수 있다.[155][156]

---

149) 精校黃帝內經素問·刺法論, p. 285.
"正氣存內 邪不可干: 정기(正氣)가 인체 내부에 정상적으로 존재하면 사기(邪氣)가 인체를 침범할 수 없다."
150) 精校黃帝內經素問·評熱病論, p. 124.
"邪之所湊 其氣必虛: 사기(邪氣)가 인체에 침범한 것은 반드시 정기(正氣)가 허약해졌을 때이다."
151) 醫部全錄(二册)·歲露, p. 1374.
"衛氣者 衛外而爲固也. 衛氣虛則腠理疏 而邪氣直入於內 故爲暴病卒死: 위기(衛氣)는 외부에서 지켜주며 인체를 견고하게 하는 기(氣)로, 위기(衛氣)가 허약하면 주리(腠理)가 성글어져 사기(邪氣)가 곧바로 인체 내로 침입하므로 갑작스럽게 질병이 발생하거나 죽게 된다."
152) 醫學入門·脫肛, p. 1396.
"脫肛全是氣下陷: 탈항(脫肛)은 전부 기(氣)가 아래로 가라앉기 때문이다."
153) 醫學入門·汗, p. 1447.
"自汗侵侵屬氣虛: 낮에 조금만 활동을 하더라도 땀을 흥건하게 흘리는 것은 기(氣)가 허약하기 때문이다."
154) 醫學入門·臟腑條分, p. 372.
"夢泄者 腎氣虛而下脫: 꿈에 정(精)을 배설하는 것은 신장(腎臟)의 기(氣)가 허약하여 아래로 빠져나가기 때문이다."
155) 東醫寶鑑·精, p. 231.
"精能生氣 氣能生神: 정(精)은 능히 기(氣)를 생성할 수 있고, 기(氣)는 능히 신(神)을 생성할 수 있다."
156) 類經·精氣津液血脈脫則爲病, p. 84.
"精氣津液血脈 無非氣之所化也: 정(精)·기(氣)·진액(津液)·혈맥(血脈)은 기(氣)의 변화로 생성되지 않은 것이 없다."

(6) 영양(營養)작용

영양(營養)작용은 기(氣)의 운행을 통하여 인체를 영양하는 기능으로, 특히 영기(營氣)는 맥내(脈內)를 순환하면서 각 장부(臟腑)와 신체에 대한 영양작용을 통하여 생장발육과 정상적인 생리기능을 유지하게 한다.[157)158]

3. 신(神)

1) 신(神)의 개념

신(神)은 정신활동과 정서 변화를 포괄하는 총칭이며, 생명현상의 정화(精華)로서 정신활동과 육체적인 기능 활동을 포함한 생명활동의 전 과정을 주재하는 것으로, 심장(心臟)이 정신활동을 주관하는 장부(臟腑)이다.[159)160]

일반적으로 신(神)은 정신·의식·사유·정서·감정 등의 고차원적인 정신활동을 의미[161]하지만, 넓게는 생명활동을 통하여 외부로 드러나는 형상(形象)·면색(面色)·안광(眼光)·언어·호흡·동작·맥상(脈象) 등을 모두 신(神)의 범주에 포함시킨다.[162]

2) 신(神)의 생성

신(神)은 천지음양(天地陰陽)의 기운(氣運)이 합하여 생성되는 것이므로 출생 전 부

---

157) 精校黃帝內經素問·痺論, p. 163.
　　"營者 水穀之精氣也. 和調於五臟 灑陳於六腑 乃能入於脈也 故循脈上下 貫五臟絡六腑也: 영기(營氣)는 수곡(水穀)의 정기(精氣)로 오장(五臟)을 조화롭게 하고 육부(六腑)에 넓게 뿌려지며 능히 맥(脈)으로 들어가므로 맥(脈)을 따라 상하를 순환하여 오장(五臟)을 통과하고 육부(六腑)에 공급된다."
158) 精校黃帝內經靈樞·邪客, p. 298.
　　"營氣者 泌其津液 注之於脈 化以爲血 以營四末 內注五臟六腑: 영기(營氣)는 진액(津液)을 만들어 맥(脈)으로 흘려보내 혈(血)로 변화시켜 사지(四肢)를 영양하고 오장육부(五臟六腑)로 흘려보낸다."
159) 精校黃帝內經素問·宣明五氣, p. 92.
　　"心藏神: 심(心)은 신(神)을 저장하고 있다."
160) 精校黃帝內經素問·靈蘭秘典論, p. 34.
　　"心者 君主之官也 神明出焉: 심장(心臟)은 임금에 해당하는 장부(臟腑)로 정신작용은 심장(心臟)으로부터 나온다."

모의 정(精)이 만나 육체가 생성되는 동시에 갖추어지는 것으로 심(心)에 간직된다.[163)164)]

출생 후에는 생리활동을 통하여 얻는 후천(後天)의 정(精)과 기혈(氣血)이 오신(五神)을 간직하고 칠정(七情)을 주관하는 오장(五臟)을 영양하여 정상적인 생리기능을 유지할 때 정신활동 역시 정상적으로 유지될 수 있다.[165)]

3) 신(神)의 분류[五神]

인체의 정신활동은 혼(魂)·신(神)·의(意)·백(魄)·지(志)의 다섯 가지로 분류하여 설명하고 있으며, 이 오신(五神)은 각각 오장(五臟)에 배속되고 저장되어 있기에 장부(臟腑)의 기능 활동을 바탕으로 이루어지는 기능이다. 특히 오신(五神)의 작용을 총괄하고 정신활동의 주도적인 역할을 하는 것은 심(心)에 간직된 신(神)이 담당하고 있어

---

161) 類經·天年常度, p. 63.
"神之爲義有二. 分言之 則陽神曰魂 陰神曰魄 以及意志思慮之類 皆神也. 合言之 則神藏於心 而凡情志之屬 惟心所統 是爲吾身之全神也: 신(神)의 의미에는 두 가지가 있으니 구분하여 말하면 양적(陽的)인 신(神)은 혼(魂)이라 하고 음적(陰的)인 신(神)은 백(魄)이라 하며, 의(意)·지(志)·사(思)·려(慮)와 같은 부류도 모두 신(神)이다. 합하여 말하면 신(神)은 심(心)에 간직되어 있으며, 정서 변화에 속하는 것도 오로지 심(心)이 거느리니 이것이 내 몸의 완전한 신(神)이다."

162) 精校黃帝內經靈樞·天年, p. 241.
"失神者死 得神者生: 정신작용을 잃어버리면 죽게 되고 정신작용을 얻으면 살게 된다."

163) 精校黃帝內經靈樞·本神, p. 68.
"天之在我者 德也 地之在我者 氣也 德流氣薄而生者也 故生之來 謂之精 兩精相搏 謂之神: 하늘의 기운(氣運)이 나에게 존재하는 것이 덕(德)이고 땅의 기운(氣運)이 나에게 존재하는 것은 기(氣)이니 덕(德)이 흐르고 기(氣)가 만나 생명체가 형성되므로, 생명이 형성되어 온 근원을 일컬어 정(精)이라 하고 부모의 두 정(精)이 서로 만나 형성되는 것을 일러 신(神)이라 한다."

164) 類經·本神, p. 49.
"萬物生成之道 莫不陰陽交 而後神明見. 故人之生也 必合陰陽之氣 構父母之精 兩精相搏 形神乃成: 만물이 생성되는 도(道)는 음양(陰陽)의 기운(氣運)이 교류한 이후에 신명(神明)이 드러나 보이지 않는 것이 없다. 고로 사람의 생명도 반드시 음양(陰陽)의 기운(氣運)이 합쳐지고 부모의 정(精)이 만나서 육체와 정신이 형성된다."

165) 醫部全錄(二冊)·本神, p. 966.
"神者 水穀之精氣也. 蓋本於先天所生之精 後天水穀之精而生此神 故曰 兩精相搏謂之神: 신(神)은 수곡(水穀)의 정기(精氣)와 같은 것이다. 대개 선천(先天)에서 생성한 정(精)에 근본을 두고 있고, 후천(後天)의 수곡(水穀)에서 생성된 정(精)이 신(神)을 생성하므로 두 정(精)이 서로 만나는 것을 일러 신(神)이라 한다."

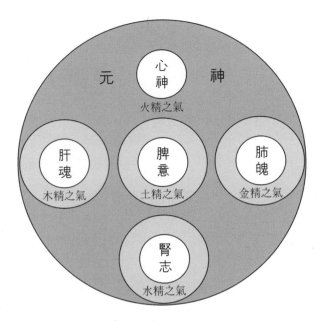

〈그림 5-4〉 신(神)의 분류

심(心)을 오장육부(五臟六腑)의 주인이라 한다.

(1) 신(神)

신(神)은 심(心)의 기능 활동을 바탕으로 형성되는 정신작용으로,[166] 밝고 명랑하며 총명하고 지혜로우며 신령(神靈)스럽고 능통한 정신활동이다.[167] 즉 신(神)은 완전무결한 정신활동으로 모든 정상적이고 정확한 정신활동을 의미한다.

(2) 혼(魂)

혼(魂)은 간(肝)의 기능 활동을 바탕으로 형성되는 정신작용으로,[168] 지능의 발달이나 사고의 표현 등 정신활동이 외부로 나가는 형태의 정신활동이다.[169][170] 즉 혼(魂)은

---

166) 醫部全錄(一册)·金匱眞言論, p. 41.
　　　"火精之氣 其神神: 화(火)의 정기(精氣)를 바탕으로 하는 정신활동은 신(神)이다."
167) 類經·本神, p. 50.
　　　"蓋神之爲德 如光明爽朗聰慧靈通之類: 신(神)의 작용이 되는 것은 밝고, 명랑하고 쾌활하며, 총명하고 지혜롭고, 신령(神靈)스러우며 능통한 부류의 정신활동이다."

계획의 수립, 창작활동, 언어, 감정의 표현, 행동 등 현재에 존재하지 않는 것을 새롭게 만들어내는 류(類)의 정신활동이다.

(3) 백(魄)

백(魄)은 폐(肺)의 기능 활동을 바탕으로 형성되는 정신작용으로,[171] 이목구비(耳目口鼻)와 피부 등에서 비롯되는 감각기능과 수족(手足)의 운동기능 및 학습 등 내부로 받아들이는 형태의 정신활동이다.[172][173]

(4) 의(意)

의(意)는 비(脾)의 기능 활동을 바탕으로 형성되는 정신작용으로,[174] 사물과 현상에 대한 정보를 기억·회상하고 또한 새로운 상황에 대하여 비교 분석하여 판단의 기준을

---

168) 醫部全錄(一册)·金匱眞言論, p. 40.
　　"木精之氣 其神魂: 목(木)의 정기(精氣)를 바탕으로 하는 정신활동은 혼(魂)이다."
169) 類經·本神, p. 50.
　　"魂之爲言 如夢寐恍惚 變幻遊行之境 皆是也: 혼(魂)에 대하여 말하면 잠을 자며 꿈을 꾸는 듯하며, 미묘하여 알기가 어렵고, 갑자기 나타났다 사라지며 빠르게 변화하는 상황을 떠돌아다니는 것 같은 상태가 모두 혼(魂)의 작용이다."
170) 類經·天年常度, pp. 63～64.
　　"運用動作底是魂……陽主運用 故魂能發用出來: 다루어서 활용하거나 활동하는 것의 바탕은 혼(魂)이다.…… 양(陽)은 다루어서 활용하는 것을 주관하므로 혼(魂)은 드러내서 사용하거나 안에서 밖으로 나오는 정신활동을 주관한다."
171) 醫部全錄(一册)·金匱眞言論, p. 42.
　　"金精之氣 其神魄: 금(金)의 정기(精氣)를 바탕으로 하는 정신활동은 백(魄)이다."
172) 類經·本神, p. 50.
　　"魄之爲用 能動能作 痛痒由之而覺也: 백(魄)으로 인한 작용은 능히 신체를 움직이고, 통증이나 가려움 등으로 말미암아 감각을 깨닫게 되는 것이다."
173) 類經·天年常度, pp. 63～64.
　　"不運用動作底是魄 魄盛則耳目聰明能記憶 老人目昏耳聵記事不得者 魄衰也……陰主藏受 故魄能記憶在內: 다루어서 활용하거나 활동하지 않는 것의 바탕은 백(魄)이므로 백(魄)의 기능이 왕성하면 귀와 눈의 기능이 총명하고 기억을 잘한다. 노인이 눈이 흐려지며 귀가 멀고 기억을 잘 하지 못하는 것은 백(魄)이 쇠약해진 것이다.…… 음(陰)은 저장하고 받아들이는 것을 주관하므로 백(魄)은 기억하여 내부에 존재하도록 받아들이는 정신활동을 주관한다."
174) 醫部全錄(一册)·金匱眞言論, p. 42.
　　"土精之氣 其神意: 토(土)의 정기(精氣)를 바탕으로 하는 정신활동은 의(意)이다."

마련하는 정신활동이다.[175][176]

(5) 지(志)

지(志)는 신(腎)의 기능 활동을 바탕으로 형성되는 정신작용으로,[177] 의(意)의 정신활동을 통하여 이루어진 사고를 바탕으로 결정하고, 그 결정된 정보를 기억(저장)하는 형태의 정신활동이다.[178][179]

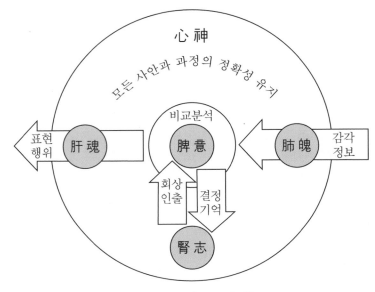

〈그림 5-5〉 오신(五神)의 기능

---

175) 精校黃帝內經靈樞·本神, p. 68.
    "心有所憶 謂之意: 심(心)에 생각하는 바가 있는 것을 일러서 의(意)라 한다."
176) 類經·本神, p. 50.
    "憶 思憶也. 謂一念之生 心有所嚮 而未定者 曰意: 억(憶)이란 사억(思憶)으로 한 생각이 생겨나는 것을 말하는데, 마음에 향하는 바가 있으나 결정되지 않은 상태를 의(意)라 한다."
177) 醫部全錄(一冊)·金匱眞言論, p. 43.
    "水精之氣 其神志: 수(水)의 정기(精氣)를 바탕으로 하는 정신활동은 지(志)이다."
178) 精校黃帝內經靈樞·本神, p. 68.
    "意之所存 謂之志: 의(意)가 존재하는 바를 일러서 지(志)라 한다."
179) 類經·本神, p. 50.
    "意之所存 謂意已決而卓 有所立者 曰志: 의(意)가 존재하는 바는 의(意)가 이미 결정이 되어 높이 세워진 것을 말하는데, 확고하게 결정된 바가 있는 것을 지(志)라 한다."

4) 정서(情緒)의 분류[七情]

인체의 정서 변화는 노(怒)·희(喜)·사(思)·우(憂)·비(悲)·공(恐)·경(驚)의 일곱 가지로 구분하여 설명하고 있으며, 이 칠정(七情)도 각각 오장(五臟)이 주관하고 있기에 장부(臟腑)의 기능 활동을 바탕으로 이루어지는 기능이다.

(1) 노(怒)

노(怒)는 화를 내는 상태를 말하며 간(肝)이 주관하고 있는 정서 변화이다. 화를 내는 것은 간목(肝木)의 작용이 억압을 받거나 굴욕을 당하게 되었을 때 나타나는 정서 변화이다.[180]

(2) 희(喜)

희(喜)는 기쁘고 즐거운 상태를 말하며, 심(心)이 주관하고 있는 정서 변화이다. 기쁘고 즐거운 것은 심화(心火)의 작용이 정상적으로 널리 작용할 때 나타나는 정서 변화이다.[181][182]

(3) 사(思)

사(思)는 깊이 생각하고 궁리하는 상태를 말하며, 비(脾)가 주관하고 있는 정서 변화이다. 한 가지에 몰두하여 깊이 생각하는 것은 비토(脾土)의 안정되고 한곳에 머무르고자 하는 특성에 의해 나타나는 정서 변화이다.[183]

---

180) 黃元御醫書十一種(上)·素問懸解·風論, p. 131.
　　"肝氣不舒則善怒: 간(肝)의 기운(氣運)이 정상적으로 펼쳐지거나 뻗어나가지 못하면 화를 잘 낸다."
181) 類經·本神, p. 51.
　　"喜發於心 樂散在外: 기쁨은 심(心)에서 발생하는 정서로 즐거움이 주위로 펴져 외부에 존재한다."
182) 黃元御醫書十一種(下)·四聖心源·顚狂根原, p. 86.
　　"升于九天之上 神氣暢達 是以喜生: 하늘의 위로 상승하여 정신작용이 거침없이 쑥쑥 뻗어져 나감으로써 기쁨이 생성된다."
183) 類經·本神, p. 50.
　　"因志而存變 謂意志雖定 而復有反覆計度者 曰思: 지(志)로 인하여 변화가 존재하는 것은 의지(意志)가 비록 결정을 하였으나 다시 되풀이하여 헤아리고 판단하는 것을 말하니 사(思)라 한다."

(4) 우비(憂悲)

우비(憂悲)는 근심과 슬픔으로 마음이 유쾌하지 못한 상태를 말하며, 폐(肺)가 주관하고 있는 정서 변화이다. 유쾌하지 못하고 근심이 많은 상태는 폐금(肺金)이 가지고 있는 숙살(肅殺)[184]의 특성에 의해 양기(陽氣)가 사라지면서 나타나는 정서 변화이다.[185][186]

(5) 공경(恐驚)

공(恐)은 두려움으로 인하여 정신이 극도로 긴장되어 있는 상태이고, 경(驚)은 갑자기 의외의 사건을 당하여 자신도 모르게 놀라는 상태를 말하며, 신(腎)이 주관하고 있는 정서 변화이다.[187] 공포(恐怖)나 놀라는 상태는 신수(腎水)의 저장하는 특성에 의해 양기(陽氣)가 완전히 갈무리되어 사라진 상황에 부합되는 정서 변화이다.[188]

---

184) 쌀쌀한 가을 기운(氣運)이 풀이나 나무를 말려 죽임.
185) 類經·四時陰陽外內之應, p. 41.
　　"金氣慘悽 故令人憂: 금(金)의 기운(氣運)은 참혹(慘酷)하고 슬프게 하므로 사람을 우울하게 한다."
186) 黃元御醫書十一種(下)·四聖心源·顚狂根原, p. 85.
　　"氣之方降 而未降則悲 已降則爲恐: 기(氣)가 바야흐로 하강하는데 완전히 하강하지 않았을 때 비(悲)의 정서가 발생하고 완전히 하강하면 공(恐)의 정서가 발생한다."
187) 東醫寶鑑·神, pp. 275~276.
　　"恐與驚相似 然驚者爲自不知也 恐者爲自知也. 盖驚者 聞響乃驚. 恐者 自知 如人將捕之狀 及不能獨自坐臥 必須人爲伴侶 方不恐懼 或夜必用燈照 無燈燭亦恐懼者 是也: 공(恐)과 더불어 경(驚)은 서로 비슷하나 경(驚)은 놀라게 하는 대상을 스스로 알지 못하는 것이고, 공(恐)은 두려움의 대상을 스스로 아는 것이다. 대개 경(驚)은 소리를 듣고 놀라는 것이다. 공(恐)이 두려움의 대상을 스스로 아는 것은 다른 사람이 장차 잡으러 오는 것 같은 상태나, 혼자서는 앉거나 누워 있지 못하고 반드시 다른 사람이 짝이 되어야 바야흐로 두렵지 않은 경우나, 또는 밤에 반드시 등불을 비춰야 되고 등불이나 촛불이 없으면 역시 두려워지는 것이 공(恐)이다."
188) 黃元御醫書十一種(下)·四聖心源·顚狂根原, p. 85.
　　"氣之方降 而未降則悲 已降則爲恐. 蓋陷于重淵之下 志意幽淪 是以恐作: 기(氣)가 바야흐로 하강하는데 완전히 하강하지 않았을 때 비(悲)의 정서가 발생하고 완전히 하강하면 공(恐)의 정서가 발생한다. 깊은 못 아래로 빠져들 듯 지의(志意)가 아득히 빠져들 갈 때 공(恐)의 정서가 만들어진다."

5) 신(神)의 기능

신(神)은 육체에 깃들어 있어 육체는 정신작용이 일어나는 본체이고, 육체는 정신활동에 의해 작용하게 되므로 정신과 육체는 상호의존(相互依存)의 관계에 있다.[189] 따라서 신(神)은 생명현상이나 생명활동을 총괄하는 주체로 고차원적인 정신활동과 육체적 기능을 조절하는 중추적인 역할을 담당하고 있다.[190][191]

4. 혈(血)

1) 혈(血)의 개념

혈(血)은 생명활동 유지에 필수적인 요소이며, 간(肝)에 저장[192]되어 있다가 맥(脈)을 따라 순환하면서 장부(臟腑)를 비롯한 인체 전반에 대한 영양작용을 하는 적색(赤色)의 체액(體液)이다.[193]

---

189) 類經·八正神明寫方補員, p. 659.
　　"形者 神之體 神者 形之用 無神則形不可活 無形則神無以生: 형체는 정신의 본체이고 정신은 형체를 작용하게 하므로, 정신작용이 없으면 형체가 살아갈 수 없고 형체가 없으면 정신이 생성될 수 없다."
190) 醫部全錄(二冊)·百病始生, p. 1296.
　　"喜怒不節則傷臟 臟傷則病起於陰經: 희로(喜怒)의 정서 변화가 조절되지 않으면 오장(五臟)을 손상시키고, 오장(五臟)이 손상되면 질병이 음경(陰經)에서 발생한다."
191) 東醫寶鑑·身形, p. 209.
　　"古之神聖之醫 能療人之心 預使不致於有疾. 今之醫者 惟知療人之疾 而不知療人之心. 是猶捨本逐末 不窮其源 而攻其流 欲求疾愈 不亦愚乎. 雖一時僥倖而安之 此則世俗之庸醫 不足取也: 옛날의 신성한(뛰어난) 의사는 능히 사람의 마음을 치료하여 미리 질병이 발생하지 않도록 하였다. 지금의 의사는 오로지 환자의 질병을 치료하는 것만 알고 환자의 마음을 치료하는 것은 알지 못한다. 이것은 근본을 버리고 지엽(枝葉)을 쫓아가며 근원을 연구하지 않고서 지류(支流)를 공략하여 질병이 낫기를 바라고 구하는 것이니 어리석지 않은가? 비록 한때의 요행(僥倖)으로 편안하게 되더라도(질병이 낫더라도) 이는 세간(世間)의 어리석은 의사가 하는 것이니 취하기에(배우기에) 부족하다."
192) 精校黃帝內經素問·調經論, p. 216.
　　"肝藏血: 간(肝)은 혈(血)을 저장하고 있다."

2) 혈(血)의 생성

혈(血)은 인체가 섭취한 수곡(水穀)이 비위(脾胃)의 소화를 거치는 동안 흡수된 수곡(水穀)의 정기(精氣)가 맥중(脈中)으로 들어가 혈(血)이 되기도 하고,[194)195)] 장부(臟腑)의 생리활동을 통하여 생성된 정(精)이 기화(氣化)작용을 통하여 혈(血)이 되기도 한다.[196)197)]

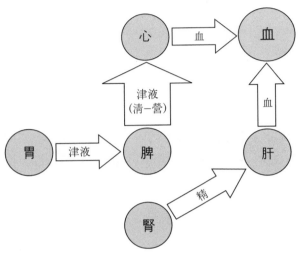

〈그림 5-6〉 혈(血)의 생성

193) 黃帝內經太素·六氣, p.11.
"五穀精汁 在於中焦 注手太陰脈中 變赤循脈而行 以奉生身 謂之爲血也: 오곡(五穀)의 귀중한 즙(汁)이 중초(中焦)에 존재하여 수태음맥(手太陰脈)의 내부로 흘러 적색(赤色)으로 변화되고 맥(脈)을 따라 운행되면서 신체를 기르고 영양하는 것을 일러 혈(血)이라 한다."

194) 精校黃帝內經靈樞·決氣, p. 168.
"中焦受氣 取汁變化而赤 是謂血: 중초(中焦)의 비위(脾胃)에서 수곡(水穀)의 기(氣)를 받아 즙(汁)을 취하여 적색(赤色)으로 변화된 것을 혈(血)이라 한다."

195) 醫部全錄(九冊)·婦人經脈門·婦人良方, p. 7.
"血者 水穀之精氣也……補脾和胃 血自生矣: 혈(血)은 수곡(水穀)의 정기(精氣)이다.……비(脾)를 도와주고 위(胃)를 조화롭게 하면 혈(血)은 스스로 생성된다."

196) 醫部全錄(一冊)·陰陽應象大論, p. 57.
"心生血者 心之精氣 生養血也: 심(心)이 혈(血)을 생성하는 것은 심(心)의 정기(精氣)가 혈(血)을 생성하고 기르는 것이다."

197) 張氏醫通·諸見血證, p. 209.
"精不泄 歸精于肝而化淸血: 정(精)을 함부로 배설하지 않으면 정(精)이 간(肝)으로 돌아가서 맑은 혈액으로 변화된다."

3) 혈(血)의 운행

혈(血)은 인체가 휴식을 취하는 동안에는 간(肝)에 저장되어 있다가 인체가 활동을 하게 되면 맥(脈)을 따라 전신으로 운행된다.[198)199)]

혈(血)의 운행은 기(氣)의 추동(推動)작용과 고섭(固攝)작용에 의하여 수태음폐경(手太陰肺經)에서부터 족궐음간경(足厥陰肝經)에 이르는 십이경맥(十二經脈)을 끊임없이 순환한다.[200]

4) 혈(血)의 기능

(1) 영양(營養)

혈(血)은 전신을 순환하면서 장부(臟腑)와 경락(經絡), 신체 각 부분에 대한 영양작용을 함으로써 신체의 모든 생리적 기능을 유지[201]하게 할 뿐만 아니라 오장(五臟)과 뇌수(腦髓)에 대한 영양작용은 정상적인 정신활동을 유지하는 바탕이 된다.[202]

---

198) 醫學入門·臟腑條分, p. 335.

"人身動則血行於諸經 靜則血藏於肝臟 故肝爲血海心乃內運行之 是心主血也: 인체가 활동을 하면 혈(血)은 제반 모든 경맥(經脈)으로 운행되고, 안정을 취하면 혈(血)은 간장(肝臟)에 저장된다. 그러므로 간(肝)은 혈해(血海)가 되고 심(心)은 내부에서 혈(血)을 운행시키므로 이것이 심(心)이 혈(血)을 주관하는 기능이다."

199) 精校黃帝內經素問·脈要精微論, p. 57.

"脈者 血之府也……血行脈中 故爲血之府: 맥(脈)은 혈(血)을 저장하고 있는 창고에 해당한다. …… 혈(血)이 맥(脈)의 내부로 운행되므로 혈(血)의 부(府)가 된다."

200) 東醫寶鑑·血, p. 300.

"血譬則水也. 氣譬則風也. 風行水上有血氣之象焉. 盖氣者 血之帥也 氣行則血行 氣止則血止: 혈(血)은 비유하면 물이고 기(氣)는 비유하면 바람이다. 바람이 물위에서 부는 것에 혈(血)과 기(氣)의 현상이 있다. 대개 기(氣)는 혈(血)의 통솔자이므로 기(氣)가 운행되면 혈(血)이 운행되고 기(氣)가 멈추면 혈(血)도 멈춘다."

201) 景岳全書·血證, p. 1370.

"凡爲七竅之靈 爲四肢之用 爲筋骨之和柔 爲肌肉之豊盛 以至滋臟腑 安神魂 潤顔色 充營衛 津液得以通行 二陰得以調暢 凡形質所在 無非血之用也: 무릇 칠규(七竅)가 신령스러운 작용을 하게 되고, 사지(四肢)가 움직이게 되며, 근육과 뼈가 조화롭고 부드럽게 움직이며, 기육(肌肉)이 풍성하게 되고, 장부(臟腑)를 영양하며, 정신을 안정시키고, 안색(顔色)을 윤택하게 하며, 영위기(榮衛氣)를 충실하게 하고, 진액(津液)이 잘 소통·운행되며, 대소변이 조절되어 막힘이 없는 데 이르기까지 무릇 형질(形質)이 존재함에 혈(血)의 작용이 아닌 것이 없다."

(2) 생식(生殖)

혈(血)은 남자에게 있어서는 기화(氣化)작용을 통하여 정(精)으로 변화되고, 여자에 있어서는 월경(月經)의 혈(血)이 되므로 생식(生殖)기능에 관여한다.[203]

(3) 유즙(乳汁) 생성

혈(血)은 여자에게서는 기화(氣化)작용을 통하여 유즙(乳汁)으로 변화되므로 영아(嬰兒)를 포육(哺育)하는 기초가 된다.

(4) 진액(津液) 생성

혈(血)은 진액(津液)과 함께 인체의 체액을 구성하며, 기화(氣化)작용을 통하여 진액(津液)으로 전화(轉化)되기에 혈(血)에서 진액(津液)이 생성되기도 하고 또 진액(津液)에서 혈(血)이 생성하기도 하는 상호의존(相互依存)의 관계에 있다.[204][205]

---

202) 精校黃帝內經素問·八正神明論, p. 101.
　　"血氣者 人之神 不可不謹養: 혈(血)과 기(氣)는 사람의 신(神)과 같으므로 삼가여 기르지 않으면 안 된다."
203) 醫部全錄(九冊)·婦人經脈門·婦人良方, p. 7.
　　"血者 水穀之精氣也. 和調五臟灑陳六腑 男子化而爲精 女子上爲乳汁 下爲血海: 혈(血)은 수곡(水穀)의 정기(精氣)로 오장(五臟)을 조화롭게 하고 육부(六腑)에 넓게 뿌려지며, 남자에게서 기화(氣化)작용을 통하여 정(精)이 되고, 여자에게서 상부(上部)에서는 유즙(乳汁)이 되고 하부(下部)에서는 혈해(血海)가 된다."
204) 醫部全錄(一冊)·經脈別論, p. 227.
　　"血乃心之精 汗乃血之液: 혈(血)은 심(心)의 정기(精氣)이고, 땀은 혈(血)에서 생성된 진액(津液)이다."
205) 精校黃帝內經靈樞·營衛生會, p. 120.
　　"奪血者無汗 奪汗者無血: 혈(血)이 없어지면 땀이 없어지고, 땀이 없어지면 혈(血)이 없어진다."

6장 장부(臟腑)

1. 장부(臟腑)의 개념

　장부(臟腑)는 오장육부(五臟六腑)와
기항지부(奇恒之腑)[207]를 포괄하는 개념
이다.

　한의학에서는 장부(臟腑)의 형태학적
(形態學的)인 인식을 기초로 하고 있으
면서, 음양오행(陰陽五行)의 특성을 바
탕으로 천인상응(天人相應)의 관점에서
장부(臟腑)를 이해하고 있다. 또한 장부
(臟腑)가 외부로 드러내는 현상을 중심
으로 장부(臟腑)를 인식하고 있으며, 이
를 장상(臟象)이라 한다.

　장상(臟象)의 의미를 보면, '장(臟)'은
인체 내부에 간직되어 있는 장부(臟腑)
를 말하며 외부로 드러나는 '상(象)'의
본질에 해당하는 것이고, '상(象)'은 외
부에 드러나는 현상을 말하며 장부(臟
腑)의 기능 변화로 나타나는 현상이

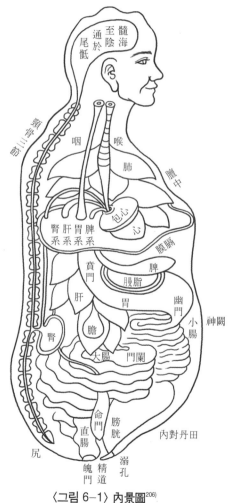

〈그림 6-1〉內景圖[206]

다.[208][209][210] 따라서 장부(臟腑)는 인체의 내부에 있으면서 정기(精氣)를 생성하고 저장하여 생명활동의 원동력이 되고 생명현상을 발현(發現)하는 주체이다.

1) 오장(五臟)

오장(五臟)은 육부(六腑)와 비교하였을 때 더 깊은 곳에 위치하고 있어서 음(陰)에

---

206) 類經圖翼·經絡, p. 121.
207) 오장육부(五臟六腑) 외의 뇌(腦)·수(髓)·골(骨)·맥(脈)·담(膽)·여자포(女子胞)의 여섯 가지 장부(臟腑).
208) 醫部全錄(一冊)·六節藏象論, pp. 109~110.
"象 謂所見于外 可閱者也……臟在內而形之於外者 可閱 斯之謂臟象也: 상(象)은 외부로 드러나 보이는 바를 말하니 가히 볼 수 있는 것이다.…… 장부(臟腑)는 내부에 존재하면서 외부로 형상(形象)을 드러내는 것을 가히 볼 수 있으니 이것을 일러서 '장상(臟象)'이라 한다."
209) 精校黃帝內經靈樞·本藏, p. 215.
"視其外應 以知其內臟 則知所病矣: 외부에 드러나는 것을 보아 내부의 장부(臟腑)를 알면 질병이 발생한 바를 알 수 있다."
210) 精校黃帝內經素問·六節藏象論, pp. 36~37.
"帝曰 臟象何如. 岐伯曰 心者 生之本 神之變也 其華在面 其充在血脈 爲陽中之太陽 通於夏氣. 肺者 氣之本 魄之處也 其華在毛 其充在皮 爲陽中之太陰 通於秋氣. 腎者 主蟄 封藏之本 精之處也 其華在髮 其充在骨 爲陰中之少陰 通於冬氣. 肝者 罷極之本 魂之居也 其華在爪 其充在筋 以生血氣 其味酸 其色蒼 此爲陽中之少陽 通於春氣. 脾胃大腸小腸三焦膀胱者 倉廩之本 營之居也 名曰器 能化糟粕 轉味而入出者也 其華在脣四白 其充在肌 其味甘 其色黃 此至陰之類 通於土氣: 황제(黃帝)가 말하기를 장상(臟象)은 어떠한 것인가? 기백(岐伯)이 말하기를, 심(心)은 생명의 근본이고 신(神)의 변화를 주관하며, 심(心)의 영화로움은 안면(顏面)에 나타나고 충실함은 혈맥(血脈)에 있으며, 양중(陽中)의 태양(太陽)에 해당하여 여름의 기운(氣運)과 상통한다. 폐(肺)는 기(氣)의 근본이고 백(魄)이 깃들어 있는 곳이며, 폐(肺)의 영화로움은 호모(毫毛)에 나타나고 충실함은 피부에 있으며, 양중(陽中)의 태음(太陰)에 해당하여 가을의 기운(氣運)과 상통한다. 신(腎)은 숨어드는 것을 주관하고 갈무리하고 저장하는 근본이 되며 정(精)이 깃들어 있는 곳으로, 신(腎)의 영화로움은 모발(毛髮)에 나타나고 충실함은 뼈에 있으며, 음중(陰中)의 소음(少陰)에 해당하여 겨울의 기운(氣運)과 상통한다. 간(肝)은 육체적 피로의 근본이고 혼(魂)이 깃들어 있는 곳이며, 간(肝)의 영화로움은 조갑(爪甲)에 나타나고 충실함은 근(筋)에 있으며 혈기(血氣)를 생성하고 맛은 신맛에 색은 청색(靑色)에 배속되며, 양중(陽中)의 소양(少陽)에 해당하여 봄의 기운과 상통한다. 비위(脾胃)·대장(大腸)·소장(小腸)·삼초(三焦)·방광(膀胱)은 창고의 근본이 되고 영(營)이 깃들어 있는 곳으로 이름을 그릇이라 하듯이 능히 수곡(水穀)을 조박(糟粕)으로 변화시키고 오미(五味)로 변화시켜 출입시키는 장부(臟腑)이다. 그 영화로움은 입술 주위의 사백(四白)에 있고 충실함은 기육(肌肉)에 있으며, 맛은 단맛에 색은 황색(黃色)에 배속되며, 지극히 음적(陰的)인 부류로 토기(土氣)에 상통한다."

해당하는 장부(臟腑)이다.

오장(五臟)의 '장(臟)'은 '장(藏)'의 의미로 '감추다'라는 뜻이 있어 인체의 정기(精氣)인 정(精)·기(氣)·신(神)·혈(血)을 저장하는 기능을 담당하고 있고, 저장된 정기(精氣)를 함부로 배설시키지 않는다.[211)212)]

2) 육부(六腑)

육부(六腑)는 오장(五臟)과 비교하였을 때 더 얕은 곳에 위치하고 있어서 양(陽)에 해당하는 장부(臟腑)이다.

육부(六腑)의 '부(腑)'는 '부(府)'의 의미로 '곳집, 창고'라는 뜻이 있어 창고에 물건을 보관했다가 꺼내어 사용하는 것과 같이 섭취한 음식물을 받아들여 소화시키고 정기(精氣)를 흡수하며, 남은 조박(糟粕)[213)]은 체외로 배설시킨다.[214)215)]

3) 기항지부(奇恒之腑)

기항지부(奇恒之腑)의 '기(奇)'는 '이(異)'의 의미로 '다르다, 기이(奇異)하다'라는 뜻이 있고, 항(恒)은 '상(常)'의 의미로 '일정하다, 평범하다'라는 뜻이 있어 기항지부(奇恒之腑)는 일반적인 육부(六腑)와는 다른 장부(臟腑)라는 의미이다.

기항지부(奇恒之腑)의 형태는 내부가 비어 있어 수곡(水穀)이 소화·흡수되는 통로역할을 하는 육부(六腑)와 유사하므로 부(腑)라 한다. 그러나 기능은 음정(陰精)을 간직하고 있어 오장(五臟)이 정기(精氣)를 저장하는 기능과 유사하다.[216)] 따라서 기항지부(奇恒之腑)는, 형태는 육부(六腑)와 비슷하지만 기능은 오장(五臟)과 비슷하여 일반적

---

211) 精校黃帝內經素問·五藏別論, p. 42.
    "五臟者 藏精氣而不瀉也: 오장(五臟)은 정기(精氣)를 저장하여 함부로 배설시키지 않는다."
212) 精校黃帝內經靈樞·本藏, p. 213.
    "五臟者 所以藏精神血氣魂魄者也: 오장(五臟)은 정(精)·신(神)·혈(血)·기(氣)·혼백(魂魄)을 저장하고 있다."
213) 술을 걸러 내고 남은 찌꺼기, 소화·흡수되고 남은 음식의 찌꺼기.
214) 精校黃帝內經素問·五藏別論, p. 42.
    "六腑者 傳化物而不藏: 육부(六腑)는 음식물을 전달하고 변화(소화)시키므로 저장하지 않는다."
215) 精校黃帝內經靈樞·本藏, p. 213.
    "六腑者 所以化水穀 而行津液者也: 육부(六腑)는 수곡(水穀)을 변화(소화)시키고 진액(津液)을 운행시킨다."

인 장부(臟腑)와는 다른 장부(臟腑)라고 한다.

2. 간 기능계(肝 機能系)

1) 간(肝)

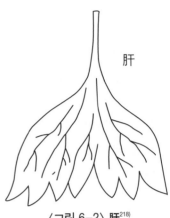

肝

(1) 간(肝)의 위치

간(肝)은 횡격막의 아래, 오른쪽 옆구리의 오른
쪽 신장(腎臟) 앞에 위치한다.[217]

(2) 간(肝)의 형태

간(肝)은 큰 두 개의 나뭇잎 모양으로 되어 있으

〈그림 6-2〉 肝[218]

며, 이는 봄에 만물이 시생(始生)할 때 초목(草木)
의 씨앗이 먼저 껍질이 터지면서 두 개의 떡잎이 싹트는 자연 현상을 형상화하였다.[219]

(3) 간(肝)의 특성

간(肝)은 음중(陰中)의 양(陽)[220]인 목(木)[221]에 해당하여 생발(生發)을 대표하는 장부
(臟腑)로, 양(陽)이 상승하는 동쪽과 양(陽)이 활동하여 발생하는 기운(氣運)인 풍(風),

---

216) 精校黃帝內經素問·五藏別論, p. 42.
　　"腦髓骨脈膽女子胞 此六者 地氣之所生也 皆藏於陰而象於地 故藏而不瀉 名曰奇恒之府: 뇌(腦)·
　　수(髓)·골(骨)·맥(脈)·담(膽)·여자포(女子胞)의 이 여섯 가지는 땅의 기운(氣運)을 바탕으로 생
　　성된 것이기에 모두 음정(陰精)을 저장하고 있으면서 땅을 상징한다. 고로 정기(精氣)를 저장하
　　여 내보내지 않으므로 이름을 기항지부(奇恒之府)라 한다."
217) 醫學全書·十四經發揮·十四經脈氣所發篇, p. 197.
　　"肝之爲臟……其臟在右脇右腎之前: 간장(肝臟)은……그 장부(臟腑)는 오른쪽 옆구리의 오른쪽
　　신장(腎臟) 앞에 있다."
218) 類經圖翼·經絡, p. 124.
219) 東醫寶鑑·肝臟, p. 394.
　　"肝有二布葉七小葉 左三葉右四葉分兩 如木甲折之多葉也: 간(肝)에는 두 개의 펼쳐진 잎과 일곱
　　개의 작은 잎이 있는데 왼쪽에 세 개의 잎과 오른쪽에 네 개의 잎으로 양쪽에 나뉘어져 있는 것이
　　나무의 껍질이 갈라지면서 여러 잎이 나오는 것과 같다."

만물이 싹이 트고 생성되는 시기인 봄의 기운(氣運)과 상통한다.

(4) 간(肝)의 기능

① 기혈(氣血) 운행 보조
간(肝)이 인체의 양기(陽氣)를 상승시켜 기(氣)의 승강(升降)운동에 기여하고, 기(氣)의 운행은 추동(推動)작용을 통하여 혈(血)을 운행시키므로 간(肝)이 기혈(氣血)의 운행에 보조적인 역할을 한다.[222)223)]

② 정신(精神)활동의 기초
간(肝)이 기혈(氣血)의 운행을 추동(推動)함으로써 각 장부(臟腑)로 기혈(氣血)을 운행시켜 장부(臟腑)와 뇌수(腦髓)에 대한 영양작용을 보조하므로 정상적인 정신(精神)활동의 기초가 된다.[224)225)]

③ 소화(消化)기능 보조
간(肝)은 소설(疏泄)[226)]의 특성을 바탕으로 담즙(膽汁)을 생성해 분비시킴으로써[227)228)]

---

220) 精校黃帝內經靈樞·九鍼十二原, 13.
　　"陰中之少陽 肝也: 음중(陰中)의 소양(少陽)에 해당하는 것은 간(肝)이다."
221) 精校黃帝內經素問·水熱穴論, p. 213.
　　"春者 木始治 肝氣始生: 봄은 목(木)의 기운(氣運)이 다스리기 시작하는 시기로 간(肝)의 기운(氣運)이 생성되기 시작한다."
222) 血證論·臟腑病機論, p. 8.
　　"肝屬木 木氣沖和條達 不致遏鬱 則血脈通暢: 간(肝)은 목(木)에 속하고, 목(木)의 기운(氣運)이 부드럽게 조화를 이루어 사방으로 뻗어나가 막히지 않으면 혈맥(血脈)이 매끄럽게 소통된다."
223) 東醫寶鑑·血, p. 300.
　　"血譬則水也 氣譬則風也. 風行水上有血氣之象焉. 盖氣者 血之帥也 氣行則血行 氣止則血止: 혈(血)은 비유하면 물이고 기(氣)는 비유하면 바람이다. 바람이 물 위에서 부는 것에 혈(血)과 기(氣)의 현상이 있다. 대개 기(氣)는 혈(血)의 통솔자이므로 기(氣)가 운행되면 혈(血)이 운행되고 기(氣)가 멈추면 혈(血)도 멈춘다."
224) 精校黃帝內經素問·八正神明論, p. 101.
　　"血氣者 人之神: 혈기(血氣)는 사람의 신(神)이다."
225) 精校黃帝內經靈樞·平人絶穀, p. 172.
　　"血脈和利 精神乃居: 혈맥(血脈)이 조화롭고 원활하게 운행되면 이에 정신(精神)이 거주한다."

음식물의 소화를 돕고, 소화·흡수된 음식물의 정기(精氣)를 폐(肺)로 상승시키는 작용을 도와 소화(消化)기능을 보조한다.

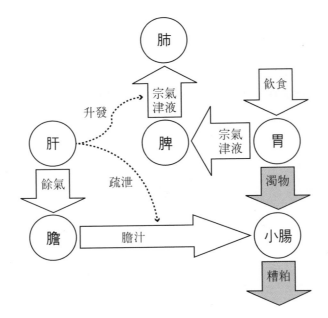

〈그림 6-3〉 간(肝)의 소화(消化) 기능 보조

④ 혈(血)의 저장

인체가 활동을 멈추고 휴식을 취하게 되면 상대적으로 혈(血)의 수요가 감소하므로 인체를 순환하는 혈(血)은 간(肝)으로 돌아가 저장되었다가, 인체의 각 부위가 왕성한 활동을 하게 되면 혈(血)의 수요가 증가하므로 간(肝)에 저장되었던 혈(血)이 각 부위로 공급된다.[229]

---

226) 뭉쳐 있는 기운(氣運)을 풀어서 소통시킴.

227) 東醫寶鑑·膽腑, p. 424.
　　 "肝之餘氣 溢入於膽 積聚而成精 由是內藏精而不泄: 간(肝)의 여기(餘氣)가 담(膽)으로 넘쳐 들어가 쌓이고 모여서 정(精)이 이루어진다. 이로 말미암아 담(膽)은 내부에 정(精)을 저장하면서 함부로 내보내지 않는다."

228) 血證論·臟腑病機論, p. 8.
　　 "食氣入胃 全賴肝木之氣 以疏泄之 而水穀乃化: 음식물의 기운(氣運)이 위(胃)로 들어오면 모두 간목(肝木)의 기운(氣運)에 의지하여 소설(疏泄)됨으로써 수곡(水穀)이 변화(소화)된다."

⑤ 간장혼(肝藏魂)

혼(魂)은 간(肝)의 기능 활동을 바탕으로 형성되는 정신작용으로,[230] 지능의 발달이나 사고의 표현 등 정신활동이 외부로 나가는 형태의 정신활동은 간(肝)이 주관한다.[231][232]

⑥ 간주노(肝主怒)

노(怒)는 화를 내는 상태를 말하며 간(肝)이 주관하고 있는 정서 변화이다.[233] 화를 내는 것은 간목(肝木)의 작용이 억압을 받거나 굴욕을 당하게 되었을 때 나타나는 정서 변화이다.[234]

2) 담(膽)

(1) 담(膽)의 위치

담(膽)은 간(肝)의 아래쪽에 있으면서 간(肝)의 단엽(短葉) 사이에 위치한다.[235]

---

229) 醫部全錄(一冊)·五臟生成, p. 119.
　　"肝藏血 然動則運於諸經 靜則歸於肝臟: 간(肝)은 혈(血)을 저장하고 있다. 그리하여 활동을 하면 혈(血)은 제반 모든 경맥(經脈)으로 운행되고 안정을 취하면 혈(血)은 간장(肝臟)으로 돌아간다."
230) 醫部全錄(一冊)·金匱眞言論, p. 40.
　　"木精之氣 其神魂: 목(木)의 정기(精氣)를 바탕으로 하는 정신활동은 혼(魂)이다."
231) 類經·本神, p. 50.
　　"魂之爲言 如夢寐恍惚 變幻遊行之境 皆是也: 혼(魂)에 대하여 말하면 잠을 자며 꿈을 꾸는 듯하며, 미묘하여 알기가 어렵고, 갑자기 나타났다 사라지며 빠르게 변화하는 상황을 떠돌아다니는 것 같은 상태가 모두 혼(魂)의 작용이다."
232) 類經·天年常度, pp. 63~64.
　　"運用動作底是魂……陽主運用 故魂能發用出來: 다루어서 활용하거나 활동하는 것의 바탕은 혼(魂)이다.……양(陽)은 다루어서 활용하는 것을 주관하므로 혼(魂)은 드러내서 사용하거나 안에서 밖으로 나오는 정신활동을 주관한다."
233) 精校黃帝內經素問·五運行大論, p. 238.
　　"東方生風……在臟爲肝……在志爲怒: 동쪽에서 풍(風)이 생성되고…… 장부(臟腑)에 있어서는 간(肝)이 되고…… 정서(情緒)에 있어서는 노(怒)가 된다."
234) 黃元御醫書十一種(上)·素問懸解·風論, p. 131.
　　"肝氣不舒則善怒: 간(肝)의 기운(氣運)이 정상적으로 펼쳐지거나 뻗어나가지 못하면 화를 자주 낸다."

(2) 담(膽)의 형태

담(膽)은 표주박과 같은 모양으로 간(肝)에 매달려 있는 모양을 하고 있다.[237]

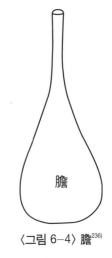

〈그림 6-4〉 膽[236]

(3) 담(膽)의 특성

담(膽)은 지나치거나 모자람이 없고 치우침이 없이 곧고 올바른 특성을 가진 장부(臟腑)이기에 중정지관(中正之官)이라 한다.[238]

(4) 담(膽)의 기능

① 담즙(膽汁) 분비

담즙(膽汁)은 간(肝)의 정기(精氣)에서 생성[239]되어 담(膽)에 저장되어 있다가 간(肝)의 소설(疏泄)[240]의 특성을 바탕으로 장(腸)으로 분비되어 음식물의 소화(消化)를 돕는 기능이 있다.[241]

---

235) 難經本義·四十二難, p. 113.
 "膽在肝之短葉間: 담(膽)은 간(肝)의 작은 이파리(葉) 사이에 존재한다."
236) 類經圖翼·經絡, p. 124.
237) 醫學入門·臟腑條分, p. 347.
 "膽者 金之精 水之色 其色玄 其形如懸瓠: 담(膽)은 황금(黃金)과 같은 귀중한 정(精)을 가지고 있으며, 수(水)의 색을 나타내어 검게 보이고, 그 형태는 표주박이 매달려 있는 것과 같다."
238) 類經·十二官, p. 30.
 "膽裏剛果之氣 故爲中正之官 而決斷所出: 담(膽)은 굳세고 과감한 기운(氣運)을 받은 장부(臟腑)이기에 지나치거나 모자람이 없고 치우침이 없이 곧고 올바른 관직(官職)에 해당하여 결단(決斷)이 나온다."
239) 東醫寶鑑·膽腑, p. 424.
 "肝之餘氣 溢入於膽 積聚而成精 由是內藏精而不泄: 간(肝)의 여기(餘氣)가 담(膽)으로 넘쳐 들어가 쌓이고 모여서 정(精)이 이루어진다. 이로 말미암아 담(膽)은 내부에 정(精)을 저장하면서 함부로 내보내지 않는다."
240) 뭉쳐 있는 기운(氣運)을 풀어서 소통시킴.
241) 血證論·臟腑病機論, p. 8.
 "食氣入胃 全賴肝木之氣 以疏泄之 而水穀乃化: 음식물의 기운(氣運)이 위(胃)로 들어오면 모두 간목(肝木)의 기운(氣運)에 의지하여 소설(疏泄)됨으로써 수곡(水穀)이 변화(소화)된다."

② 담주결단(膽主決斷)

담(膽)은 중정지관(中正之官)으로서 지나치거나 모자람이 없고 치우침이 없이 곧고 올바르며 공정한 판단을 내리는 장부(臟腑)이다.[242][243]

3) 기능발현계(機能發現系)

(1) 목(目)

목(目)은 간(肝)의 기능을 드러내는 관청(官廳)[244]이라 하였고, 시각(視覺)기능을 담당하는 기관으로 간(肝)의 경맥(經脈)이 눈에 연락[245]되어 있어서 간(肝)의 기혈(氣血)이 직접 눈을 영양하기에 간(肝)의 기능을 드러낸다.[246]

(2) 근(筋)

근(筋)은 인체의 운동을 담당하는 기관으로 간(肝)이 주관하는 부위[247][248]이며, 간(肝)

---

242) 類經 · 十二官, p. 30.
　　 "膽稟剛果之氣 故爲中正之官 而決斷所出: 담(膽)은 굳세고 과감한 기운(氣運)을 받은 장부(臟腑)이기에 지나치거나 모자람이 없고 치우침이 없이 곧고 올바른 관직(官職)에 해당하여 결단(決斷)이 나온다."

243) 醫部全錄(二冊) · 本神, p. 967.
　　 "膽爲中正之官 決斷出焉. 臟氣傷 則腑志亦不正 而無決斷矣: 담(膽)은 중정지관(中正之官)으로 결단(決斷)이 나온다. 오장(五臟)의 기운(氣運)이 손상되면 육부(六腑)의 정지(情志) 변화도 바르지 못하므로 결단(決斷)을 내리지 못한다."

244) 精校黃帝內經靈樞 · 五閱五使, p. 186.
　　 "目者 肝之官也: 목(目)은 간(肝)의 관청(官廳)이다."

245) 精校黃帝內經靈樞 · 經脈, p. 83.
　　 "肝足厥陰之脈……連目系: 족궐음간경(足厥陰肝經)은……눈의 계통에 이어져 있다."

246) 精校黃帝內經靈樞 · 脈度, p. 115.
　　 "肝氣通於目 肝和則能辨五色矣: 간(肝)의 기운(氣運)이 눈에 통해 있으므로 간(肝)의 기능이 조화로우면 능히 오색(五色)을 분별한다."

247) 醫部全錄(一冊) · 陰陽應象大論, p. 55.
　　 "肝生筋 肝之精氣生養筋也: 간(肝)은 인체의 근(筋)을 생성하는데 간(肝)의 정기(精氣)가 근(筋)을 생성하고 영양한다."

248) 醫學入門 · 臟腑條分, p. 343.
　　 "人身運動 皆筋力所爲 肝養筋 故曰罷極之本: 인체의 운동은 모두 근력(筋力)이 하는 바이고, 간(肝)이 근(筋)을 영양하므로 피극(罷極)의 근본이라 한다."

이 풍목(風木)의 특성을 지닌 장부(臟腑)이기에 풍(風)의 선동(善動)하는 특성을 바탕으로 신체를 움직이게 한다.

(3) 조갑(爪甲)

조갑(爪甲)은 간(肝)이 주관하는 근(筋)의 연속된 부분이라 하여 근지여(筋之餘)[249)250)]라고도 하며, 운동의 정도를 반영하므로 간(肝)의 기능을 드러내는 부위가 된다.

(4) 루(淚)

루(淚)는 간(肝)이 주관하는 진액(津液)[251)]으로 간(肝)의 경맥(經脈)이 눈에 연결되어 있으면서 풍목(風木)의 기운(氣運)으로 진액(津液)을 상승시켜 눈으로 분비되도록 하여[252)] 안구(眼球)를 윤택하게 한다.

(5) 협(脇)

족궐음간경(足厥陰肝經)과 족소양담경(足少陽膽經)이 협액부(脇腋部)를 지나가므로[253)] 간담(肝膽)에 질병이 발생하면 협액부(脇腋部)에 이상이 나타난다.[254)]

---

249) 精校黃帝內經素問·六節臟象論, p. 36.
　　"肝者 罷極之本……其華在爪: 간(肝)은 피극지본(罷極之本)으로…… 간(肝)의 영화로움은 손발톱에 드러난다."
250) 醫部全錄(一冊)·六節臟象論, p. 110.
　　"爪者 筋之餘 筋者 肝之養 故華在爪: 손발톱은 근(筋)의 남은 부분이고, 근(筋)은 간(肝)이 영양하므로 간(肝)의 영화로움은 손발톱에 나타난다."
251) 東醫寶鑑·津液, p. 350.
　　"腎主五液 分化五藏 入肝爲淚: 신(腎)이 오액(五液)을 주관하여 오장(五臟)으로 나누어 주며, 간(肝)으로 들어가서 눈물이 된다."
252) 黃元御醫書十一種(上)·素問懸解·風論, p. 130.
　　"腎主五液 入肝爲淚 風木升泄 是以泣出: 신(腎)이 오액(五液)을 주관하여 간(肝)으로 들어가서 눈물이 되는데, 풍목(風木)의 기운(氣運)이 상승시키고 배설시키므로 눈물이 나온다."
253) 東醫寶鑑·脇, p. 791.
　　"肝膽之脈 布脇肋: 간담(肝膽)의 경맥(經脈)이 옆구리에 산포(散布)된다."
254) 東醫寶鑑·脇, p. 791.
　　"肝有邪 其氣流于兩脇: 간(肝)에 사기(邪氣)가 있으면 그 사기(邪氣)가 양쪽 옆구리 부위로 흘러 들어간다."

3. 심 기능계(心 機能系)

1) 심(心)

(1) 심(心)의 위치
심(心)은 횡격막 위쪽, 가슴의 한가운데 부위에 있으며, 폐(肺)의 아래쪽 간(肝)의 위쪽에 위치한다.[256]

(2) 심(心)의 형태
심(心)의 위는 크고 아래는 뾰족하여 피지 않은 연꽃의 꽃봉오리 모양과 같다.[257)258]

(3) 심(心)의 특성
심(心)은 양중(陽中)의 양(陽)[259]인 화(火)[260]에 해당하여 성장(成長)을 대표하는 장부(臟腑)로, 양(陽)

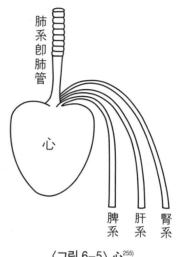

〈그림 6-5〉 心[255]

---

255) 類經圖翼·經絡, p. 115.

256) 類經圖翼·經絡, p. 115.
　　"心居肺管之下 膈膜之上 附着脊之第五椎: 심(心)은 폐관(肺管)의 아래쪽 횡격막의 위쪽에 있으며 척추(脊椎) 다섯 번째 마디에 부착되어 있다."

257) 東醫寶鑑·心臟, p. 400.
　　"心形如未開蓮花 上大下銳 倒懸着肺: 심(心)의 형태는 피지 않은 연꽃과 같으며, 위는 크고 아래는 뾰족하며, 꽃봉오리가 거꾸로 폐(肺)에 붙어 있는 모양이다."

258) 醫學入門·臟腑條分, p. 332.
　　"心者 一身之主 君主之官 有血肉之心 形如未開蓮花 居肺下肝上 是也. 有神明之心 神者 氣血所化 生之本也. 萬物由之盛長 不著色象 謂有何有 謂無復存 主宰萬事萬物 虛靈不昧者 是也: 심(心)은 신체의 주인과 같고 임금의 관직(官職)에 해당한다. 혈육(血肉)으로 이루어진 심장(心臟)이 있으니 형태는 피지 않은 연꽃과 같으며 폐(肺)의 아래쪽 간(肝)의 위쪽에 위치하는 것이다. 신명(神明)의 작용을 하는 심장(心臟)이 있으니 신(神)은 기혈(氣血)이 생성한 바로 생명의 근본이 된다. 만물이 신(神)으로 말미암아 성장하고 색상(色象)을 드러내지 않아, 있다고 말하면 어디에 있는지 모르고 없다고 하면 다시 그 기능이 존재하며 만사만물(萬事萬物)을 주관하여 다스리고 신령스러워 항상 어둡지 않은 것이다."

259) 精校黃帝內經靈樞·九鍼十二原, p. 13.
　　"陽中之太陽 心也: 양중(陽中)의 태양(太陽)에 해당하는 것은 심(心)이다."

의 기운(氣運)이 왕성한 남쪽과 양(陽)의 활동이 왕성하여 발생하는 기운(氣運)인 열(熱), 만물이 자라고 화려하게 꽃이 피는 시기인 여름의 기운(氣運)과 상통한다.

(4) 심(心)의 기능

① 혈맥(血脈)을 주관

심(心)이 혈맥(血脈)을 주관하는 기능은 혈(血)이 심(心)에 속하고[261] 맥(脈)은 심(心)이 주관[262]하는 부위이므로 모든 혈(血)의 생성과 운행을 총괄하는 기능이다.

혈맥(血脈)은 혈(血)과 맥(脈)을 포함하는 의미로 혈(血)은 인체를 영양하는 체액이고 맥(脈)은 혈(血)이 운행되는 통로[263]이다.

혈(血)은 심장(心臟)이 수곡(水穀)의 정기(精氣)[264]와 체내에 저장된 정기(精氣)[265]에서 생성하고, 또한 혈(血)은 심기(心氣)의 추동(推動)에 의하여 맥내(脈內)를 순환[266]하며 장부(臟腑)와 신체를 영양하게 된다. 따라서 모든 혈(血)의 생성과 운행은 심(心)의 주도하에 이루어진다.

---

260) 精校黃帝內經素問 · 水熱穴論, p. 213.
　　"夏者 火始治 心氣始長: 여름은 화(火)의 기운(氣運)이 다스리기 시작하는 시기로 심(心)의 기운(氣運)이 성장하기 시작한다."
261) 精校黃帝內經素問 · 五臟生成, p. 39.
　　"諸血者 皆屬於心: 제반 혈(血)은 모두 심(心)에 속한다."
262) 精校黃帝內經素問 · 痿論, p. 166.
　　"心主身之血脈: 심(心)은 신체의 혈맥(血脈)을 주관한다."
263) 精校黃帝內經素問 · 脈要精微論, 57.
　　"脈者 血之府: 맥(脈)은 혈(血)을 담고 있는 곳간이다."
264) 醫部全錄(九冊) · 婦人經脈門 · 婦人良方, p. 7.
　　"血者 水穀之精氣也: 혈(血)은 수곡(水穀)의 정기(精氣)이다."
265) 醫部全錄(一冊) · 陰陽應象大論, p. 57.
　　"心生血者 心之精氣 生養血也: 심(心)이 혈(血)을 생성하는 것은 심(心)의 정기(精氣)가 혈(血)을 생성하고 기르는 것이다."
266) 類經 · 宣明五氣, p. 462.
　　"心主血脈 應火之動 而運行周身也: 심(心)이 혈맥(血脈)을 주관하고 화(火)의 움직이는 특성에 응하여 전신을 두루 운행시킨다."

② 심장신(心藏神)

신(神)은 심(心)의 기능 활동을 바탕으로 형성되는 정신작용으로,[267] 밝고 명랑한 정서와 총명하고 지혜로운 정신활동은 심(心)이 주관한다.[268]

③ 심주희(心主喜)

희(喜)는 기쁘고 즐거운 상태를 말하며 심(心)이 주관하고 있는 정서 변화이다.[269] 기쁘고 즐거운 것은 심화(心火)의 작용이 정상적으로 널리 작용할 때 나타나는 정서 변화이다.[270][271]

2) 소장(小腸)

(1) 소장(小腸)의 위치

소장(小腸)은 위(胃)의 아래쪽 입구에서 시작하여 위(胃)의 왼쪽에 위치하며 뒤로는 척추(脊椎)에 부착되어 있다.[272]

---

267) 醫部全錄(一冊)·金匱眞言論, p. 41.
　　"火精之氣 其神神: 화(火)의 정기(精氣)를 바탕으로 하는 정신활동은 신(神)이다."

268) 類經·本神, p. 50.
　　"蓋神之爲德 如光明爽朗聰慧靈通之類: 신(神)의 작용이 되는 것은 밝고, 명랑하고 쾌활하며, 총명하고 지혜롭고, 신령(神靈)스러우며 능통한 부류의 정신활동이다."

269) 精校黃帝內經素問·五運行大論, p. 238.
　　"南方生熱……在臟爲心……其志爲喜: 남쪽에서 열(熱)이 생성되고…… 장부(臟腑)에 있어서는 심(心)이 되고…… 정서(情緖)에 있어서는 희(喜)가 된다."

270) 類經·本神, p. 51.
　　"喜發於心 樂散在外: 기쁨은 심(心)에서 발생하는 정서로 즐거움이 주위로 퍼져 외부에 존재하는 것이다."

271) 黃元御醫書十一種(下)·四聖心源·顚狂根原, p. 86.
　　"升于九天之上 神氣暢達 是以喜生: 하늘의 위로 상승하여 정신작용이 거침없이 쑥쑥 뻗어져 나감으로써 기쁨이 생성된다."

272) 醫貫·內經十二官論, p. 5.
　　"胃之左有小腸 後附脊膂 左環迴周疊積: 위(胃)의 왼쪽에 소장(小腸)이 있으며 뒤로 척추(脊椎)에 부착되어 있고 왼쪽으로 돌아 고르게 겹쳐져 쌓여 있는 모양이다."

(2) 소장(小腸)의 형태

소장(小腸)의 형태는 배꼽을 중심으로 하여 왼쪽으로 첩첩이 돌아 아래로 십육곡(十六曲)을 형성한다.

(3) 소장(小腸)의 특성

소장(小腸)은 심(心)과 표리(表裏)관계에 있어서 심(心)의 열기(熱氣)를 바탕으로 수곡(水穀)의 소화흡수를 담당한다.[274]

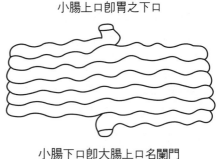

小腸上口卽胃之下口

小腸下口卽大腸上口名闌門

〈그림 6-6〉 小腸[273]

(4) 소장(小腸)의 기능

① 수곡(水穀)의 소화(消化)

소장(小腸)은 위(胃)에서 부숙(腐熟)을 거친 수곡(水穀)을 전수(傳受)받아 장시간 소장(小腸) 내에 머물게 하면서 위(胃)에서 시작된 소화(消化)작용을 완료한다.[275]

② 청탁(淸濁)의 분별

소장(小腸)은 위(胃)에서 부숙(腐熟)을 거친 수곡(水穀)을 전수(傳受)받아 완전히 소화(消化)시켜 수곡(水穀) 중의 청(淸)한 부분인 정미(精微)로운 물질과 탁(濁)한 부분인 찌꺼기로 구분한다.[276]

---

273) 類經圖翼·經絡, p. 115.
274) 景岳全書·溺血論治, p. 1397.
　　　"小腸與心爲表裏 此丙火氣化之源 淸濁所由以分也: 소장(小腸)은 심(心)과 더불어 표리(表裏)를 이룬다. 심(心)은 병화(丙火)의 기운(氣運)이 기화(氣化)를 일으키는 근원으로 수곡(水穀)의 청탁(淸濁)이 이로 말미암아 나누어진다."
275) 醫部全錄(一冊)·靈蘭秘典論, p. 94.
　　　"小腸承奉胃司 受盛糟粕 受已復化 傳入大腸 故云受盛之官 化物出焉: 소장(小腸)은 위(胃)가 맡은 기능을 받들어 조박(糟粕)을 받아들이고, 받아들인 것은 이미 다시 소화시켜 대장(大腸)으로 전달하여 들어가게 하므로 받아들이는 관직(官職)으로 변화(소화)된 물체가 나온다고 말한다."
276) 醫部全錄(六冊)·脣口門·醫方考, p. 1344.
　　　"小腸者 淸濁泌別之區也: 소장(小腸)은 청탁(淸濁)을 구분하여 흘러가게 하는 구역이다."

수곡(水穀)의 청(淸)한 부분은 비(脾)를 거쳐 흡수하고 탁(濁)한 부분은 다시 청탁(淸濁)으로 구분하는데,[277] 탁(濁)한 부분 중의 청(淸)한 수액(水液)은 방광(膀胱)으로 보내 소변으로 배출시키고, 탁(濁)한 부분 중의 탁(濁)한 조박(糟粕)은 대장(大腸)으로 보내 대변으로 배설시킨다.[278]

3) 기능발현계(機能發現系)

(1) 면(面)

심(心)의 영화(榮華)로움은 안면(顔面)에서 관찰할 수 있다[279]고 하여 심(心)의 생리기능이나 기혈(氣血)의 성쇠가 면부(面部)에서 색택(色澤)의 변화로 나타난다.
심(心)은 인체의 혈맥(血脈)을 주관하는 장부(臟腑)이고, 면부(面部)는 혈맥(血脈)이 풍부하므로 심(心)의 기능을 외부로 드러내게 된다.[280]

---

277) 類經·十二官, p. 31.
　　"小腸居胃之下 受盛胃中水穀 而分淸濁. 水液由此而滲於前 糟粕由此而歸於後. 脾氣化而上升 小腸化而下降 故曰化物出焉: 소장(小腸)은 위(胃)의 아래에 있으면서 위중(胃中)의 수곡(水穀)을 받아들여 청탁(淸濁)을 구분한다. 수액(水液)은 소장(小腸)으로 말미암아 앞쪽으로 스며 나가고 조박(糟粕)은 소장(小腸)으로 말미암아 뒤쪽으로 돌아간다. 비(脾)의 기화(氣化)작용으로 청기(淸氣)는 상승되고 소장(小腸)의 기화(氣化)작용으로 탁기(濁氣)는 하강하므로 변화된 물체가 나온다고 말한다."
278) 醫學入門·臟腑條分, p. 340.
　　"胃中腐熟水穀 其滓穢 自胃之下口 傳入於小腸上口. 自小腸下口 泌別淸濁 水入膀胱上口 滓穢入大腸上口: 위중(胃中)의 수곡(水穀)이 부숙(腐熟)되면 그 찌꺼기는 위(胃)의 하구(下口)에서부터 소장(小腸)의 상구(上口)로 전달되어 들어간다. 소장(小腸)의 하구(下口)에서 청탁(淸濁)이 나누어져 흘러가는데 수액(水液)은 방광(膀胱)의 상구(上口)로 들어가고 찌꺼기는 대장(大腸)의 상구(上口)로 들어간다."
279) 精校黃帝內經素問·六節臟象論, p. 36.
　　"心者 生之本 神之變也 其華在面 其充在血脈: 심(心)은 생명의 근본이고 신(神)의 변화를 주관하며, 심(心)의 영화로움은 안면(顔面)에 나타나고 충실함은 혈맥(血脈)에 있다."
280) 類經·藏象, p. 33.
　　"心主血脈 血足則面容光彩 脈絡滿盈 故曰其華在面 其充在血脈: 심(心)은 혈맥(血脈)을 주관하므로 혈(血)이 충족되면 안면(顔面)에 윤기가 나고 맥락(脈絡)에 기혈(氣血)이 가득 차게 되므로 심(心)의 영화로움은 안면(顔面)에 나타나고 충실함은 혈맥(血脈)에 있다고 한다."

(2) 설(舌)

설(舌)은 심(心)의 기능을 드러내는 관청(官廳)[281]이라 하였는데, 설(舌)에는 수소음심경(手少陰心經)의 락맥(絡脈)이 연결[282]되어 있고, 심(心)이 주관하는 혈맥(血脈)이 풍부하므로 설(舌)의 색택(色澤)을 통하여 심(心)의 기능 변화를 관찰할 수 있다.[283]

(3) 한(汗)

한(汗)은 심(心)이 주관하는 진액(津液)[284]으로 심(心)이 주관하는 혈(血)이 변화[285]되어 땀이 되므로 혈지여(血之餘)[286]라고도 하며, 땀의 분비 상태를 통하여 심(心)의 기능 변화를 알 수 있다.[287]

---

281) 精校黃帝內經靈樞·五閱五使, p. 186.
    "舌者 心之官也: 설(舌)은 심(心)의 관청(官廳)이다"
282) 精校黃帝內經靈樞·經脈, p. 84.
    "手少陰之別……繫舌本: 수소음(手少陰)의 경별(經別)은…… 혀의 뿌리에 연결되어 있다."
283) 精校黃帝內經靈樞·脈度, p. 115.
    "心氣通于舌 心和則舌能知五味矣: 심(心)의 기운(氣運)이 설(舌)과 통하고 있으므로 심(心)의 기능이 조화로우면 혀가 능히 오미(五味)를 판별한다."
284) 東醫寶鑑·津液, p. 350.
    "腎主五液 分化五藏……入心爲汗: 신(腎)이 오액(五液)을 주관하여 오장(五臟)으로 나누어 주는데…… 심(心)으로 들어가서 땀이 된다."
285) 醫部全錄(一冊)·經脈別論, p. 227.
    "血乃心之精 汗乃血之液: 혈(血)은 심(心)의 정기(精氣)이고, 한(汗)은 혈(血)의 진액(津液)이다."
286) 類經·宣明五氣, p. 460.
    "心主血 汗則血之餘也: 심(心)은 혈(血)을 주관하는 장부(臟腑)이고, 한(汗)은 혈(血)의 남은 부분으로 만들어진다."
287) 精校黃帝內經靈樞·營衛生會, p. 120.
    "奪血者 無汗 奪汗者 無血: 혈(血)을 빼앗기면 땀이 없어지고, 땀을 빼앗기면 혈(血)이 없어진다."

4. 비 기능계(脾 機能系)

1) 비(脾)

(1) 비(脾)의 위치
비(脾)는 횡격막 아래 상복부(上腹部)에 위치하며, 위(胃)와 막(膜)으로 붙어 있는데, 위(胃)의 왼쪽 위에 부착되어 있다.[289]

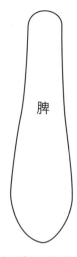

脾

〈그림 6-7〉 脾[288]

(2) 비(脾)의 형태
비(脾)의 형태는 말발굽이나 낫과 같이 평평한 모양이다.[290]

(3) 비(脾)의 특성
비(脾)는 음중(陰中)의 지음(至陰)[291]인 토(土)에 해당하여 만물을 품고 길러 주는 부모의 역할을 하는 장부(臟腑)로, 사방(四方)의 기운(氣運)을 조절하는 중앙과 음양(陰陽)의 한열(寒熱)이 만나 발생하는 기운(氣運)인 습(濕), 만물의 성장이 멈추고 결실의 계절로 변화되는 장마의 기운(氣運)과 상통한다.

(4) 비(脾)의 기능

① 수곡(水穀)의 운화(運化)
운화(運化)기능의 운(運)은 운수(運輸)·산포(散布)의 의미이고, 화(化)는 변화(變化)·소화(消化)의 의미로 비(脾)가 수곡(水穀)을 소화시켜 정기(精氣)를 운반하는 기능이다.[292][293][294]

---

288) 類經圖翼·經絡, p. 112.
289) 醫碥·臟腑說, p. 1.
　　"胃在膈膜之下 其上之左有脾 形如刀鎌: 위(胃)는 횡격막 아래에 있으며, 그 위로 왼쪽에 비(脾)가 있고 형태는 칼이나 낫과 같다."
290) 醫學入門·臟腑條分, p. 351.
　　"形扁似馬蹄 又如刀鎌: 형태는 편평(扁平)하여 말발굽과 같고, 또는 칼이나 낫과 같다."
291) 精校黃帝內經靈樞·九鍼十二原, 13.
　　"陰中之至陰 脾也: 음중(陰中)의 지음(至陰)에 해당하는 것은 비(脾)이다."

비(脾)의 운화(運化)기능은 수액(水液)의 운화(運化)와 곡식(穀食)의 운화(運化)를 포함하고 있으니, 곡식(穀食)을 소화시키고 정미(精微)를 흡수하여 전신에 산포(散布)시킴으로써 인체를 영양[295][296]하고, 수액(水液)을 흡수하고 산포(散布)시켜 체내에 정체(停滯)되는 것을 방지[297][298]하는 기능이다.

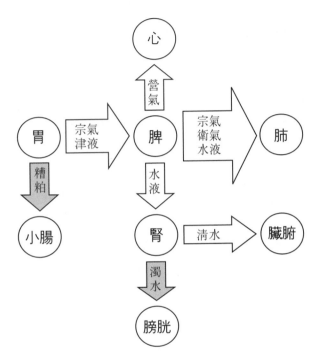

〈그림 6-8〉 비(脾)의 수곡(水穀) 운화(運化)

292) 醫部全錄(一册)·陰陽應象大論, p. 68.
　　"脾能運化 其所納: 비(脾)는 능히 받아들인 것을 운화(運化)시킨다."
293) 類經·血氣陰陽淸濁, p. 74.
　　"胃司受納水穀 而脾受其氣以爲運化: 위(胃)는 수곡(水穀)을 받아들이는 것을 맡아 있고, 비(脾)는 그 정기(精氣)를 받아 운화(運化)시키게 된다."
294) 黃元御醫書十一種(上)·素問懸解·水熱穴論, p. 122.
　　"水穀入胃 脾陽消磨 化爲霧氣 上歸於肺: 수곡(水穀)이 위(胃)로 들어오면 비(脾)의 양기(陽氣)가 소화시키고 안개와 같은 기(氣)로 변화되어 위에 있는 폐(肺)로 돌아간다."
295) 醫部全錄(一册)·經脈別論, p. 228.
　　"穀氣入胃 運化於脾 而精微之氣 散之於肝: 곡기(穀氣)가 위(胃)로 들어오면 비(脾)에 의해 운화(運化)되어 정미(精微)로운 기운(氣運)은 간(肝)으로 산포(散布)된다."

② 혈(血)의 통섭(統攝)

비(脾)는 혈(血)의 운행을 통섭(統攝)하고 제어[299]함으로써 혈(血)이 맥내(脈內)로 흐르고 맥외(脈外)로 이탈하지 못하게 하는 기능이다.[300][301]

③ 비장의(脾藏意)

의(意)는 비(脾)의 기능 활동을 바탕으로 형성되는 정신작용으로,[302] 사물과 현상에 대한 정보를 기억·회상하고 또한 새로운 상황에 대하여 비교 분석하여 판단의 기준을 마련하는 정신활동은 비(脾)가 주관한다.[303][304]

---

296) 黃帝內經素問集注·五臟生成, p. 43.
　　"脾主運化 水穀之氣 以生養肌肉 故合肉: 비(脾)는 수곡(水穀)의 기(氣)를 운화(運化)시키는 기능을 주관하여 기육(肌肉)을 생성하고 영양하므로 기육(肌肉)과 짝이 된다."
297) 黃元御醫書十一種(上)·素問懸解·經脈別論, p. 54.
　　"飮入於胃 化爲精氣 游溢升騰 上輸於脾. 脾氣散此水精 上歸於肺: 음료가 위(胃)로 들어오면 정기(精氣)로 변화되고 넘쳐나는 정기(精氣)가 상승되어 위에 있는 비(脾)로 운반된다. 비기(脾氣)는 이 수액(水液)의 정기(精氣)를 산포(散布)시켜 위에 있는 폐(肺)로 돌아가게 한다."
298) 巢氏諸病原候論·水腫病諸候, p. 165.
　　"脾虛又不能制水 故水氣盈溢 滲泄皮膚 流遍四肢 所以通身腫也: 비(脾)가 허약하여 수액(水液)을 제어하지 못하면 수기(水氣)가 넘쳐나 피부로 스며 나가고 사지(四肢)로 두루 흘러가 전신(全身)이 붓게 된다."
299) 景岳全書·便血論治, p. 1401.
　　"脾統血 脾氣虛 則不能收攝: 비(脾)는 혈(血)을 통섭(統攝)하므로 비기(脾氣)가 허약하면 혈(血)을 갈무리하지 못한다."
300) 血證論·臟腑病機論, p. 10.
　　"脾統血. 血之運行上下 全賴乎脾. 脾陽虛 則不能統血: 비(脾)는 혈(血)을 통섭(統攝)한다. 혈(血)이 인체의 상하로 운행되는 것은 모두 비(脾)에 의지하고 있다. 비(脾)의 양기(陽氣)가 허약하면 혈(血)을 통섭(統攝)하지 못한다."
301) 血證論·唾血, p. 35.
　　"脾能統血 則血自循經 而不妄動: 비(脾)가 혈(血)을 통섭(統攝)하면 혈(血)이 경맥(經脈)을 돌아다니고 망동(妄動)하지 않는다."
302) 醫部全錄(一冊)·金匱眞言論, p. 42.
　　"土精之氣 其神意: 토(土)의 정기(精氣)를 바탕으로 하는 정신활동은 의(意)이다."
303) 精校黃帝內經靈樞·本神, p. 68.
　　"心有所憶 謂之意: 심(心)에 생각하는 바가 있는 것을 일러서 의(意)라 한다."

④ 비주사(脾主思)

사(思)는 깊이 생각하고 궁리하는 상태를 말하며 비(脾)가 주관하고 있는 정서 변화이다.[305] 한 가지에 몰두하여 깊이 생각하는 것은 비토(脾土)의 안정되고 한곳에 머무르고자 하는 특성에 의해 나타나는 정서 변화이다.[306]

2) 위(胃)

(1) 위(胃)의 위치

위(胃)는 비(脾)와 접하여 있고[308] 횡격막의 아래, 상복부(上腹部)에 위치하며, 위로는 식도와 연결되고 아래는 소장(小腸)으로 통한다.[309]

(2) 위(胃)의 형태

위(胃)는 옆으로 구부러진 모양을 하고 있다.[310][311]

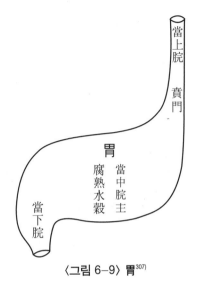

〈그림 6-9〉胃[307]

---

304) 類經 · 本神, p. 50.

　　"憶 思憶也. 謂一念之生 心有所嚮 而未定者 曰意: 억(憶)이란 사억(思憶)으로 한 생각이 생겨나는 것을 말하는데 마음에 향하는 바가 있으나 결정되지 않은 상태를 의(意)라 한다."

305) 精校黃帝內經素問 · 五運行大論, p. 238.

　　"中央生濕……在臟爲脾……其志爲思: 중앙에서 습(濕)이 생성되고…… 장부(臟腑)에 있어서는 비(脾)가 되고…… 정서(情緖)에 있어서는 사(思)가 된다."

306) 類經 · 本神, p. 50.

　　"因志而存變 謂意志雖定 而復有反覆計度者 曰思: 지(志)로 인하여 변화가 존재하는 것은 의지(意志)가 비록 결정을 하였으나 다시 되풀이하여 헤아리고 판단하는 것을 말하니 사(思)라 한다."

307) 類經圖翼 · 經絡, p. 112.

308) 精校黃帝內經素問 · 太陰陽明論, p. 112.

　　"脾與胃以膜相連耳: 비(脾)는 위(胃)와 더불어 막(膜)으로 서로 이어져 있다."

309) 醫學入門 · 臟腑條分, p. 355.

　　"上透咽門(食管) 而受其所吞 曲接小腸 而傳其所腐: 위(胃)는 위로 인문(咽門) 즉 식도(食道)와 통하여 삼킨 것을 받아들이며, 굽어져 소장(小腸)과 연결되어 소화된 것을 전달한다."

310) 精校黃帝內經靈樞 · 腸胃, p. 170.

　　"胃紆曲屈: 위(胃)는 굽어지고 휘어져 있다."

(3) 위(胃)의 특성

위(胃)는 양토(陽土)로 양명(陽明)의 조기(燥氣)를 상징하여 생리적으로도 건조하기 쉬운 특성을 가지고 있으며, 건조하고 더운 기운을 바탕으로 수곡(水穀)을 소화시킨다.[312]

(4) 위(胃)의 기능

① 수곡(水穀)의 수납(受納)

위(胃)는 곳간과 같은 역할[313]을 하는 장부(臟腑)로 섭취한 음식물을 받아들이고 소화된 후의 조박(糟粕)은 소장(小腸)으로 내려 보내는 역할을 한다.[314][315]

② 수곡(水穀)의 부숙(腐熟)

위(胃)는 섭취한 수곡(水穀)을 소화시켜 정미(精微)로운 기운(氣運)은 비(脾)로 보내 주고, 조박(糟粕)은 소장(小腸)으로 내려 보내므로 일차적인 소화기능을 담당한다.[316]

---

311) 精校黃帝內經靈樞·平人絶谷, p. 172.
　　"胃……橫屈受水穀三斗五升: 위(胃)는……옆으로 굽어져 수곡(水穀) 세 말 다섯 되를 받아들인다."
312) 血證論·臟腑病機論, p. 9.
　　"胃土以燥納物 脾土以濕化氣: 위토(胃土)는 건조한 기운(氣運)으로 물체를 받아들이고, 비토(脾土)는 습(濕)한 기운(氣運)으로 수곡(水穀)의 기(氣)를 변화시킨다."
313) 精校黃帝內經素問·靈蘭秘典論, p. 34.
　　"脾胃者 倉廩之官 五味出焉: 비위(脾胃)는 곳간에 해당하는 관직(官職)으로 오미(五味)가 나온다."
314) 醫學入門·臟腑條分, p. 355.
　　"上透咽門(食管) 而受其所吞 曲接小腸 而傳其所腐: 위(胃)는 위로 인문(咽門) 즉 식도(食道)와 통하여 삼킨 것을 받아들이며, 굽어져 소장(小腸)과 연결되어 소화된 것을 전달한다."
315) 醫部全錄(一冊)·靈蘭秘典論, p. 94.
　　"脾胃則包容五穀 是爲倉廩之官. 營養四旁 故云五味出焉: 비위(脾胃)는 오곡(五穀)을 담아 두게 되므로 창름지관(倉廩之官)이 된다. 사방(四方)의 사장(四臟)을 영양하므로 오미(五味)가 나온다고 말한다."
316) 醫學入門·臟腑條分, p. 340.
　　"胃中腐熟水穀 其滓穢自胃之下口 傳入於小腸上口: 위중(胃中)에서 수곡(水穀)이 부숙(腐熟)되면 그 찌꺼기는 위(胃)의 하구(下口)에서부터 소장(小腸)의 상구(上口)로 전달되어 들어간다."

3) 기능발현계(機能發現系)

(1) 구순(口脣)

구순(口脣)은 비(脾)의 기능을 외부로 드러내는 관청(官廳)[317]이라 하였는데, 비위(脾胃)는 수곡(水穀)의 소화흡수를 담당하고 있고 구순(口脣)은 수곡(水穀)을 받아들이는 통로[318]로 소화기(消化器)를 구성하는 일부분이면서 비위(脾胃)의 기혈(氣血)로부터 영양작용을 받아 비(脾)의 영화(榮華)로움을 드러낸다고 하여 비위(脾胃)의 기능을 살필 수 있는 부위가 된다.[319][320]

(2) 기육(肌肉)

기육(肌肉)은 인체를 둘러싸고 있는 살로, 땅(地土)에서 생산되는 수곡(水穀)이 비위(脾胃)를 거쳐 소화·흡수되고, 흡수된 수곡(水穀)의 정기(精氣)에 의해 영양작용을 받고 있어 비위(脾胃)의 기능에 따라 기육(肌肉)의 상태가 변하므로 비(脾)의 기능을 외부로 드러내는 부위가 된다.[321][322][323]

---

317) 精校黃帝內經靈樞·五閱五使, p. 186.
  "口脣者 脾之官也: 구순(口脣)은 비(脾)의 관청(官廳)이다."
318) 醫部全錄(一冊)·金匱眞言論, p. 42.
  "脾爲化穀 口主迎糧 故開竅於口: 비(脾)는 곡식(穀食)을 소화시키고 입은 양식(糧食)을 맞아들이므로 비(脾)는 입에 통로(竅)를 열고 있다."
319) 醫部全錄(一冊)·六節藏象論, p. 110.
  "口爲脾官 脾主肌肉 故曰華在脣四白 充在肌也. 四白 謂脣四際之白色肉也: 입은 비(脾)의 관청(官廳)이고 비(脾)는 인체의 기육(肌肉)을 주관하므로 비(脾)의 영화(榮華)로움은 입술의 사백(四白)에 나타나고 비(脾)의 충실함은 기육(肌肉)에 나타난다. 사백(四白)은 입술의 네 군데 경계가 되는 지점의 흰색 기육(肌肉)이다."
320) 精校黃帝內經靈樞·脈度, p. 115.
  "脾氣通于口 脾和則口能知五穀矣: 비(脾)의 기운(氣運)이 구(口)와 통하고 있으므로 비(脾)의 기능이 조화로우면 입이 오곡(五穀)의 맛을 알 수 있다."
321) 精校黃帝內經素問·痿論, p. 166.
  "脾主身之肌肉: 비(脾)는 신체의 기육(肌肉)을 주관한다."
322) 黃帝內經素問集注·五臟生成, p. 43.
  "脾主運化 水穀之氣 以生養肌肉 故合肉: 비(脾)는 수곡(水穀)의 기(氣)를 운화(運化)시키는 기능을 주관하여 기육(肌肉)을 생성하고 영양하므로 기육(肌肉)과 짝이 된다."

(3) 사지(四肢)

사지(四肢)는 비위(脾胃)가 주관하는 부위로, 사지(四肢)의 활동과 운동기능이 모두 비위(脾胃)로부터 기혈(氣血)의 영양작용을 받아 이루어지며,[324][325] 사지(四肢)의 활동은 인체가 필요로 하는 수곡(水穀)을 구하여 비위(脾胃)에 공급하는 것이므로 비(脾)의 기능을 드러내는 부위가 된다.

(4) 대복(大腹)

대복(大腹)은 비위(脾胃)가 위치하고 있는 부위[326]로, 복부(腹部)는 비위(脾胃)를 보호[327]하는 기능을 하고 있으면서 또한 비위(脾胃)의 기능을 외부로 드러내고 있다.[328]

(5) 연(涎)

연(涎)은 비(脾)가 주관하는 진액(津液)[329][330]으로, 구각(口角)으로 유출[331]되는 것이

---

323) 脾胃論·脾胃勝衰論, p. 34.
　　"脾胃俱旺 則能食而肥. 脾胃俱虛 則不能食而瘦: 비위(脾胃)가 모두 기능이 왕성하면 음식을 잘 먹어서 살찌게 된다. 비위(脾胃)가 모두 기능이 허약하면 음식을 잘 먹지 못해서 여위게 된다."

324) 精校黃帝內經素問·太陰陽明論, p. 112.
　　"四支皆稟氣於胃: 사지(四肢)는 모두 위(胃)로부터 기(氣)를 받는다."

325) 類經·太陰陽明之異, p. 428.
　　"四肢之擧動 必賴胃氣以用: 사지(四肢)를 움직이게 되는 것은 반드시 위기(胃氣)에 의지하여 작용한다."

326) 東醫寶鑑·腹, p. 769.
　　"脾胃主中州 大腹小腹 是其候也: 비위(脾胃)는 인체의 가운데 부위를 주관하고 있으니 대복(大腹)과 소복(小腹)이 그 징후를 드러낸다."

327) 精校黃帝內經靈樞·脹論, p. 178.
　　"胸腹臟腑之郭也: 흉부(胸部)와 복부(腹部)는 장부(臟腑)의 성곽(城郭)이다."

328) 東醫寶鑑·腹, p. 769.
　　"大腹痛 多食積外邪: 대복통(大腹痛)은 음식이 소화되지 않고 뭉치거나 외부의 사기(邪氣)가 침범하여 발생하는 경우가 많다."

329) 東醫寶鑑·津液, p. 350.
　　"腎主五液 分化五藏……入脾爲涎: 신(腎)이 오액(五液)을 주관하여 오장(五臟)으로 나누어 주는데…… 비(脾)로 들어가서 묽은 침이 된다."

330) 醫部全錄(一册)·宣明五氣, p. 248.
　　"脾爲涎 故脣口主脾者 涎出於脾也: 비(脾)에 해당하는 진액(津液)은 연(涎)으로 구순(口脣)을 주관하는 것이 비(脾)이므로 연(涎)은 비(脾)로부터 나온다."

며, 타액(唾液) 중 비교적 맑고 묽은 부분을 말하며 구강(口腔)을 윤택하게 하고 음식물을 삼키고 소화시키는 데 도움을 준다.

5. 폐 기능계(肺 機能系)

1) 폐(肺)

(1) 폐(肺)의 위치

폐(肺)는 횡격막 위의 흉중(胸中)에 위치[332]하며 척추(脊椎) 세 번째 마디에 부착되어 있으면서 아래로 오장(五臟)을 덮고 있다.[333]

(2) 폐(肺)의 형태

폐(肺)의 형태는 사람의 어깨와 비슷하고

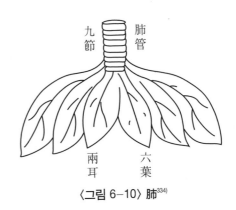

〈그림 6-10〉肺[334]

색(色)이 백옥(白玉)과 같으며 두 개의 펼쳐진 이파리와 여러 개의 작은 이파리로 이루어져 있는데, 폐(肺)의 내부는 텅 비어 있는 벌집 모양이다.[335][336]

---

331) 東醫寶鑑·津液, p. 361.
　　"口角流出 而不禁者 涎也: 구각(口角)으로 흘러나오면서 그치지 않는 것이 연(涎)이다."
332) 難經本義·三十二難, p. 99.
　　"心肺在膈上: 심폐(心肺)는 횡격막의 위에 있다."
333) 精校黃帝內經靈樞·九針論, p. 331.
　　"肺者 五臟六腑之蓋也: 폐(肺)는 오장육부(五臟六腑)의 덮개이다."
334) 類經圖翼·經絡, p. 109.
335) 東醫寶鑑·肺臟, p. 412.
　　"肺之形 似人肩 二布葉 數小葉 中有二十四孔行列: 폐(肺)의 형태는 사람의 어깨와 비슷하며, 두 개의 펼쳐진 이파리와 여러 개의 작은 이파리로 이루어져 있고, 내부에는 스물네 개의 구멍이 나열되어 있다."
336) 醫貫·內經十二官論, p. 5.
　　"喉下爲肺 兩葉白瑩 謂之華蓋 以復諸臟. 虛如蜂窠 下無透竅: 후롱(喉嚨) 즉 기도(氣道)의 아래가 폐(肺)가 되니 두 개의 이파리가 흰색의 옥(玉)과 같이 깨끗하며 화개(華蓋)라고도 부르고 제반 오장(五臟)을 덮고 있다. 비어 있는 것이 벌집과 같고 아래로 뚫어진 통로는 없다."

(3) 폐(肺)의 특성

폐(肺)는 양중(陽中)의 음(陰)[337]인 금(金)[338]에 해당하여 수렴(收斂)을 대표하는 장부(臟腑)로 음(陰)이 하강하는 서쪽과 음(陰)이 활동하여 발생하는 기운(氣運)인 조(燥), 만물이 낙엽이 지고 결실을 맺는 시기인 가을의 기운(氣運)과 상통한다.

(4) 폐(肺)의 기능

① 폐주기(肺主氣)

폐(肺)는 인체의 모든 기(氣)를 주관[339]하는 장부(臟腑)로 기(氣)의 생성과 운행을 총괄하고 있다. 특히 폐(肺)는 호흡을 통하여 받아들인 천기(天氣)와 비위(脾胃)를 통하여 흡수한 수곡(水穀)의 기(氣)를 장부(臟腑)·경락(經絡)·신체 각 부위로 운행시킨다.[340][341][342]

특히, 폐(肺)의 치절(治節)[343]은 다스리고 조절한다는 의미로, 폐(肺)는 기(氣)의 운행

---

337) 精校黃帝內經靈樞·九鍼十二原, p. 13.
   "陽中之少陰 肺也: 양중(陽中)의 소음(少陰)에 해당하는 것은 폐(肺)이다."
338) 精校黃帝內經素問·水熱穴論, p. 213.
   "秋者 金始治 肺將收殺: 가을은 금(金)의 기운(氣運)이 다스리기 시작하는 시기로 폐(肺)가 장차 만물을 거두어들이고 죽인다."
339) 精校黃帝內經素問·六節臟象論, p. 36.
   "肺者 氣之本: 폐(肺)는 모든 기(氣)의 근본이다."
340) 醫部全錄(二冊)·憂恚無言, p. 1307.
   "肺之上管爲喉嚨 主氣之呼吸出入: 폐(肺)의 위에 있는 관(管)이 후롱(喉嚨)이 되고 기(氣)를 들이쉬고 내쉬는 출입을 주관한다."
341) 精校黃帝內經靈樞·營衛生會, p. 119.
   "人受氣於穀 穀入于胃 以傳于肺 五臟六腑 皆以受氣: 사람은 곡식(穀食)으로부터 기(氣)를 받는데, 곡식(穀食)이 위(胃)에 들어오면 폐(肺)로 전달되어 오장육부(五臟六腑)가 모두 기(氣)를 받게 된다."
342) 醫部全錄(二冊)·經水, p. 1051.
   "肺受胃之穀氣 而行諸經. 諸經受肺之大氣 而行各經: 폐(肺)가 위(胃)의 곡기(穀氣)를 받아 제반 경맥(經脈)으로 운행시킨다. 제반 경맥(經脈)은 폐(肺)의 대기(大氣)를 받아 작은 각 경맥(經脈)으로 운행시킨다."
343) 精校黃帝內經素問·靈蘭秘典論, p. 34.
   "肺者 相傳之官 治節出焉: 폐(肺)는 임금의 명령을 전달하는 관직(官職)으로 치절(治節)이 나온다."

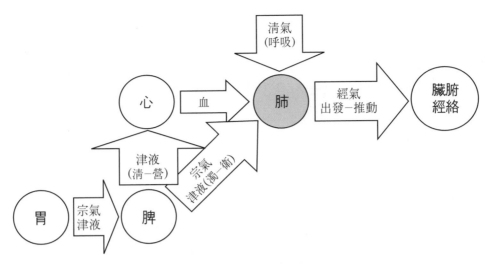

〈그림 6-11〉 폐주기(肺主氣)

을 통하여 인체 전반에 대한 생리기능의 제어와 조절을 담당하고 있어 폐(肺)에서 치절(治節)이 나온다고 한다.[344)345)]

② 호흡(呼吸) 조절

폐(肺)는 천기(天氣)와 상통하여 호흡을 주관하는 장부(臟腑)로,[346)] 인체 내외의 기(氣)를 교환하는 장소가 되어 외부의 청기(清氣)는 받아들이고 내부의 탁기(濁氣)를 배출시킨다.[347)]

---

344) 內經知要·臟象, p. 70.
　　"肺主氣. 氣調則臟腑諸官廳 其節制 無所不治 故曰治節出焉: 폐(肺)가 인체의 모든 기(氣)를 주관한다. 기(氣)가 조절되면 제반 관청(官廳)인 장부(臟腑)가 조절되고 제어되어 다스려지지 않는 바가 없으므로 치절(治節)이 나온다고 한다."
345) 類經·十二官, p. 30.
　　"肺主氣 氣調則營衛藏府無所不治 故曰治節出焉. 節 制也: 폐(肺)가 인체의 모든 기(氣)를 주관하므로 기(氣)가 조절되면 영위기(營衛氣)와 장부(臟腑)가 다스려지지 않는 바가 없으므로 치절(治節)이 나온다고 한다. 절(節)은 제어의 의미이다."
346) 醫部全錄(一冊)·玉機眞藏論, p. 199.
　　"肺主氣 而司呼吸開闔: 폐(肺)는 인체의 기(氣)를 주관하면서 호흡을 하기 위하여 열고 닫는 작용을 맡아 다스린다."

폐(肺)가 주관하는 호흡은 음양(陰陽)의 운동에 의해 이루어지는 것으로, 폐(肺)는 양(陽)의 운동으로 숨을 내쉬게 하여 탁기(濁氣)를 내보내고, 신(腎)은 음(陰)의 운동으로 숨을 들이쉬게 하여 청기(清氣)를 받아들인다.[348)349)350)]

③ 수액대사(水液代謝) 조절

수액(水液)의 대사(代謝)는 기(氣)의 운행에 의해 이루어지고, 인체의 모든 기(氣)의 운행은 폐(肺)가 주관하고 있으므로 폐(肺)가 수액(水液)의 대사(代謝)에 관여한다.[351)]

폐(肺)가 기(氣)의 운행을 통하여 수액(水液)의 운행을 추동(推動)함으로써 수액(水液)이 정상적인 경로로 운행되고, 수액(水液)의 정기(精氣)는 각 장부(臟腑)로 보내 생리활동에 활용하고 수액(水液)의 탁기(濁氣)는 체외로 배설시킨다.[352)353)]

---

347) 東醫寶鑑·氣, p. 250.
　　"吐者 出故氣 亦名死氣 納者 取新氣 亦名生氣: 토(吐)해내는 것은 오래된 기운(氣運)을 내보내는 것으로 사기(死氣)라고도 하며, 받아들이는 것은 새로운 기운(氣運)을 취하는 것으로 생기(生氣)라고도 한다."

348) 難經本義·十一難, p. 52.
　　"人吸者 隨陰入 呼者 因陽出: 사람이 숨을 들이쉬는 것은 음(陰)을 따라 들어오고, 숨을 내쉬는 것은 양(陽)을 따라 나간다."

349) 東醫寶鑑·氣, p. 248.
　　"呼則氣出 陽之闢也 吸則氣入 陰之闔也. 盖人身之陰陽 與天地陰陽相似: 숨을 내쉬면 기(氣)가 나가니 양(陽)의 열어주는 작용이고, 숨을 들이쉬면 기가 들어오니 음(陰)의 닫는 작용이다. 대개 사람의 음양(陰陽)은 천지(天地)의 음양(陰陽)과 더불어 비슷하다."

350) 醫扁·氣, p. 22.
　　"腎主納氣 故丹田爲下氣海. 肺爲氣主 故胸中爲上氣海: 신(腎)은 기(氣)를 받아들이므로 단전(丹田)이 아래에 있는 기해(氣海)가 된다. 폐(肺)는 인체의 기(氣)를 주관하므로 흉중(胸中)이 위에 있는 기해(氣海)가 된다."

351) 類經·食飲之氣歸輸藏府, p. 58.
　　"肺氣運行 水隨而注 故肺能通調水道: 폐기(肺氣)가 운행되면 수액(水液)이 따라서 흐르게 되므로 폐(肺)가 능히 수도(水道)를 소통시키고 조절한다."

352) 醫部全錄(一冊)·脈要精微論, p. 168.
　　"脾氣散津 上歸於肺 肺氣通調 而後水津四布: 비기(脾氣)는 진액(津液)을 산포(散布)시켜 위의 폐(肺)로 돌아가게 하고, 폐기(肺氣)의 소통시키고 조절하는 작용이 있은 후에 수액(水液)과 진액(津液)이 사방으로 산포(散布)된다."

④ 폐장백(肺藏魄)

백(魄)은 폐(肺)의 기능 활동을 바탕으로 형성되는 정신작용으로,[354] 이목구비(耳目口鼻)와 피부 등에서 비롯되는 감각기능과 수족(手足)의 운동기능 및 학습 등 내부로 받아들이는 형태의 정신활동은 폐(肺)가 주관한다.[355][356]

⑤ 폐주우비(肺主憂悲)

우비(憂悲)는 근심과 슬픔으로 마음이 유쾌하지 못한 상태를 말하며 폐(肺)가 주관하고 있는 정서 변화이다.[357] 유쾌하지 못하고 근심이 많은 상태는 폐금(肺金)이 가지고 있는 숙살(肅殺)[358]의 특성에 의해 양기(陽氣)가 사라지면서 나타나는 정서 변화이다.[359][360]

---

353) 黃元御醫書十一種(上)·素問懸解·水熱穴論, p. 122.
"水穀入胃 脾陽消磨 化爲霧氣 上歸於肺. 肺主氣 肺金淸降 則化精水 精藏於腎 水滲於膀胱: 수곡(水穀)이 위(胃)로 들어오면 비(脾)의 양기(陽氣)가 수곡(水穀)을 소화시켜 안개와 같은 상태의 기(氣)로 변화되어 위의 폐(肺)로 돌아간다. 폐(肺)는 기(氣)를 주관하는 장부(臟腑)로 폐금(肺金)의 서늘하고 맑은 기운(氣運)이 하강하면 정수(精水)로 변화되어 정(精)은 신(腎)에 저장되고 수액(水液)은 방광(膀胱)으로 스며나간다."

354) 醫部全錄(一冊)·金匱眞言論, p. 42.
"金精之氣 其神魄: 금(金)의 정기(精氣)를 바탕으로 하는 정신활동은 백(魄)이다."

355) 類經·本神, p. 50.
"魄之爲用 能動作 痛痒由之而覺也: 백(魄)으로 인한 작용은 능히 신체를 움직이고, 통증이나 가려움 등으로 말미암아 감각을 깨닫게 되는 것이다."

356) 類經·天年常度, pp. 63∼64.
"不運用動作底是魄 魄盛則耳目聰明能記憶 老人目昏耳聵記事不得者 魄衰也……陰主藏受 故魄能記憶在內: 다루어서 활용하거나 활동하지 않는 것의 바탕은 백(魄)이므로 백(魄)의 기능이 왕성하면 귀와 눈의 기능이 총명하고 기억을 잘한다. 노인이 눈이 흐려지며 귀가 멀고 기억을 잘 하지 못하는 것은 백(魄)이 쇠약해진 것이다.…… 음(陰)은 저장하고 받아들이는 것을 주관하므로 백(魄)은 기억하여 내부에 존재하도록 받아들이는 정신활동을 주관한다."

357) 精校黃帝內經素問·五運行大論, p. 238.
"西方生燥……在臟爲肺……其志爲憂: 서쪽에서 조(燥)가 생성되고…… 장부(臟腑)에 있어서는 폐(肺)가 되고…… 정서(情緒)에 있어서는 우(憂)가 된다."

358) 쌀쌀한 가을 기운(氣運)이 풀이나 나무를 말려 죽임.

359) 類經·四時陰陽外內之應, p. 41.
"金氣慘悽 故令人憂: 금(金)의 기운(氣運)은 참혹(慘酷)하고 슬프게 하므로 사람을 우울하게 한다."

2) 대장(大腸)

(1) 대장(大腸)의 위치

대장(大腸)은 회장(廻腸)과 광장(廣腸) 및
항문(肛門)을 포함하는 것으로, 앞쪽으로 배
꼽에 접하여 오른쪽으로 돌아 소장(小腸)의
십육곡(十六曲)을 둘러싸고 있고,[361] 위로는
란문(蘭門)에서 소장(小腸)과 이어지고 아래
로는 광장(廣腸)과 상통한다.

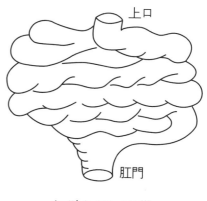

〈그림 6-12〉 大腸[362]

(2) 대장(大腸)의 형태

대장(大腸)의 형태는 배꼽 부위에서 오른쪽으로 돌아 열여섯 개의 굽이가 겹겹이 쌓
여진 모양을 하고 있다.[363)364]

(3) 대장(大腸)의 특성

대장(大腸)은 양명(陽明)의 조기(燥氣)를 간직하고 있는 장부(臟腑)로 건조하고 더운
기운(氣運)을 바탕으로 대변을 형성하여 체외로 배출시킨다.[365]

---

360) 黃元御醫書十一種(下)·四聖心源·顚狂根原, p. 85.
  "氣之方降 而未降則悲 已降則爲恐: 기(氣)가 바야흐로 하강하는데 완전히 하강하지 않았을 때 비
  (悲)의 정서가 발생하고 완전히 하강하면 공(恐)의 정서가 발생한다."
361) 精校黃帝內經靈樞·腸胃, p. 170.
  "廻腸當臍 左環廻周葉積而下 廻運環反十六曲: 회장(廻腸)은 배꼽 부위에서 왼쪽으로 고리와 같
  이 돌아 겹겹이 쌓여 있으면서 아래로 소장(小腸)의 십육곡(十六曲)을 반복하여 두르고 있다."
362) 類經圖翼·經絡, p. 109.
363) 東醫寶鑑·大腸腑, p. 434.
  "大腸後附脊 以受小腸滓穢. 當臍右廻疊積 上下辟大: 대장은 뒤로 척추에 붙어 있고 소장의 찌꺼
  기를 받아들인다. 배꼽 부위에서 오른쪽으로 돌아 겹겹이 쌓여 있고 아래위로 크게 열려 있다."
364) 難經本義·四十二難, p. 113.
  "大腸……當臍右廻十六曲: 대장(大腸)은……배꼽 부위에서 오른쪽으로 돌아 열여섯 개로 굽이
  져 있다."

(4) 대장(大腸)의 기능

대장(大腸)은 소장(小腸)에서 소화·흡수되고 남은 수곡(水穀)의 조박(糟粕) 중 탁(濁)한 찌꺼기를 전달받아 진액(津液)은 흡수하여 피부로 보내고, 남은 찌꺼기는 대변을 형성하여 체외로 배출시킨다.[366)367)]

3) 기능발현계(機能發現系)

(1) 비(鼻)

비(鼻)는 폐(肺)의 기능을 외부로 드러내는 통로[368)369)]가 되는데, 폐(肺)는 호흡기능을 주관하는 장부(臟腑)이고, 코는 폐(肺)의 호흡운동에 따라 청기(淸氣)와 탁기(濁氣)가 출입하는 통로[370)371)]가 되므로 기(氣)의 출입 상태를 통하여 폐(肺)의 기능을 외부로 드러낸다.

---

365) 血證論·臟腑病機論, p. 12.
 "大腸司燥金 喜潤而惡燥 寒則滑脫 熱則秘結……與胃同是陽明之經: 대장(大腸)은 조금(燥金)의 기운(氣運)을 맡아 다스리므로 습윤(濕潤)한 기운(氣運)을 좋아하고 조열(燥熱)한 기운(氣運)을 싫어하므로 차가워지면 매끄럽게 빠져나가고(泄瀉) 더워지면 숨듯이 뭉쳐진다(便秘).…… 위(胃)와 더불어 동일하게 양명(陽明)의 경맥(經脈)에 해당한다."
366) 醫部全錄(一冊)·痺論, p. 394.
 "大腸爲肺之腑 而主大便: 대장(大腸)은 폐(肺)와 짝을 이루는 육부(六腑)로 대변을 주관한다."
367) 類經·十二官, p. 31.
 "大腸居小腸之下 主出糟粕 故爲腸胃變化之傳道: 대장(大腸)은 소장(小腸)의 아래에 있으면서 조박(糟粕)을 내보내는 기능을 주관하고 있으므로 장위(腸胃)에서 변화된 것을 전달하는 통로가 된다."
368) 精校黃帝內經靈樞·五閱五使, p. 186.
 "鼻者 肺之官也: 코는 폐(肺)의 관청(官廳)이다."
369) 醫學入門·傷寒(鼻鳴), p. 1038.
 "鼻者 呼吸淸氣之路 上竅於肺: 코는 청기(淸氣)를 호흡하는 도로로 폐(肺)의 위에 있는 통로이다."
370) 精校黃帝內經靈樞·口問, p. 159.
 "口鼻者 氣之門戶也: 입과 코는 기(氣)가 출입하는 문(門)이다."
371) 醫部全錄(一冊)·平人氣象論, p. 180.
 "鼻中出氣曰呼 入氣曰吸: 코의 내부에서 기(氣)가 나가는 것을 숨을 내쉰다고 하고, 기(氣)가 들어오는 것을 숨을 들이쉰다고 한다."

코는 냄새를 판별하는 후각(嗅覺)기능을 담당하고 있으며, 코는 폐(肺)의 기혈(氣血)로부터 직접적인 영양작용을 받고 있으므로 폐(肺)의 기능이 정상적일 때 후각(嗅覺)기능이 정상적으로 유지될 수 있다.[372]

(2) 후롱(喉嚨)[373]

폐(肺)는 호흡기능을 주관하는 장부(臟腑)이고, 후롱(喉嚨)은 폐(肺)의 호흡운동에 따라 청기(淸氣)와 탁기(濁氣)가 출입하는 통로[374][375]가 되므로 기(氣)의 출입 상태를 통하여 폐(肺)의 기능을 외부로 드러낸다.

(3) 피모(皮毛)

피모(皮毛)의 피(皮)는 피부를 의미하고, 모(毛)는 피부에 있는 작은 털을 의미하며, 피부에 있는 주리(腠理)를 포함하여 피모(皮毛)라 하고 폐(肺)의 영화(榮華)로움을 관찰할 수 있는 부위[376]가 된다.

피모(皮毛)는 가장 바깥쪽에서 인체를 둘러싸고 있고, 또 피모(皮毛)에는 위기(衛氣)가 운행되면서 인체를 사기(邪氣)의 침입으로부터 방어[377][378]하는데, 인체 모든 기(氣)의 생성과 운행을 주관하는 장부(臟腑)가 폐(肺)이고, 폐(肺)의 기혈(氣血)이 피모(皮毛)를 영양[379]하므로 피모(皮毛)를 통하여 폐(肺)의 기능을 드러낸다.

---

372) 精校黃帝內經靈樞·脈度, p. 115.
　　"肺氣通於鼻 肺和則鼻能知香臭矣: 폐(肺)의 기운(氣運)이 코와 상통하므로 폐(肺)의 기능이 조화로우면 코가 능히 냄새를 잘 맡는다."

373) 기도(氣道).

374) 醫學入門·臟腑條分, p. 359.
　　"肺系有二 一系上通喉嚨: 폐(肺)의 계통에 두 개가 있는데 하나의 계통이 위로 후롱(喉嚨)과 상통한다."

375) 醫部全錄(二冊)·憂恚無言, p. 1307.
　　"肺之上管爲喉嚨 主氣之呼吸出入: 폐(肺)의 위에 있는 관(管)이 후롱(喉嚨)이 되고 기(氣)의 호흡에 의한 출입을 주관한다."

376) 精校黃帝內經素問·六節臟象論, p. 36.
　　"肺者 氣之本 魄之處也 其華在毛 其充在皮: 폐(肺)는 기(氣)의 근본이고 백(魄)이 깃들어 있는 곳이며, 폐(肺)의 영화로움은 호모(毫毛)에 나타나고 충실함은 피부에 있다."

377) 類經·宣明五氣, p. 462.
　　"肺主皮毛 應金之堅 而保障全體 捍禦諸邪也: 폐(肺)는 인체의 피모(皮毛)를 주관하는데 금기(金氣)의 견고하게 만드는 특성에 상응하여 인체를 보호하고 제반 사기(邪氣)의 침입을 방어한다."

(4) 체(涕)

체(涕)는 폐(肺)가 주관하는 진액(津液)[380]으로 폐(肺)의 기능을 드러내는 코로 분비되어 콧구멍을 윤택[381]하게 함으로써 건조해지지 않고 정상적인 호흡과 후각(嗅覺)기능을 유지하게 한다.

6. 신 기능계(腎 機能系)

1) 신(腎)

(1) 신(腎)의 위치

신(腎)은 허리의 척추(脊椎) 열네 번째 마디 아래에서 양쪽으로 일촌오푼(一寸五分) 떨어진 곳에 두 개가 있다.[383)384)]

(2) 신(腎)의 형태

신(腎)의 형태는 강두콩 모양과 같고, 두 개의 신(腎)이 서로 마주 보며 약간 굽어져 있다.[385] 신의 외부는 황색(黃色)의 기름막이 싸고 있으며 내부는 백색(白色)이고 외부

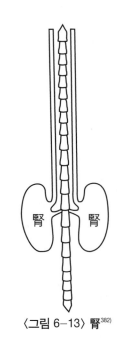

〈그림 6-13〉 腎[382]

---

378) 景岳全書·述古, p. 859.
　　"肺主皮毛 肺氣虛 則腠理不密 風邪易入: 폐(肺)가 피모(皮毛)를 주관하므로 폐기(肺氣)가 허약하면 주리(腠理)가 치밀하지 못하여 풍사(風邪)가 쉽게 들어온다."

379) 醫部全錄(一册)·陰陽應象大論, p. 59.
　　"肺之精氣 生養皮毛: 폐(肺)의 정기(精氣)가 피모(皮毛)를 생성하고 영양한다."

380) 東醫寶鑑·津液, p. 350.
　　"腎主五液 分化五藏……入肺爲涕: 신(腎)이 오액(五液)을 주관하여 오장(五臟)으로 나누어 주는데…… 폐(肺)로 들어가서 콧물이 된다."

381) 醫部全錄(一册)·宣明五氣, p. 247.
　　"肺爲涕 潤於鼻竅也: 폐(肺)에 배속된 진액(津液)은 콧물이 되며, 콧구멍을 윤택하게 한다."

382) 類經圖翼·經絡, p. 118.

383) 精校黃帝內經素問·脈要精微論, p. 57.
　　"腰者 腎之府: 허리는 신(腎)이 간직되어 있는 곳간이다."

는 흑색(黑色)이다.[386]

(3) 신(腎)의 특성

신(腎)은 음중(陰中)의 음(陰)[387]인 수(水)[388]에 해당하여 봉장(封藏)을 대표하는 장부(臟腑)로 음(陰)의 기운(氣運)이 왕성한 북쪽과 음(陰)의 활동이 왕성하여 발생하는 기운(氣運)인 한(寒), 만물의 양기(陽氣)가 사라지고 숨어들어 가는 시기인 겨울의 기운(氣運)과 상통한다.

(4) 신(腎)의 기능

① 정(精)의 저장(貯藏)

신(腎)은 봉장(封藏)의 특성을 바탕으로 선천(先天)의 정(精)과 후천(後天)의 정(精)을 간직[389][390]하여 출생 후 후천(後天)의 생식(生殖)기능, 인체에 대한 영양(營養)작용,

---

384) 醫貫·內經十二官論, p. 6.
　　"腎有二 精之舍也. 生于脊膂十四椎下 兩旁各一寸五分: 신(腎)은 두 개가 있고 정(精)이 간직되어 있다. 신(腎)은 척추(脊椎) 열네 번째 마디 아래 양쪽으로 일촌오푼(一寸五分) 떨어진 지점에 생겨 있다."

385) 類經圖翼·經絡, p. 118.
　　"腎有兩枚 形如豇豆 相幷而曲 附于脊之兩旁. 相去各一寸五分 外有黃脂包裹: 신(腎)은 두 개가 있으며 형태는 강두콩과 같고 서로 나란히 위치하며 굽어진 것이 척추의 양쪽에 부착되어 있다. 서로 각각 일촌오푼(一寸五分) 떨어 있으며 외부는 황색(黃色)의 기름이 싸고 있다."

386) 醫貫·內經十二官論, p. 6.
　　"腎有二 精之舍也……形如豇豆 相幷而曲 附於脊 外有黃脂包裹 裏白外黑: 신(腎)은 두 개가 있고 정(精)이 간직되어 있다.…… 형태는 강두콩과 같고 서로 나란히 위치하며 굽어진 것이 척추에 부착되어 있는데, 외부는 황색(黃色)의 기름이 싸고 있고, 신(腎)의 내부는 백색(白色)이고 외부는 흑색(黑色)이다."

387) 精校黃帝內經靈樞·九鍼十二原, p. 13.
　　"陰中之太陰 腎也: 음중(陰中)의 태음(太陰)에 해당하는 것은 신(腎)이다."

388) 精校黃帝內經素問·水熱穴論, p. 214.
　　"冬者 水始治 腎方閉: 겨울은 수(水)의 기운(氣運)이 다스리기 시작하고 신(腎)의 기운(氣運)이 폐색(閉塞)하기 시작한다."

389) 精校黃帝內經素問·六節藏象論, p. 36.
　　"腎者 主蟄 封藏之本 精之處也: 신(腎)은 숨어들어 가는 것을 주관하고, 닫아 감추고 저장하는 근본이 되어 정(精)이 간직되어 있는 곳이다."

외사(外邪)를 방어하는 기능의 바탕이 된다.

• 생식(生殖)

생식기능은 종족(種族)을 보존하기 위하여 생명체를 생산하는 기능으로 신장(腎臟)의 정기(精氣)가 충만하게 되었을 때 형성되는 기능이다.

남자는 16세가 되면 정(精)의 배설이 가능해지고, 여자는 14세가 되면 생리가 있게 되므로 이때부터 생식기능이 시작된다. 이 시기는 출생해서 신장(腎臟)의 기운(氣運)이 왕성해지고 정(精)이 체내에 충만하게 되는 시기이기 때문에 인체의 생식기능은 신장(腎臟)에 간직된 정(精)을 바탕으로 유지되는 기능이다.[391)392)]

• 인체 영양(營養)

장부(臟腑)의 생리기능 활동으로 생성된 정(精)은 신장(腎臟)에 저장하고 있으면서 필요에 따라 정(精)은 기화(氣化)작용[393)]을 거쳐 인체에서 필요로 하는 기(氣)와 혈(血)로 전환(轉換)된다.[394)] 이렇게 생성된 기혈(氣血)이 다시 전신을 순환하면서 장부(臟腑)

---

390) 類經·有子無子女盡七七男盡八八, p. 62.
  "腎爲水藏 精卽水也. 五臟六腑之精 皆藏於腎 非腎藏獨有精也 故五藏盛則腎乃能寫: 신(腎)은 수(水)에 해당하는 장부(臟腑)이고 정(精)이 곧 수(水)이다. 오장육부(五臟六腑)의 정(精)은 모두 신(腎)에 저장되어 있는데 신장(腎臟)만 홀로 정(精)을 가지고 있는 것은 아니므로 오장(五臟)의 기능이 왕성하면 신(腎)이 능히 정(精)을 내보낼 수 있다."

391) 精校黃帝內經素問·上古天眞論, p. 11.
  "二七而天癸至 任脈通 太沖脈盛 月事以時下 故有子……二八 腎氣盛 天癸至 精氣溢瀉 陰陽和 故能有子: 여자는 14세가 되어 천계(天癸)가 이르고 임맥(任脈)이 소통되고 태충맥(太沖脈)의 기혈(氣血)이 왕성하게 되면 월경이 시기에 맞추어 하행하므로 자식을 가질 수 있다.……남자는 16세가 되면 신기(腎氣)가 왕성하여 천계(天癸)가 이르고 정기(精氣)의 배설이 가능하여 남녀 음양(陰陽)의 기운(氣運)이 합쳐지면 능히 자식을 낳을 수 있다."

392) 類經·本神, p. 49.
  "萬物生成之道 莫不陰陽交 而後神明見. 故人之生也 必合陰陽之氣 構父母之精 兩精相搏 形神乃成: 만물(萬物)이 생성되는 도(道)는 음양(陰陽)의 기운(氣運)이 교류한 이후에 신명(神明)이 드러나 보이지 않는 것이 없다. 고로 사람의 생명도 반드시 음양(陰陽)의 기운(氣運)이 합쳐지고 부모의 정(精)이 만나서 육체와 정신이 형성된다."

393) 정(精)·기(氣)·신(神)·혈(血) 등 물질이나 기(氣)의 상호전환(相互轉換) 과정.

394) 張氏醫通·諸見血證, p. 209.
  "精不泄 歸精于肝而化淸血: 정(精)을 함부로 배설하지 않으면 정(精)이 간(肝)으로 돌아가서 맑은 혈액으로 변화된다."

와 경락(經絡), 신체 각 부분에 대한 영양작용을 할 뿐만 아니라 오신(五神)[395]을 간직하고 있는 오장(五臟)과 뇌수(腦髓)에 대한 영양작용을 통하여 정상적인 정신활동을 유지하는 바탕[396]이 되므로 정(精)은 신체 전반에 대한 영양작용을 담당하고 있다.

- 외사(外邪)의 방어

체내에 정(精)이 충만되면 정(精)은 기화(氣化)작용을 거쳐 기(氣)와 혈(血)로 전환(轉換)되는데, 이때 생성되는 기(氣)에는 신체를 보호하고 사기(邪氣)의 침입을 방지하는 정기(正氣)의 생성도 포함하고 있다.[397] 따라서 정(精)이 충만하면 외부에서 침입하는 사기(邪氣)의 방어, 또는 질병에 대항하는 항병(抗病)능력이 왕성하게 된다.[398]

② 수액대사(水液代謝) 주관

신(腎)은 오행(五行)의 수(水)에 해당하는 장부(臟腑)로 체내의 모든 수액(水液)의 대사를 총괄하는 장부(臟腑)이며, 오장(五臟)의 생리기능을 통하여 생성된 정(精)을 비롯하여 혈(血), 오액(五液), 소변 등 인체의 진액(津液)을 모두 포괄하여 다스린다.[399]

특히 신(腎)으로 모이는 수액(水液)은 신양(腎陽)의 훈증(熏蒸)을 통하여 수액(水液)이 기화(氣化)됨으로써 청(清)한 수액(水液)은 생리활동에 필요한 진액(津液)으로 변화시키고, 탁(濁)한 수액(水液)은 방광(膀胱)으로 보내 소변을 형성하며, 또한 신양(腎陽)이 수도(水道)의 개합(開闔)을 조절함으로써 소변을 배설이 가능하다.[400][401]

---

395) 오장(五臟)에 간직된 혼(魂)·신(神)·의(意)·백(魄)·지(志)의 다섯 가지 정신활동.
396) 醫部全錄(一冊)·生氣通天論, p. 28.
　　"陽氣 水穀之精也 故先養於五臟之神: 양기(陽氣)는 수곡(水穀)의 정기(精氣)에서 생성되는 것으로 먼저 오장(五臟)에 간직된 신(神)을 영양한다."
397) 醫部全錄(一冊)·金匱眞言論, p. 38.
　　"神氣血脈 皆生於精 故精乃生身之本 能藏其精 則血氣內固 邪不外侵: 신(神)·기(氣)·혈(血)·맥(脈)은 모두 정(精)에서 생성된다. 고로 정(精)은 신체의 근본이 되므로 능히 정(精)을 잘 갈무리하여 저장하면 혈기(血氣)가 내부에서 견고하게 되어 사기(邪氣)가 침입하지 못한다."
398) 精校黃帝內經素問·金匱眞言論, p. 20.
　　"精者 身之本也 故藏于精者 春不溫病: 정(精)은 신체의 근본이 되므로 정(精)을 잘 갈무리하여 저장하면 봄에 온병(溫病)에 걸리지 않는다."
399) 精校黃帝內經素問·逆調論, p. 127.
　　"腎者水臟 主津液: 신(腎)은 수(水)에 해당하는 장부(臟腑)로 진액(津液)을 주관한다."

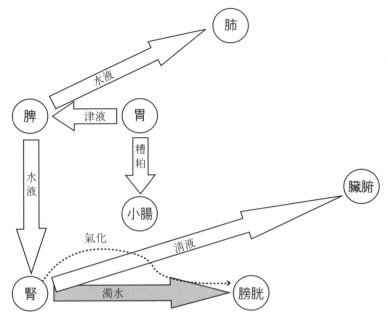

〈그림 6-14〉 신(腎)의 수액대사(水液代謝)

③ 납기(納氣)

납기(納氣)는 기(氣)를 내부로 받아들인다는 의미로 폐(肺)가 흡입한 청기(淸氣)를
신(腎)이 수납(收納)함으로써 호흡이 이루어진다.[402]

---

400) 血證論·陰陽水火氣血論, p. 4.
　　"食氣入胃 脾經化水 下輸於腎 腎之陽氣 乃從水中蒸騰而上 淸氣升而津液四布 濁氣降而水道下行:
　　음식이 위(胃)로 들어오면 비(脾)가 수액(水液)으로 변화시켜 아래의 신(腎)으로 운반한다. 신(腎)
　　의 양기(陽氣)는 수중(水中)에서 쪄서 위로 올려 보내는데 청기(淸氣)는 상승하여 진액(津液)이 되
　　어 사장(四臟)으로 산포(散布)되고 탁기(濁氣)는 하강하여 수도(水道)를 따라 내려간다."
401) 醫門法律·水腫門, p. 238.
　　"腎司開闔. 腎氣從陽則開 陽太盛則關門大開 水直下而爲消. 腎氣從陰則闔 陰太盛則關門常闔 水
　　不通而爲腫: 신(腎)은 열고 닫는 작용을 맡아 다스린다. 신기(腎氣)는 양(陽)을 따르면 열어주고,
　　양(陽)의 작용이 크게 왕성하면 관문(關門)도 크게 열리니 수액(水液)이 곧바로 하행하여 제거된
　　다. 신기(腎氣)는 음(陰)을 따르면 닫게 되고, 음(陰)의 작용이 크게 왕성하면 관문(關門)도 항상
　　닫혀 있어 수액(水液)이 소통되지 못하고 체내에 머물러 몸이 붓게 된다."
402) 類證治裁·喘證, p. 113.
　　"肺主出氣 腎主納氣. 陰陽相交 呼吸乃和: 폐(肺)는 기(氣)를 내보내고 신(腎)은 기(氣)를 받아들인
　　다. 음양(陰陽)이 서로 작용을 주고받아 호흡이 조화를 이룬다."

호흡은 음양(陰陽)의 운동에 의해 이루어지는 것으로, 폐(肺)는 양(陽)의 운동으로 숨을 내쉬게 하여 탁기(濁氣)를 내보내고, 신(腎)은 음(陰)의 운동으로 숨을 들이쉬게 하여 청기(淸氣)를 받아들인다.[403)404)405)]

④ 신장지(腎藏志)

지(志)는 신(腎)의 기능 활동을 바탕으로 형성되는 정신작용으로,[406)] 의(意)의 정신활동을 통하여 이루어진 사고를 바탕으로 결정을 하고, 그 결정된 정보를 기억(저장)하는 형태의 정신활동은 신(腎)이 주관한다.[407)408)]

⑤ 신주공경(腎主恐驚)

공(恐)은 두려움으로 인하여 정신이 극도로 긴장되어 있는 상태이고, 경(驚)은 갑자기 의외의 사건을 당하여 자신도 모르게 놀라는 상태로, 모두 신(腎)이 주관하고 있는 정서 변화이다.[409)410)] 공포(恐怖)나 놀라는 상태는 신수(腎水)의 저장하는 특성에 의해

---

403) 難經本義·十一難, p. 52.
　　"人吸者 隨陰入 呼者 因陽出: 사람이 숨을 들이쉬는 것은 음(陰)을 따라 들어오고, 숨을 내쉬는 것은 양(陽)을 따라 나간다."
404) 東醫寶鑑·氣, p. 248.
　　"呼則氣出 陽之闢也 吸則氣入 陰之闔也. 盖人身之陰陽 與天地陰陽相似: 숨을 내쉬면 기(氣)가 나가니 양(陽)의 열어주는 작용이고, 숨을 들이쉬면 기가 들어오니 음(陰)의 닫는 작용이다. 대개 사람의 음양(陰陽)은 천지(天地)의 음양(陰陽)과 더불어 비슷하다."
405) 醫碥·氣, p. 22.
　　"腎主納氣 故丹田爲下氣海. 肺爲氣主 故胸中爲上氣海: 신(腎)은 기(氣)를 받아들이므로 단전(丹田)이 아래에 있는 기해(氣海)가 된다. 폐(肺)는 인체의 기(氣)를 주관하므로 흉중(胸中)이 위에 있는 기해(氣海)가 된다."
406) 醫部全錄(一册)·金匱眞言論, p. 43.
　　"水精之氣 其神志: 수(水)의 정기(精氣)를 바탕으로 하는 정신활동은 지(志)이다."
407) 精校黃帝內經靈樞·本神, p. 68.
　　"意之所存 謂之志: 의(意)가 존재하는 바를 일러서 지(志)라 한다."
408) 類經·本神, p. 50.
　　"意之所存 謂意已決而卓 有所立者 曰志: 의(意)가 존재하는 바는 의(意)가 이미 결정이 되어 높이 세워진 것을 말하는데, 확고하게 결정된 바가 있는 것을 지(志)라 한다."
409) 精校黃帝內經素問·五運行大論, p. 238.
　　"北方生寒……在臟爲腎……其志爲恐: 북쪽에서 한(寒)이 생성되고…… 장부(臟腑)에 있어서는 신(腎)이 되고…… 정서(情緒)에 있어서는 공(恐)이 된다."

양기(陽氣)를 완전히 갈무리하여 사라진 상황에 부합되는 정서 변화이다.[411]

2) 방광(膀胱)

(1) 방광(膀胱)의 위치
방광(膀胱)은 소복(小腹) 내[412] 양신(兩腎)의 아래쪽, 대장(大腸)의 앞쪽에 위치하는데 척추(脊椎) 열아홉 번째 마디에 부착되어 있다.[413]

(2) 방광(膀胱)의 형태
방광(膀胱)의 형태는 적백색(赤白色)의 옥(玉)과 같이 깨끗하며 아래로는 소변이 배설되는 통로가 있으나 위쪽에 입구는 없다.[415][416]

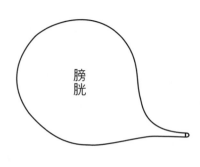

〈그림 6-15〉 膀胱[414]

---

410) 東醫寶鑑・神, pp. 275~276.
"恐與驚相似 然驚者爲自不知也 恐者爲自知也. 盖驚者 聞響乃驚. 恐者 自知 如人將捕之狀 及不能獨自坐臥 必須人爲伴侶 方不恐懼 或夜必用燈照 無燈燭亦恐懼者 是也: 공(恐)과 더불어 경(驚)은 서로 비슷하나 경(驚)은 놀라게 하는 대상을 스스로 알지 못하는 것이고 공(恐)은 두려움의 대상을 스스로 아는 것이다. 대개 경(驚)은 소리를 듣고 놀라는 것이다. 공(恐)이 두려움의 대상을 스스로 아는 것은 다른 사람이 장차 잡으러 오는 것 같은 상태나, 혼자서는 앉거나 누워 있지 못하고 반드시 다른 사람이 짝이 되어야 바야흐로 두렵지 않은 경우나, 또는 밤에 반드시 등불을 비춰야 되고 등불이나 촛불이 없으면 역시 두려워지는 것이 공(恐)이다."
411) 黃元御醫書十一種(下)・四聖心源・顚狂根原, p. 85.
"氣之方降 而未降則悲 已降則爲恐. 蓋陷于重淵之下 志意幽淪 是以恐作: 기(氣)가 바야흐로 하강하는데 완전히 하강하지 않았을 때 비(悲)의 정서가 발생하고 완전히 하강하면 공(恐)의 정서가 발생한다. 깊은 못 아래로 빠져들 듯 지의(志意)가 아득히 빠져들어 갈 때 공(恐)의 정서가 만들어진다."
412) 東醫寶鑑・膀胱腑, p. 438.
"膀胱在小腹之內: 방광(膀胱)은 아랫배의 내부에 있다."
413) 醫學全書・醫宗必讀・行方智圓心小膽大論, p. 91.
"膀胱當十九樞 居腎之下 大腸之前: 방광(膀胱)은 척추(脊椎) 열아홉 번째 마디 부위의 신장(腎臟)의 아래쪽, 대장(大腸)의 앞쪽에 위치한다."
414) 類經圖翼・經絡, p. 118.

(3) 방광(膀胱)의 특성

방광(膀胱)은 장부(臟腑) 중 가장 아래에 위치하여 저장된 진액(津液)을 방광(膀胱)의 민화(民火)[417]로 훈증(熏蒸)하여 처리하므로 비천(卑賤)한 일을 방광(膀胱)이 도맡아 한다.

(4) 방광(膀胱)의 기능

방광(膀胱)은 수곡(水穀)의 소화·흡수를 거친 후의 조박(糟粕)에서 생성된 진액(津液)과 장부(臟腑)의 생리활동을 거친 후에 생성된 진액(津液)을 받아 저장하고 있다.[418)419)420]

방광(膀胱)에 저장된 진액(津液)은 방광(膀胱)의 민화(民火)로 훈증(熏蒸)하거나 장부(臟腑)의 기화(氣化)작용을 통하여 청(淸)한 진액(津液)은 생리활동에 사용하고 탁(濁)한 진액(津液)은 소변을 형성하여 배출시킨다.[421)422]

---

415) 醫貫·內經十二官論, p. 6.
"膀胱赤白瑩淨 上無所入之竅 止有下口: 방광(膀胱)은 적백색(赤白色)의 옥(玉)과 같이 깨끗하며 위에 들어오는 입구는 없고 오직 하구(下口)만 있다."
416) 醫學入門·臟腑條分, p. 374.
"膀胱上口 闊二寸半 而盛溺九升九合: 방광(膀胱)의 상구(上口)는 트여진 것이 이촌반(二寸半)이 되고 소변 아홉 되 아홉 홉을 받아들인다."
417) 醫學入門·雜病提綱, p. 1241.
"膀胱爲民火 亦屬於腎: 방광(膀胱)은 민화(民火)가 되어 신(腎)에 소속된다."
418) 醫部全錄(一冊)·靈蘭秘典論, p. 94.
"膀胱位當孤府 故謂州都. 居下內空 故藏津液: 방광(膀胱)은 위치가 홀로 떨어져 있는 장부(臟腑)이므로 주도(州都)라 한다. 인체의 아래쪽에 위치하면서 내부가 비어 있어 진액(津液)을 저장한다."
419) 黃元御醫書十一種(上)·素問懸解·十二藏相使論, p. 42.
"膀胱水府 一身津液 歸藏於此 是一貯水之州都也: 방광(膀胱)은 수(水)에 해당하는 장부(臟腑)로 몸의 진액(津液)이 방광(膀胱)으로 돌아가 저장되므로 방광(膀胱)이 수액(水液)을 갈무리하는 도읍과 같다."
420) 醫學入門·臟腑條分, p. 340.
"胃中腐熟水穀 其滓穢 自胃之下口 傳入於小腸上口. 自小腸下口 泌別淸濁 水入膀胱上口 滓穢入大腸上口: 위중(胃中)의 수곡(水穀)이 부숙(腐熟)되면 그 찌꺼기는 위(胃)의 하구(下口)에서부터 소장(小腸)의 상구(上口)로 전달되어 들어간다. 소장(小腸)의 하구(下口)에서 청탁(淸濁)이 나누어져 흘러가는데 수액(水液)은 방광(膀胱)의 상구(上口)로 들어가고 찌꺼기는 대장(大腸)의 상구(上口)로 들어간다."

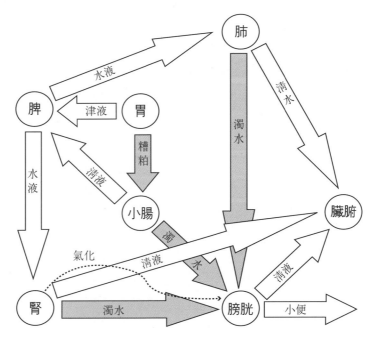

〈그림 6-16〉 방광(膀胱)의 기능

3) 기능발현계(機能發現系)

(1) 뇌(腦)·수(髓)·골(骨)

신(腎)은 인체의 정(精)을 저장하고 있는 장부(臟腑)이고, 수(髓)는 신정(腎精)으로

---

421) 血證論·陰陽水火氣血論, p. 1.
　　 "太陽之氣 上輸於肺 膀胱腎中之水陰 卽隨氣升騰 而爲津液 是氣載水陰 而行於上者也. 氣化於下
　　 則水道通而爲溺 是氣行水亦行也: 태양(太陽)의 기운(氣運)은 위의 폐(肺)로 운반되는데 방광(膀
　　 胱)과 신(腎)의 내부에 있는 수액(水液)은 태양(太陽)의 기운(氣運)을 따라 상승되어 진액(津液)
　　 이 된다. 이는 기(氣)가 수액(水液)을 싣고 위로 운행되는 것이고, 기화(氣化)가 아래에서 작용하
　　 면 수도(水道)가 소통되고 소변이 되니 이것이 기(氣)가 운행되면 수액(水液)도 따라서 운행되는
　　 것이다."
422) 醫學入門·臟腑條分, p. 374.
　　 "膀胱以虛受水 爲津液之腑 有上竅而無下竅. 得氣海之氣施化 則溲便注瀉 氣海之氣不足 則秘隱
　　 不通: 방광(膀胱)은 비어 있어 수액(水液)을 받아들여 진액(津液)을 주관하는 부(腑)가 되며 위에
　　 는 통로가 있으나 아래에는 통로가 없다. 기해(氣海)의 기(氣)가 베풀어지는 기화(氣化)작용을 얻
　　 으면 소변이 체외로 빠져나가지만 기해(氣海)의 기(氣)가 기화(氣化)작용이 부족하면 소변이 갈
　　 무리되고 소통되지 않는다."

부터 생성되어 뼈의 내부에 저장되어 있으면서 뼈를 자양(滋養)하며,[423)424)425] 뿐만 아니라 수(髓)가 모여서 뇌(腦)를 이루고 뇌(腦)에 대한 영양작용[426)427]을 한다. 따라서 뇌(腦)·수(髓)·골(骨)은 신(腎)의 정(精)을 바탕으로 생성되어 생리기능을 유지하므로 모두 신(腎)의 기능을 외부로 드러내는 부위에 해당한다.

(2) 이(耳)

이(耳)는 신(腎)의 기능을 외부로 드러내는 관청(官廳)[428]이라 하였는데, 귀는 신정(腎精)을 바탕으로 생성된 기혈(氣血)의 영양작용을 받아야만 청각(聽覺)기능이 정상적으로 유지되어 오음(五音)을 구분할 수 있다.[429)430]

(3) 발(髮)

모발(毛髮)은 신(腎)의 영화(榮華)로움을 드러내는 부위[431]로 신정(腎精)의 충만에 의지하여 모발(毛髮)이 자라게 된다.[432]

---

423) 醫部全錄(一册)·骨空論, p. 526.
  "腎生骨髓 而髓乃腎之精也: 신(腎)은 골수(骨髓)를 생성하므로 수(髓)는 신(腎)의 정(精)이다."
424) 唐容川
  "髓者 腎精所生 精足則髓足. 髓在骨內 髓足則骨強: 수(髓)는 신정(腎精)이 생성한 것으로 정(精)이 충족되면 수(髓)가 충족된다. 수(髓)는 뼈의 내부에 있으며 수(髓)가 충족되면 뼈가 강해진다."
425) 精校黃帝內經素問·六節臟象論, p. 36.
  "腎者……其華在髮 其充在骨: 신(腎)은……그 영화(榮華)로움은 머리카락에 있고 충실함은 뼈에 있다."
426) 精校黃帝內經靈樞·海論, p. 174.
  "腦爲髓之海: 뇌(腦)는 수(髓)가 모인 바다이다."
427) 醫部全錄(二册)·經脈, p. 984.
  "腦爲精髓之海 腎精上注於腦 而腦髓生: 뇌(腦)는 정(精)과 수(髓)가 모여 있는 바다로 신정(腎精)이 위에 있는 뇌(腦)로 흘러가 뇌수(腦髓)가 생긴다."
428) 精校黃帝內經靈樞·五閱五使, p. 186.
  "耳者 腎之官也: 귀는 신(腎)의 관청(官廳)이다."
429) 精校黃帝內經靈樞·脈度, p. 115.
  "腎氣通於耳 腎和則耳能聞五音矣: 신(腎)의 기운(氣運)은 귀에 통해 있으므로 신(腎)의 기능이 조화로우면 귀가 오음(五音)을 잘 들을 수 있다."
430) 東醫寶鑑·耳, p. 654.
  "腎藏精……精脫者 耳聾: 신(腎)은 정(精)을 저장하고 있다.……정(精)을 빼앗긴 사람은 귀가 멀게 된다."

모발(毛髮)은 혈(血)의 영양작용으로 자라게 되므로 혈(血)의 남은 부분이라고도 하고, 신정(腎精)은 기화(氣化)작용을 통하여 혈(血)을 생성하므로 모발(毛髮)에서 신(腎)의 상태를 살필 수 있다.[433)434)]

(4) 요(腰)

요(腰)는 좌우의 신(腎)이 간직되어 있는 곳이고,[435)] 족소음신경(足少陰腎經)이 지나가는 부위[436)]가 되어 신(腎)의 기능을 외부로 드러낸다.[437)]

(5) 이음(二陰)

이음(二陰)은 전음(前陰)[438)]과 후음(後陰)[439)]을 말하고, 신(腎)의 기능을 외부로 드러

---

431) 精校黃帝內經素問·六節臟象論, p. 36.
　　"腎者……其華在髮 其充在骨: 신(腎)은…… 그 영화(榮華)로움은 머리카락에 있고 충실함은 뼈에 있다."
432) 精校黃帝內經素問·上古天眞論, p. 11.
　　"女子七歲 腎氣盛 齒更髮長……丈夫八歲 腎氣實 髮長齒更: 여자는 칠세(七歲)에 신기(腎氣)가 왕성해지고 젖니를 갈며 모발(毛髮)이 자란다.…… 남자는 팔세(八歲)에 신기(腎氣)가 충실해지고 모발(毛髮)이 자라며 젖니를 갈게 된다."
433) 醫部全錄(二冊)·經脈, p. 1031.
　　"腎主藏精而化血 髮者 血之餘也: 신(腎)은 정(精)을 저장하면서 혈(血)을 생성하고, 모발(毛髮)은 혈(血)의 남은 부분이 된다."
434) 東醫寶鑑·毛髮, p. 864.
　　"補養精血變白髮: 정(精)과 혈(血)을 보충하고 길러주면 흰 머리카락이 검게 변한다."
435) 醫部全錄(一冊)·脈要精微論, p. 163.
　　"兩腎在於腰內 故腰爲腎之外府: 두 개의 신(腎)은 허리에 있으므로 허리는 신(腎)을 간직하고 있는 곳간이 된다."
436) 黃元御醫書十一種(上)·素問懸解·痿論, p. 138.
　　"腎脈貫脊. 腰者 腎之府也: 신경(腎經)은 척추(脊椎)를 통과한다. 허리는 신(腎)을 간직하고 있는 곳간이다."
437) 東醫寶鑑·腰, p. 782.
　　"諸經貫於腎 絡於腰脊 雖外感內傷種種不同 必腎虛而後邪能湊之: 제반 경맥(經脈)이 신(腎)을 통과하고 허리와 척추(脊椎)에 연결된다. 비록 외감(外感)이나 내상(內傷)에 의한 원인이 종종 다르나 반드시 신(腎)이 허약해진 후에 사기(邪氣)가 능히 침입한다."
438) 남녀의 비뇨생식기(泌尿生殖器)로 소변을 배설하는 기관.
439) 항문(肛門).

내는 통로[440]가 되므로 신(腎)은 이음(二陰)을 통해 배설되는 대소변(大小便)의 상태를 다스린다. 또한 신(腎)은 기화(氣化)작용을 통하여 대소변(大小便)을 배설하는 통로를 열고 닫는 작용을 주관하고 있어서 이음(二陰)을 통하여 신(腎)의 기능이 드러난다.[441]

(6) 타(唾)

타(唾)는 신(腎)이 주관하는 진액(津液)[442]으로 신(腎)의 기능을 드러내는 치아(齒牙)[443]와 신(腎)의 경맥(經脈)이 연결되어 있는 설(舌)에서 분비되어 구강을 윤택하게 하는데, 신(腎)의 진액(津液)이 타액(唾液)으로 변화된 것이므로 신(腎)의 상태를 드러낸다.

---

440) 精校黃帝內經素問·金匱眞言論, p. 21.
　　"北方黑色 入通於腎 開竅於二陰: 북쪽의 흑색(黑色)은 체내로 들어와 신(腎)과 상통하고 이음(二陰)에 통로(竅)를 열고 있다."
441) 醫部全錄(一冊)·水熱穴論, p. 527.
　　"腎主下焦 膀胱爲府 開竅於二陰. 故腎氣化則二陰通 腎氣不化則二陰閉: 신(腎)은 하초(下焦)를 주관하고 방광(膀胱)이 신(腎)의 부(府)가 되며 이음(二陰)에 통로를 열고 있다. 그러므로 신기(腎氣)의 기화(氣化)작용이 일어나면 이음(二陰)이 소통되고, 신기(腎氣)의 기화(氣化)작용이 일어나지 않으면 이음(二陰)이 막힌다."
442) 東醫寶鑑·津液, p. 350.
　　"腎主五液 分化五藏……自入爲唾: 신(腎)이 오액(五液)을 주관하여 오장(五臟)으로 나누어 주는데…… 자기의 장부(臟腑)인 신(腎)으로 들어가 침이 된다."
443) 醫學入門·臟腑總論, p. 324.
　　"腎主骨 則腎之液 從齒中而生: 신(腎)은 뼈를 주관하므로 신(腎)의 진액(津液)이 치아(齒牙)를 따라 생성된다."

7장 경락(經絡)

1. 경락(經絡)의 개념

경락(經絡)은 경맥(經脈)과 락맥(絡脈)을 포함하는 용어로, 경맥(經脈)의 경(經)은 경로(經路)의 의미가 있어 인체에 종횡(縱橫)으로 심부(深部)에 분포하는 경로이고, 락맥(絡脈)은 망라(網羅)의 의미가 있고 횡행(橫行)하는 경맥(經脈)의 분지(分枝)로 천부(淺部)에 분포하는 경로이다.[444)445)]

경락(經絡)은 기혈(氣血)을 운행시키는 통로로서 인체의 상하(上下)와 내외(內外)를 연락하고 있어,[446)] 체내의 장부(臟腑)를 중심으로 외부의 형체와 더불어 하나의 통일체(統一體)를 형성하고, 장부(臟腑)에서 생성된 기혈(氣血)을 전신으로 운행시켜 생명활

---

444) 醫學入門·經絡, p. 257.
　　"經 徑也. 徑直者爲經 經之支派旁出者爲絡: 경(經)은 길(徑)이다. 길이 곧은 것은 경맥(經脈)이 되고 경맥(經脈)에서 가지가 옆으로 나온 것은 락맥(絡脈)이 된다."
445) 難經本義·二十六難, p. 89.
　　"直行者 謂之經 旁出者 謂之絡 經猶江漢之正流 絡則沱潛之支派: 곧게 향해 가는 것은 경맥(經脈)이라 하고, 옆으로 갈라져 나온 것은 락맥(絡脈)이라 한다. 경맥(經脈)은 강물[중국 양쯔 강(揚子江)과 한수이 강(漢水江)이 합류하는 곳]의 원줄기와 같고 락맥(絡脈)은 물길이 갈라져 흐르는 것이다."
446) 精校黃帝內經靈樞·經水, p. 99.
　　"經脈十二者 外合於十二經水 而內屬於五臟六腑: 십이경맥(十二經脈)은 외부의 열두 개 호수와 서로 합하고 인체 내부의 오장육부(五臟六腑)에 속한다."

동을 유지하는 기반이 된다.[447]

경락(經絡)은 외부의 자극을 내부로 전달[448]할 뿐만 아니라 내부의 기능 변화를 외부로 전달[449]하는 통로 역할을 함으로써 질병의 발생을 외부로 드러내고 외부의 치료 자극을 내부로 전달하여 질병의 진단과 치료에 있어서도 중요한 역할을 한다.[450)451]

2. 경락(經絡)의 구성

경락계통(經絡系統)은 십이경맥(十二經脈), 기경팔맥(奇經八脈), 십이경별(十二經別), 십오락맥(十五絡脈), 십이경근(十二經筋), 십이피부(十二皮膚)로 구성되어 있고, 종횡(縱橫)으로 교차하여 연락망을 형성하므로 상호 긴밀하게 연계되어 장부(臟腑)를 중심으로 인체를 하나의 통일체로 만들어 준다.

---

447) 精校黃帝內經靈樞・本藏, p. 213.
"經脈者 所以行血氣 而營陰陽: 경맥(經脈)은 기혈(氣血)을 운행시켜 음양(陰陽)을 영양하는 것이다."

448) 精校黃帝內經素問・皮膚論, p. 198.
"百病之始生也 必先於皮毛. 邪中之則腠理開 開則入客於絡脈 留而不去 傳入於經 留而不去 傳入於府 稟於腸胃: 모든 질병이 시작되는 것은 반드시 피모(皮毛)에서 시작된다. 사기(邪氣)에 적중되면 주리(腠理)가 열리고, 주리(腠理)가 열리면 락맥(絡脈)으로 침입하여 들어온다. 락맥(絡脈)에 사기(邪氣)가 머물러 제거되지 않으면 경맥(經脈)으로 전달되어 들어온다. 경맥(經脈)에 사기(邪氣)가 머물러 제거되지 않으면 육부(六腑)로 전달되어 들어와 장위(腸胃)가 사기(邪氣)를 받는다."

449) 精校黃帝內經靈樞・九鍼十二原, p. 13.
"五臟有疾也 應出十二原: 오장(五臟)에 질병이 있으면 십이원혈(十二原穴)에 응하여 나온다."

450) 精校黃帝內經靈樞・經脈, p. 79.
"經脈者 所以能決死生 處百病 調虛實 不可不通: 경맥(經脈)은 능히 생사(生死)를 결정하고 모든 질병이 거처하며 허실(虛實)을 조절하므로 능통하지 않으면 안 된다."

451) 類經・繆刺巨刺, p. 711.
"病在經者 治從其經 但審其虛實而調之: 질병이 경맥(經脈)에 있는 것은 그 경맥(經脈)을 따라 치료하는데 단 그 경맥(經脈)의 허실(虛實)을 살펴 조절해야 한다."

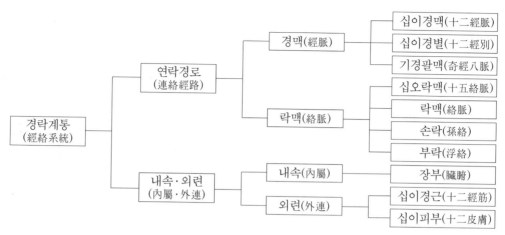

〈그림 7-1〉 경락계통(經絡系統)

1) 연락경로(連絡經路)

(1) 경맥(經脈)

① 십이경맥(十二經脈)

경락계통(經絡系統) 중 기혈(氣血)을 운행시키는 주된 경로로 내(內)로는 오장육부(五臟六腑)에 소속되어 있고, 외(外)로는 사지(四肢)·구규(九竅)·신형(身形)에 연락되어 있다.

② 십이경별(十二經別)

십이경맥(十二經脈)에서 별도로 분리되어 분포하는 경로[452]로 체내로 들어가 표리(表裏)가 되는 음양경(陰陽經)의 경별(經別)이 나란히 분포하며, 표리(表裏)가 되는 장부(臟腑)와 연락된다.

---

452) 醫部全錄(二冊)·經別, p. 1044.
　　"正者 謂經脈之外 別有正經 非支絡也: 경별(經別)은 경맥(經脈) 외에 별도의 정경(正經)이 있는 것을 말하니 경맥(經脈)의 분지인 락맥(絡脈)은 아니다."

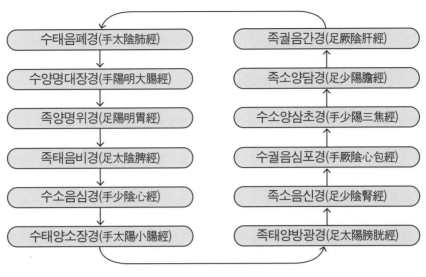

〈그림 7-2〉 십이경맥(十二經脈)

③ 기경팔맥(奇經八脈)

십이경맥(十二經脈) 외에 여덟 개의 특수한 기능을 수행하는 경맥(經脈)으로 분포 경로와 장부(臟腑)의 속락(屬絡) 관계가 십이경맥(十二經脈)을 따르지는 않는다.[453]

(2) 락맥(絡脈)

① 십오락맥(十五絡脈)

십이경맥(十二經脈)과 독맥(督脈), 임맥(任脈)에서 갈라져 나온 지맥(支脈)으로 락맥(絡脈)[454] 중 크고 중요한 경로이다.

---

453) 醫學全書·十四經發揮·奇經八脈篇, p. 201.
　　“脈有奇常 十二正經者 常脈也. 奇經八脈 則不拘于常 故謂之奇經: 경맥(經脈)에는 기맥(奇脈)과 상맥(常脈)이 있으니 십이경맥(十二經脈)은 상맥(常脈)이다. 기경팔맥(奇經八脈)은 상맥(常脈)에 구애되지 않으므로 기경(奇經)이라 한다.”

454) 類經·十五別絡病刺, p. 223.
　　“十二經共十二絡 而外有任督之絡 及脾之大絡 是爲十五絡也: 십이경맥(十二經脈)은 모두 십이락맥(十二絡脈)이 있고, 외에 임맥(任脈)과 독맥(督脈) 및 비(脾)의 대락(大絡)이 있어 이것이 십오락맥(十五絡脈)이 된다.”

② 락맥(絡脈)

십이경맥(十二經脈)과 십오락맥(十五絡脈) 등에서 갈라져 나온 지맥(支脈)[455][456]으로 일반적인 락맥(絡脈)을 지칭하며 비교적 큰 노선이다.

③ 손락(孫絡)

락맥(絡脈)에서 갈라져 나온 작은 지맥(支脈)[457][458]으로 작은 노선을 지칭한다.

④ 부락(浮絡)

손락(孫絡)에서 갈라져 나온 작은 지맥(支脈)으로 피부에 분포하는 노선[459][460]을 지칭한다.

---

455) 精校黃帝內經靈樞·脈度, p. 115.
　　"經脈爲裏 支而橫者爲絡 絡之別者爲孫: 경맥(經脈)은 리부(裏部)가 되고, 갈라져 가로로 분포하는 것이 락맥(絡脈)이며, 락맥(絡脈)의 나누어진 부분이 손락(孫絡)이다."
456) 類經·經絡之辨刺診之法, p. 225.
　　"絡有大小 大者曰大絡 小者曰孫絡 大絡猶木之榦 行有出入 孫絡猶木之枝 散於膚腠: 락맥(絡脈)에 크고 작은 것이 있어 큰 것은 대락(大絡)이라 하고 작은 것은 손락(孫絡)이라 하니, 대락(大絡)은 나무의 기둥와 같고 운행에 출입의 구분이 있으며, 손락(孫絡)은 나무의 잔가지와 같아 피부와 주리(腠理)에 흩어져 있다."
457) 精校黃帝內經靈樞·脈度, p. 115.
　　"絡之別者爲孫: 락맥(絡脈)의 나누어진 부분이 손락(孫絡)이다."
458) 醫部全錄(一冊)·素問·氣穴論, p. 491.
　　"孫絡 小絡也. 謂絡之支別者: 손락(孫絡)은 작은 락맥(絡脈)이니 락맥(絡脈)의 갈라지고 나누어진 부분을 말한다."
459) 類經·陰陽內外病生有紀, p. 293.
　　"浮絡見於皮: 부락(浮絡)은 피부에 드러나 보인다."
460) 醫部全錄(二冊)·靈樞·經脈, p. 1035.
　　"浮絡之血氣 皆見于皮之部也: 부락(浮絡)의 혈기(血氣)는 모두 피부에서 드러나 보인다."

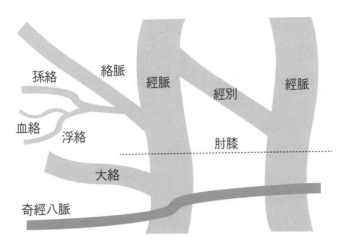

〈그림 7-3〉 경락(經絡) 구성도

2) 내속(內屬)·외련(外連)

(1) 내속(內屬) 부분

• 장부(臟腑)

십이경맥(十二經脈)을 비롯하여 일부의 락맥(絡脈)이나 기경팔맥(奇經八脈)은 체내의 장부(臟腑)에 소속되어 있어 장부(臟腑)가 기혈(氣血) 운행의 중추가 된다.

(2) 외련(外連) 부분

① 십이경근(十二經筋)

십이경근(十二經筋)은 십이경맥(十二經脈)이 분포하고 있는 부위의 근육계통[461]으로 경락(經絡)을 통하여 기혈(氣血)의 영양작용을 받고 있다.

---

461) 類經·十二經筋結支別, pp. 212~213.
　　"經筋聯綴百骸 故維絡周身 各有定位. 雖經筋所行之部 多與經脈相同: 경근(經筋)은 모든 뼈를 연결시켜 전신을 두루 얽어매어 주면서 각각 정해진 부위를 가지고 있다. 그러나 경근(經筋)이 지나가는 부위는 많은 경우에 경맥(經脈)과 더불어 서로 같다."

② 십이피부(十二皮膚)

십이경맥(十二經脈)과 락맥(絡脈)이 분포하고 있는 피부의 구역[462][463]으로 경락(經絡)을 통하여 기혈(氣血)의 영양작용을 받고 있다.

3. 십이경맥(十二經脈)의 분포

1) 수태음폐경(手太陰肺經)[464]

수태음폐경(手太陰肺經)은 중초(中焦)[465]에서 시작하고, 하행하여 대장(大腸)에 연결된다. 대장(大腸)에서 다시 위(胃)의 상구(上口)로 돌아 나와 위로 횡격막을 지나 폐(肺)에 소속된다.

폐(肺)에서 폐계(肺系)[466]를 따라 분포되어 겨드랑이에서 횡(橫)으로 나오고, 아래로 노(臑)의 내측 부위에서 수소음심경(手少陰心經)과 수궐음심포경(手厥陰心包經)의 앞쪽으로 하행하여 주와(肘窩)에 이른다.

주와(肘窩)에서 비(臂)의 내측에 있는 요골(橈骨)의 아래쪽 면을 따라 촌구(寸口)를 지나 어부(魚部)로 들어간다. 어부(魚部)에서 어제혈(魚際穴)을 지나 엄지손가락의 요골(橈骨)쪽 끝[467]에 이른다.

다른 분지(分支)는 손목 뒤[468]에서 집게손가락의 내측으로 갈라져 나와 집게손가락의 끝에 이르러 수양명대장경(手陽明大腸經)에 연결된다.

---

462) 精校黃帝內經素問·皮膚論, p. 198.
　　"皮者 脈之部也: 피부는 경맥(經脈)이 분포하고 있는 부위이다."
463) 類經·陰陽內外病生有紀, p. 294.
　　"十二經脈 各有其部 察之於皮 其脈可知: 십이경맥(十二經脈)은 각각 그 부위를 가지고 있어서 피부를 살펴보면 그 경맥(經脈)의 상태를 알 수 있다."
464) 精校黃帝內經靈樞·經脈, p. 79.
　　"肺手太陰之脈 起于中焦 下絡大腸 還循胃口 上膈 屬肺 從肺系橫出腋下 下循臑內 行少陰心主之前 下肘中 循臂內上骨下廉 入寸口 上魚 循魚際 出大指之端. 其支者 從腕後 直出次指內廉 出其端."
465) 중완혈(中脘穴).
466) 기도, 코 등.
467) 소상혈(少商穴).
468) 열결혈(列缺穴).

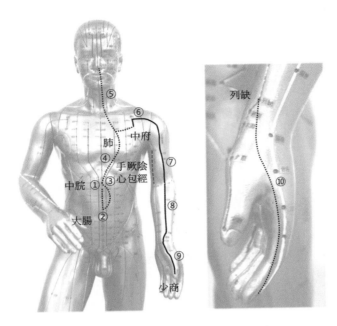

〈그림 7-4〉 수태음폐경(手太陰肺經)

2) 수양명대장경(手陽明大腸經)[469]

수양명대장경(手陽明大腸經)은 집게손가락의 내측 끝[470]에서 시작하여 집게손가락의 내측 면을 따라 엄지손가락과 집게손가락의 두 개의 뼈 사이[471]에 분포한다.

합곡(合谷)에서 상행하여 손목의 두 개의 근육 중간[472]으로 들어가 비(臂)의 위쪽(외측의 앞쪽)을 따라 주와(肘窩)의 외측으로 진입한다.

주와(肘窩)에서 위로 노(臑)의 외측 앞쪽을 따라 어깨에 이르고 다시 견봉(肩峰)의 앞쪽으로 나온 다음 경추(頸椎)의 대추혈(大椎穴)에서 육양경(六陽經)과 만난다. 대추혈(大椎穴)에서 아래쪽으로 가슴의 결분(缺盆)으로 들어가 폐(肺)에 연결되고, 횡격막을

---

469) 精校黃帝內經靈樞·經脈, p. 79.
　　"大腸手陽明之脈 起于大指次指之端 循指上廉 出合谷兩骨之間 上入兩筋之中 循臂上廉 入肘外廉
　　上臑外前廉 上肩 出髃骨之前廉 上出于柱骨之會上 下入缺盆 絡肺 下膈 屬大腸. 其支者 從缺盆 上
　　頸 貫頰 入下齒中 還出挾口 交人中 左之右 右之左 上挾鼻孔."
470) 상양혈(商陽穴).
471) 합곡혈(合谷穴).
472) 양계혈(陽溪穴).

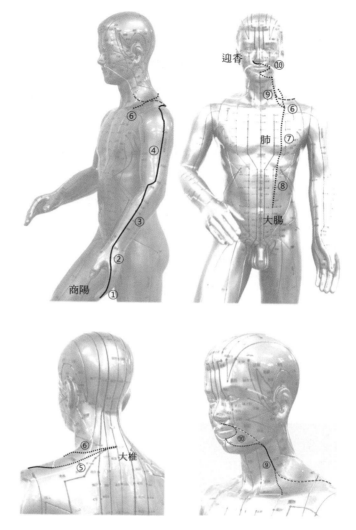

〈그림 7-5〉 수양명대장경(手陽明大腸經)

지나 대장(大腸)에 소속된다.

다른 분지(分支)는 결분(缺盆)에서 목으로 상행하여 뺨을 지나 아래 잇몸으로 들어 갔다가, 다시 입을 끼고 돌아 나와 인중혈(人中穴)에서 좌우의 수양명대장경(手陽明大 腸經)이 교차하는데, 좌측의 경맥(經脈)은 우측으로 향하고 우측의 경맥(經脈)은 좌측 으로 향하여, 콧구멍을 끼고 영향혈(迎香穴)에 이르러 족양명위경(足陽明胃經)에 이어 진다.

3) 족양명위경(足陽明胃經)[473]

족양명위경(足陽明胃經)은 콧구멍의 영향혈(迎香穴)에서 시작하여 비근(鼻根)에서 좌우의 족양명위경(足陽明胃經)이 만나고, 다시 눈의 안쪽 정명혈(睛明穴)에서 족태양방광경(足太陽膀胱經)과 만난 다음 아래로 코의 외측 두 눈의 아래[474]에 이른다.

승읍혈(承泣穴)에서 코의 외측을 따라 하행하여 윗잇몸으로 들어간 다음, 다시 입을 끼고 입술을 돌아 아래턱 임맥(任脈)의 승장혈(承漿穴)에서 좌우의 족양명위경(足陽明胃經)이 만난다.

승장혈(承漿穴)에서 아래턱 뒤쪽의 하부(下部)로 물러나 대영혈(大迎穴)로 나와 협거혈(頰車穴)을 지나고, 위로 귀의 앞쪽과 객주인(客主人)[475]을 지나 발제(髮際)[476]를 따라 앞이마에 이른다.

다른 분지(分支)는 대영혈(大迎穴)의 전방에서 하행하여 인영혈(人迎穴)에 이르고, 후롱(喉嚨)을 따라 결분(缺盆)으로 진입한 다음 아래의 횡격막을 지나 위(胃)에 소속되고 비(脾)에 연결된다.

직행하는 경로는 결분(缺盆)에서 유방(乳房)의 내측을 따라 하행하여 배꼽을 끼고 기가(氣街)[477]로 진입한다.

다른 분지(分支)는 위구(胃口)에서 시작하여 아래로 복부(腹部)의 이면(裏面)을 따라 기가(氣街)에 이르러 직행한 경로와 만난 후, 하행하여 비관혈(髀關穴)을 지나 복토혈(伏兎穴)에 도달하고 슬개골(膝蓋骨)로 내려온다.

무릎에서 경골(脛骨) 외측을 따라 하행하여 발등에 이르고 둘째발가락의 외측 끝[478]으로 진입한다.

---

473) 精校黃帝內經靈樞・經脈, p. 79.
　　"胃足陽明之脈 起於鼻之交頞中 旁納太陽之脈 下循鼻外 入上齒中 還出挾口環脣 下交承漿 却循頤後下廉 出大迎 循頰車 上耳前 過客主人 循髮際 至額顱. 其支者 從大迎前 下人迎 循喉嚨 入缺盆 下膈 屬胃 絡脾. 其直者 從缺盆 下乳內廉 下挾臍 入氣街中. 其支者 起於胃口 下循腹裏 下至氣街中而合 以下髀關 抵伏兎 下膝臏中 下循脛外廉 下足跗 入中指內間(次趾外間). 其支者 下廉(膝)三寸而別 下入中指外間. 其支者 別跗上 入大趾間 出其端."

474) 승읍혈(承泣穴).
475) 족소양담경(足少陽膽經)의 상관혈(上關穴).
476) 머리카락과 이마의 경계 부위.
477) 기충혈(氣衝穴).
478) 여태혈(厲兌穴).

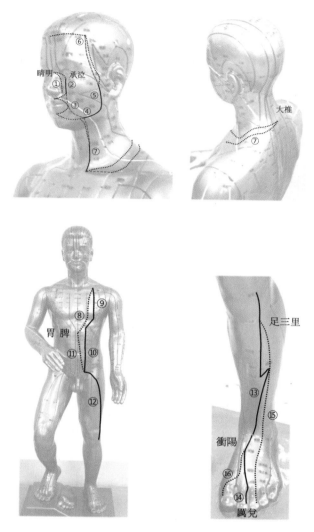

〈그림 7-6〉 족양명위경(足陽明胃經)

또 다른 분지(分支)는 무릎 아래 삼촌(三寸) 부위에서 별도의 경로로 하행하여 셋째 발가락의 외측에 도달한다.

다시 다른 분지(分支)가 발등[479]에서 시작하여 엄지발가락의 끝으로 나와 족태음비경(足太陰脾經)에 이어진다.

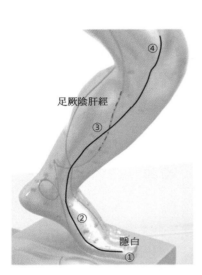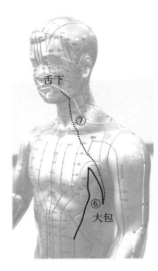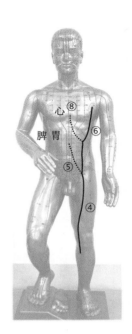

〈그림 7-7〉 족태음비경(足太陰脾經)

4) 족태음비경(足太陰脾經)[480]

족태음비경(足太陰脾經)은 엄지발가락 내측의 끝[481]에서 시작하여, 엄지발가락 내측의 적백육제(赤白肉際)[482]를 따라 핵골(核骨)의 후면을 거쳐 위로 내과(內踝)의 앞쪽에 이른다.

내과(內踝)에서 장딴지 내측의 경골(脛骨) 후방을 따라 상행하다가 족궐음간경(足厥陰肝經)과 교차하여 족궐음간경(足厥陰肝經)의 앞쪽으로 나온다.

교차한 후 위쪽으로 슬관절(膝關節)과 대퇴(大腿)의 내측 전방을 지나 복부(腹部)로 들어가 비(脾)에 소속되고 위(胃)에 연결된 다음, 상행하여 횡격막을 지나 인후(咽喉)를 끼고 설본(舌本)에 연결되어 설하(舌下)에 산포(散布)된다.

---

479) 충양혈(衝陽穴).
480) 精校黃帝內經靈樞·經脈, p. 80.
　　 "脾足太陰之脈 起於大指之端 循趾內側白肉際 過核骨後 上內踝前廉 上踹(腨)內 循脛骨後 交出厥
　　 陰之前 上膝 股內前廉 入腹 屬脾 絡胃 上膈 挾咽 連舌本 散舌下. 其支者 復從胃 別上膈 注心中."
481) 은백혈(隱白穴).
482) 발바닥과 발등의 피부색이 붉고 흰 경계.

다른 분지(分支)는 다시 위(胃)에서 별도의 외부로 운행하는 경로로 상행해 가슴[483]
에 분포하고, 내부로 운행하는 경로는 위(胃)[484]에서 횡격막을 지나 심중(心中)으로 주
입되어 수소음심경(手少陰心經)에 이어진다.

5) 수소음심경(手少陰心經)[485]

수소음심경(手少陰心經)은 심중(心中)에서 시작하여 심계(心系)로 나와 아래로 횡격
막을 지나 소장(小腸)에 연결된다.

다른 분지(分支)는 심계(心系)에서 상행하여 인후(咽喉)의 양측을 끼고 목계(目系)에
이어진다.

직행하는 경로는 다시 심계(心系)에서 물러나 상부의 폐(肺)를 지난 다음, 아래의 겨
드랑이 아래[486]로 나와 노(臑)의 내측 후방, 즉 수태음폐경(手太陰肺經)과 수궐음심포경

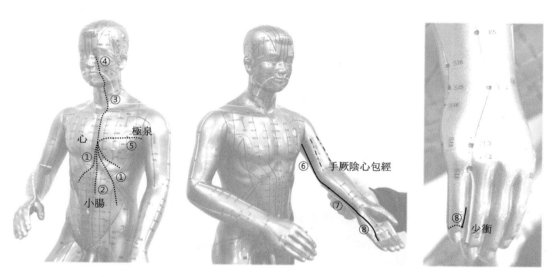

〈그림 7-8〉 수소음심경(手少陰心經)

---

483) 대포혈(大包穴).
484) 복애혈(腹哀穴).
485) 精校黃帝內經靈樞·經脈, p. 80.
　　"心手少陰之脈 起於心中 出屬心系 下膈 絡小腸. 其支者 從心系 上挾咽 繫目系. 其直者 復從心系
　　却上肺 下出腋下 下循臑內後廉 行手太陰心主之後 下肘內 循臂內後廉 抵掌後銳骨之端 入掌內後
　　廉 循小指之內 出其端."

(手厥陰心包經)의 후방으로 하행하여 주와(肘窩)의 내측에 이른다.

　주와(肘窩)에서 비(臂)의 내측 후방을 따라 손바닥 뒤의 예골(銳骨)에 도달한 다음, 손바닥의 내측 후방으로 진입하고, 새끼손가락 내측을 따라 그 끝[487]에 이르러 수태양소장경(手太陽小腸經)에 이어진다.

6) 수태양소장경(手太陽小腸經)[488]

　수태양소장경(手太陽小腸經)은 새끼손가락의 외측 끝[489]에서 시작하여 손의 외측을 따라 위로 손목의 돌기(突起)로 나온 다음, 바로 비골(臂骨)의 외측 하방을 따라 상행하여 주관절(肘關節)의 내측에 있는 두 개의 뼈 사이[490]로 나온다.

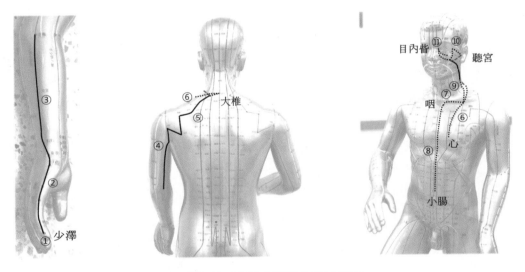

〈그림 7-9〉 수태양소장경(手太陽小腸經)

---

486) 극천혈(極泉穴).

487) 소충혈(少衝穴).

488) 精校黃帝內經靈樞·經脈, p. 81.

　"小腸手太陽之脈 起於小指之端 循手外側 上腕 出踝中 直上循臂骨下廉 出肘內側兩筋(骨)之間 上循臑外後廉 出肩解 繞肩胛 交肩上 入缺盆 絡心 循咽 下膈 抵胃 屬小腸. 其支者 從缺盆 循頸 上頰 至目銳眥 却入耳中. 其支者 別頰上䪼 抵鼻 至目內眥 斜絡於顴."

489) 소택혈(少澤穴).

490) 소해혈(小海穴).

주관절(肘關節)에서 노(臑)의 외측 후방으로 상행하여 견해(肩解)로 나온 다음, 견갑(肩胛)을 돌아 어깨 위에서 독맥(督脈)의 대추혈(大椎穴)과 만난 후 가슴의 결분(缺盆)으로 진입하고 심(心)에 연결되며, 식도를 따라 아래로 횡격막을 지나 위(胃)에 도달하고 소장(小腸)에 소속된다.

다른 분지(分支)는 결분(缺盆)에서 목을 따라 상행하여 얼굴의 뺨을 지나 목외자(目外眥)에 도달한 후, 되돌아 나와 이중(耳中)[491]으로 진입한다.

또 다른 분지(分支)는 뺨에서 별도의 경로가 두 눈의 아래[492]로 비스듬히 올라가 비근(鼻根)에 이르고 목내자(目內眥)에 도달하여 족태양방광경(足太陽膀胱經)과 연결된 다음 비스듬하게 관부(顴部)에 이어진다.

7) 족태양방광경(足太陽膀胱經)[493]

족태양방광경(足太陽膀胱經)은 목내자(目內眥)[494]에서 시작하여 위로 이마를 지나 정수리[495]에서 좌우의 족태양방광경(足太陽膀胱經)이 만나며, 분지(分支)가 정수리에서 이상각(耳上角)에 이른다.

직행하는 경로는 정수리에서 내부로 들어가 뇌(腦)에 연결된 후, 다시 돌아 나와 뒷목으로 내려간 다음 견갑골(肩胛骨) 내측을 따라 척추를 끼고 허리에 도달하여, 척추 양측의 근육으로 들어가 신(腎)에 연결되고 방광(膀胱)에 소속된다.

다른 분지(分支)는 허리에서 아래로 척추를 끼고 둔부(臀部)를 지나 슬와(膝窩)[496]로 진입한다.

또 다른 분지(分支)는 견갑골(肩胛骨) 내측에서 별도의 경로가 견갑골(肩胛骨) 아래를 지나 척추를 끼고 비추(髀樞)를 거치며, 대퇴(大腿)의 외측 후방을 따라 하행하여 슬와(膝窩)에서 앞의 다른 분지(分支)와 만난다.

---

491) 청궁혈(聽宮穴).
492) 관료혈(顴髎穴).
493) 精校黃帝內經靈樞·經脈, p. 81.
　　"膀胱足太陽之脈 起於目內眥 上額 交巓. 其支者 從巓至耳上角. 其直者 從巓入絡腦 還出別下項 循肩髆內 挾脊 抵腰中 入循膂 絡腎 屬膀胱. 其支者 從腰中 下挾脊 貫臀 入膕中. 其支者 從髆內左右別下貫胛 挾脊內 過髀樞 循髀外從後廉 下合膕中 以下貫踹(腨)內 出外踝之後 循京骨 至小指外側."
494) 정명혈(睛明穴).
495) 백회혈(百會穴).
496) 위중혈(委中穴).

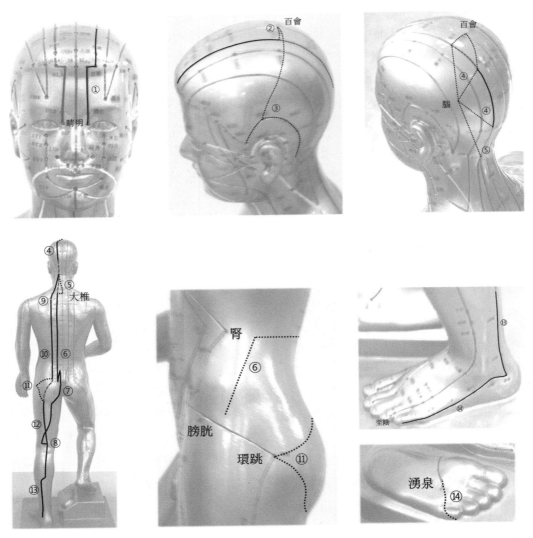

〈그림 7-10〉 족태양방광경(足太陽膀胱經)

    슬와(膝窩)에서 아래로 장딴지를 통과하여 외과(外踝)의 뒤쪽으로 나와 경골(京骨)을 따라 새끼발가락 외측의 끝[497]에 이르러 족소음신경(足少陰腎經)에 이어진다.

---

497) 지음혈(至陰穴).

8) 족소음신경(足少陰腎經)[498]

족소음신경(足少陰腎經)은 새끼발가락의 아래에서 시작하여 비스듬히 족심(足心)[499]으로 주행하며, 연곡혈(然谷穴)의 아래로 나와 내과(內踝)의 뒤를 따라 족근(足跟)으로 진입한다.

족근(足跟)에서 장딴지의 내측으로 상행하여 슬와(膝窩)의 내측으로 나온 다음, 고(股)의 내측 후방을 따라 상행하고 척추를 통과하여 신(腎)에 소속되며 방광(膀胱)에 연락된다.

직행하는 경로는 신(腎)에서 위로 간(肝)과 횡격막을 통과해서 폐(肺)[500]로 진입하고 후롱(喉嚨)을 따라 설근(舌根)에 이른다.

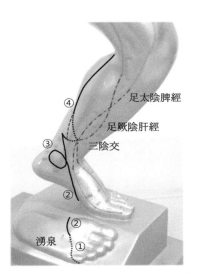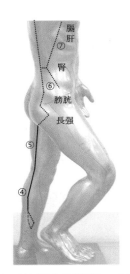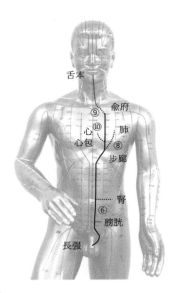

〈그림 7-11〉 족소음신경(足少陰腎經)

---

498) 精校黃帝內經靈樞·經脈, p. 81.
   "腎足少陰之脈 起於小指之下 邪(斜)走足心 出於然谷之下 循內踝之後 別入跟中 以上踹(腨)內 出
   膕內廉 上股內後廉 貫脊 屬腎 絡膀胱. 其直者 從腎 上貫肝膈 入肺中 循喉嚨 挾舌本. 其支者 從肺
   出 絡心 注胸中."
499) 용천혈(湧泉穴).
500) 유부혈(兪府穴).

다른 분지(分支)는 폐(肺)[501]에서 분출하여 심(心)에 연락되고, 가슴으로 들어가 수궐음심포경(手厥陰心包經)에 이어진다.

9) 수궐음심포경(手厥陰心包經)[502]

수궐음심포경(手厥陰心包經)은 가슴에서 시작하여 심포락(心包絡)에 소속되고, 아래로 횡격막을 지나 차례로 상중하의 삼초(三焦)에 연결된다.

다른 분지(分支)는 가슴에서 협부(脇部)의 겨드랑이 아래 삼촌(三寸) 떨어진 부위[503]로 나온 다음 상행하여 겨드랑이에 이르고, 노(臑)의 내측에 분포하는 수태음폐경(手太陰肺經)과 수소음심경(手少陰心經)의 사이를 지나 주와(肘窩)의 중앙으로 진입한다.

주와(肘窩)에서 아래로 비(臂)의 두 근육 사이를 지나 손바닥으로 진입한 다음 중지

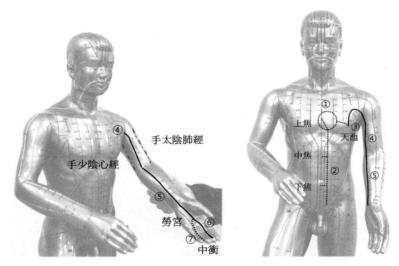

〈그림 7-12〉 수궐음심포경(手厥陰心包經)

---

501) 신장혈(神藏穴).
502) 精校黃帝內經靈樞・經脈, p. 82.
　　　"心主手厥陰心包絡之脈 起於胸中 出屬心包絡 下膈 歷絡三焦. 其支者 循胸 出脇 下腋三寸 上抵腋
　　　下 循臑內 行太陰少陰之間 入肘中 下臂 行兩筋之間 入掌中 循中指 出其端. 其支者 別掌中 循小指
　　　次指 出其端."
503) 천지혈(天池穴).

(中指)를 따라 그 끝[504]으로 나온다.

다른 분지(分支)는 손바닥[505]에서 시작된 별도의 경로가 약손가락의 외측을 따라 그 끝으로 나와 수소양삼초경(手少陽三焦經)에 이어진다.

10) 수소양삼초경(手少陽三焦經)[506]

수소양삼초경(手少陽三焦經)은 약손가락의 외측 끝[507]에서 시작하여, 위로 약손가락의 외측을 따라 약손가락과 새끼손가락의 사이로 나와 손등 쪽 손목에 이르고, 비(臂)에 분포하는 두 개의 뼈 사이 외측으로 나와서 주관절(肘關節)에 이른다.

주관절(肘關節)에서 노(臑)의 외측을 따라 어깨에 이르러 족소양담경(足少陽膽經)과 교차한 후, 족소양담경(足少陽膽經)의 뒤쪽으로 나와 결분(缺盆)으로 진입하여 단중(膻中)에 산포되고 심포(心包)에 산락(散絡)되며, 아래로 횡격막을 통과해서 차례로 삼초(三焦)에 소속된다.

다른 분지(分支)는 단중(膻中)에서 시작하여 위쪽 결분(缺盆)으로 나와 뒷목을 따라 이후(耳後)에 이르고, 직상(直上)하여 이상각(耳上角)으로 나온 다음 아래쪽 뺨으로 굽어져 눈 아래에 이른다.

또 다른 분지(分支)는 이후(耳後)[508]에서 이중(耳中)으로 진입한 다음, 이전(耳前)으로 나와 객주인혈(客主人穴) 앞을 지나 뺨에서 앞의 분지(分支)와 만나며, 눈썹[509]을 거쳐 목외자(目銳眥)에 이르러 족소양담경(足少陽膽經)에 이어진다.

11) 족소양담경(足少陽膽經)[510]

족소양담경(足少陽膽經)은 목외자(目外眥)[511]에서 시작하여 위로 액각(額角)에 이르

---

504) 중충혈(中衝穴).

505) 노궁혈(勞宮穴).

506) 精校黃帝內經靈樞·經脈, p. 82.
　　"三焦手少陽之脈 起於小指次指之端 上出兩指之間 循手表腕 出臂外兩骨之間 上貫肘 循臑外 上肩 而交出足少陽之後 入缺盆 布膻中 散絡心包 下膈 循屬三焦. 其支者 從膻中 上出缺盆 上項 繫耳後 直上出耳上角 以屈下頰 至䪼. 其支者 從耳後 入耳中 出走耳前 過客主人前 交頰 至目銳眥."

507) 관충혈(關衝穴).

508) 예풍혈(翳風穴).

509) 사죽공혈(絲竹空穴).

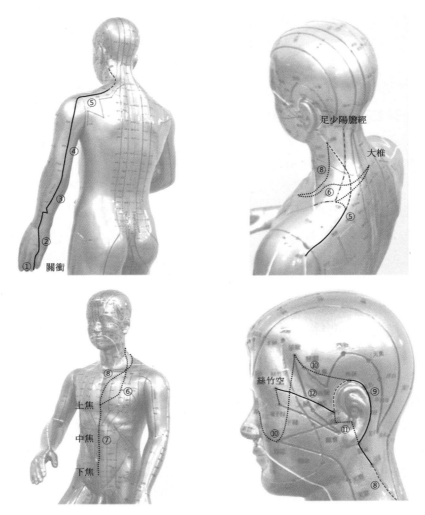

〈그림 7-13〉 수소양삼초경(手少陽三焦經)

510) 精校黃帝內經靈樞·經脈, p. 82.

"膽足少陽之脈 起於目銳眥 上抵頭角 下耳後 循頸 行手少陽之前 至肩上 却交出手少陽之後 入缺
盆. 其支者 從耳後 入耳中 出走耳前 至目銳眥後. 其支者 別銳眥 下大迎 合於手少陽 抵於頤 下加
頰車 下頸 合缺盆 以下胸中 貫膈 絡肝 屬膽 循脇裏 出氣街 繞毛際 橫入髀厭中. 其直者 從缺盆 下
腋 循胸 過季脇 下合髀厭中 以下循髀陽 出膝外廉 下外輔骨之前 直下抵絶骨之端 下出外踝之前 循
足跗上 入小指次指之間. 其支者 別跗上 入大指之間 循大指岐骨內 出其端 還貫爪甲 出三毛."

511) 동자료혈(瞳子髎穴).

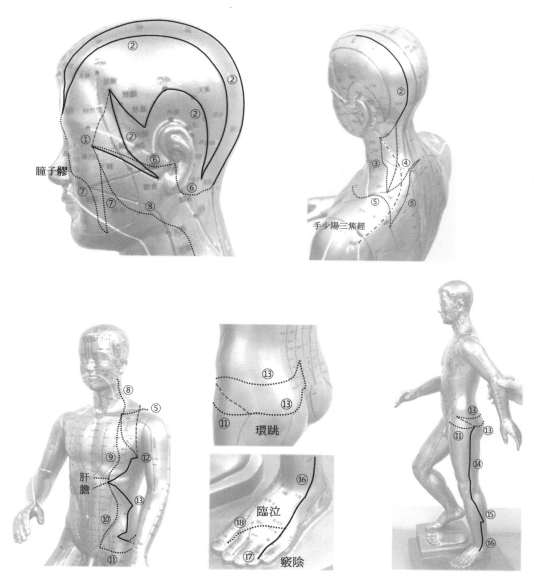

〈그림 7-14〉 족소양담경(足少陽膽經)

렀다가, 아래로 이후(耳後)를 거쳐 목에서 수소양삼초경(手少陽三焦經)의 앞쪽으로 주행하여 어깨에 도달하며, 수소양삼초경(手少陽三焦經)과 교차한 후 수소양삼초경(手少陽三焦經)의 뒤로 나와 결분(缺盆)으로 진입한다.

　다른 분지(分支)는 이후(耳後)에서 이중(耳中)으로 진입하여 이전(耳前)으로 나와 목예자(目銳眥)의 후방에 이른다.

또 다른 분지(分支)는 목예자(目銳眥)에서 별도의 경로가 하행하여 대영혈(大迎穴)에 이르고, 수소양삼초경(手少陽三焦經)과 만나 눈의 아래에 도달하며, 아래로 협거혈(頰車穴)을 지나 목으로 내려와 결분(缺盆)에서 앞의 분지(分支)와 합한다.

결분(缺盆)에서 아래로 가슴을 지나 횡격막을 통과하여 간(肝)에 연결되고 담(膽)에 소속된 다음, 협늑(脇肋)의 내면을 따라 기가(氣街)[512]로 나와 음모(陰毛)의 주위를 돌아 비스듬히 비추(髀樞)로 진입한다.

직행하는 경로는 결분(缺盆)에서 겨드랑이로 내려와 가슴의 측면을 따라 계협(季脇)을 지나 하행하여 비추(髀樞)에서 앞의 분지(分支)와 만난다.

비추(髀樞)에서 아래로 대퇴(大腿)의 외측을 따라 슬관절(膝關節)의 외측으로 나오고, 비골(腓骨)의 앞쪽으로 하행하여 곧바로 절골(絶骨)의 끝에 도달한 다음, 아래로 외과(外踝)의 앞으로 나와 발등을 따라 넷째발가락의 외측 끝[513]에 이른다.

다른 분지(分支)는 발등[514]에서 별도의 경로가 엄지발가락과 둘째발가락의 사이를 지나 엄지발가락 기골(岐骨)의 내측을 따라 엄지발가락의 끝으로 나오며, 다시 조갑(爪甲)을 관통하여 총모부(叢毛部)로 나와 족궐음간경(足厥陰肝經)에 이어진다.

12) 족궐음간경(足厥陰肝經)[515]

족궐음간경(足厥陰肝經)은 엄지발가락에 있는 총모(叢毛)의 끝[516]에서 시작하여, 위로 발등의 내측을 따라 내과(內踝) 앞 일촌(一寸) 되는 부위를 지나고, 내과(內踝) 위 팔촌(八寸) 부위에서 족태음비경(足太陰脾經)과 교차하여 족태음비경(足太陰脾經)의 뒤쪽으로 나온 다음, 상행하여 슬와(膝窩)의 내측에 이른다.

슬와(膝窩)에서 대퇴(大腿)의 내측을 따라 음모(陰毛)로 진입하여 생식기(生殖器)를

---

512) 기충혈(氣衝穴).

513) 규음혈(竅陰穴).

514) 임읍혈(臨泣穴).

515) 精校黃帝內經靈樞·經脈, p. 83.
  "肝足厥陰之脈 起於大指叢毛之際 上循足跗上廉 去內踝一寸 上踝八寸 交出太陰之後 上膕內廉 循股陰 入毛中 過陰器 抵小腹 挾胃 屬肝 絡膽 上貫膈 布脇肋 循喉嚨之後 上入頏顙 連目系 上出額 與督脈會於巓. 其支者 從目系 下頰裏 環脣內. 其支者 復從肝 別貫膈 上注肺."

516) 대돈혈(大敦穴).

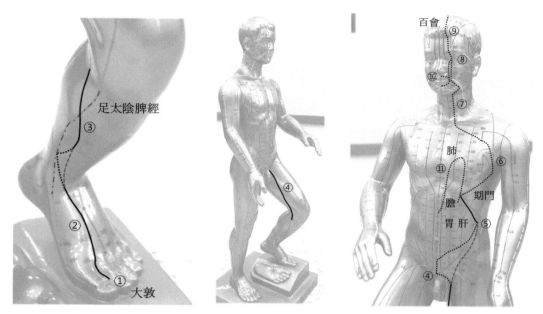

足太陰脾經

③

②

①

大敦

④

百會

⑨

⑧

⑩

⑦

肺

⑪

⑥

膽

期門

胃 肝

⑤

④

〈그림 7-15〉 족궐음간경(足厥陰肝經)

지나고, 아랫배에 도달한 후 위(胃)를 끼고 간(肝)[517]에 소속되고 담(膽)에 연락된다. 다시 상행하여 횡격막을 통과하고 협늑부(脇肋部)에 분포한 다음, 후롱(喉嚨)의 뒤를 따라 위쪽 항상(頑顙)으로 진입하여 목계(目系)에 이어지고, 이마로 나와 정수리에서 독맥(督脈)과 만난다.

　다른 분지(分支)는 목계(目系)에서 아래로 뺨의 이면을 거쳐 구순(口脣)의 내부에 분포한다.

　또 다른 분지(分支)는 다시 간(肝)[518]에서 시작한 별도의 경로가 횡격막을 통과하고, 위로 폐(肺)에 주입되어 수태음폐경(手太陰肺經)으로 이어진다.

---

517) 기문혈(期門穴).
518) 기문혈(期門穴)

4. 경락(經絡)의 기능

1) 연락(連絡)작용
십이경맥(十二經脈)은 인체에 종횡(縱橫)으로 분포하면서 상하와 내외를 연결시켜 주기에 장부(臟腑)와 사지(四肢),[519] 장부(臟腑)와 구규(九竅),[520] 장부(臟腑)와 장부(臟腑)[521] 사이를 연락하여 인체 생리기능의 상호협조를 가능하게 한다.

2) 운수(運輸)작용
십이경맥(十二經脈)은 생리활동을 통하여 생성된 기혈(氣血)과 진액(津液) 등을 장부(臟腑)와 각 기관으로 수송(輸送)·산포(散布)시켜 장부(臟腑)와 소속된 각각의 기능 발현계통을 영양함으로써 정상적인 생리기능을 발휘하게 한다.[522)523]

3) 전도(傳導)작용
십이경맥(十二經脈)은 병사(病邪)나 침구(鍼灸) 자극 등을 전도(傳導)하는 작용이 있어, 체표에 침입한 병사(病邪)는 경맥(經脈)을 통해 내부의 오장육부(五臟六腑)로 전달되고,[524)525] 또한 경맥(經脈)상의 경혈(經穴)에 침구(鍼灸)치료를 시행하여 자극이 가해지면 경맥(經脈)을 통하여 전도(傳導)되므로 장부(臟腑) 기능의 조절을 가능하게 한다.

---

519) 精校黃帝內經靈樞·海論, p. 174.
"十二經脈者 內屬於臟腑 外絡於肢節: 십이경맥(十二經脈)은 내(內)로는 장부(臟腑)에 소속되고 외(外)로는 사지(四肢)와 관절(關節)에 연결된다."
520) 精校黃帝內經靈樞·經脈, p. 83.
"肝足厥陰之脈……連目系: 족궐음간경(足厥陰肝經)은…… 눈의 계통에 이어진다."
521) 精校黃帝內經靈樞·經脈, p. 79.
"肺手太陰之脈……下絡大腸……屬肺: 수태음폐경(手太陰肺經)은…… 아래로 대장(大腸)에 이어지고…… 폐(肺)에 소속된다."
522) 精校黃帝內經靈樞·本臟, p. 213.
"經脈者 所以行血氣而營陰陽 濡筋骨 利關節者也: 경맥(經脈)은 기혈(氣血)을 운행시켜 음양(陰陽)을 영양하고 근골(筋骨)을 윤택하게 하며 관절(關節)을 원활하게 한다."
523) 類經·十二經水陰陽刺灸之度, p. 297.
"經脈猶江河也 血猶水也. 江河受水而經營於天下 經脈受血而運行於周身: 경맥(經脈)은 강하(江河)와 같고 혈(血)은 강물과 같다. 강하(江河)는 물을 받아들여 천하(天下)를 운영하고 다스리며, 경맥(經脈)은 혈(血)을 받아들여 신체에 두루 운행시킨다."

4) 조절(調節)작용

십이경맥(十二經脈)은 기혈(氣血)이 순환하는 통로가 되어 전신을 연락(連絡)하고 있고, 기혈(氣血)의 운행을 통하여 인체 전반에 대한 기능 조절과 영양작용을 하므로 경맥(經脈)을 순환하는 기혈(氣血)의 조절을 통하여 장부(臟腑)를 비롯하여 소속된 기능발현계통의 기능 활동을 조절할 수 있다.[526][527]

5) 반응(反應)작용

인체에 질병이 발생하면 십이경맥(十二經脈)은 오장(五臟)을 중심으로 기능발현 계통을 통하여 이상 변화를 나타내는데, 십이경맥(十二經脈)은 내부의 오장(五臟)과 외부의 기능발현 계통을 연락하고 있어 내부의 이상 변화를 외부로 드러내는 반응(反應)작용을 한다.[528]

---

524) 精校黃帝內經素問·皮膚論, p. 198.
　"百病之始生也 必先於皮毛. 邪中之則腠理開 開則入客於絡脈 留而不去 傳入於經 留而不去 傳入於府 禀於腸胃: 모든 질병의 시작과 생성은 반드시 피부(皮膚)와 호모(豪毛)에서 먼저 이루어진다. 사기(邪氣)에 적중되면 주리(腠理)가 열리고, 주리(腠理)가 열리면 사기(邪氣)가 락맥(絡脈)에 침입하게 되며, 락맥(絡脈)에 사기(邪氣)가 머물러 제거되지 않으면 경맥(經脈)으로 전달되어 들어오고, 경맥(經脈)에 사기(邪氣)가 머물러 제거되지 않으면 육부(六腑)로 전달되어 들어와 장위(腸胃)가 사기(邪氣)를 받는다."

525) 類經·陰陽內外病生有紀, pp. 291~292.
　"病之始生 必自淺而後深 故絡脈之邪盛 而後入於經脈. 絡爲陽 故主外 經爲陰 故主內: 모든 질병의 시작과 생성은 반드시 얕은 부위에서부터 시작한 이후에 깊은 부위에 이르므로 락맥(絡脈)에 사기(邪氣)가 왕성한 이후에 경맥(經脈)으로 들어온다. 락맥(絡脈)은 양(陽)에 해당하여 외부를 주관하고 경맥(經脈)은 음(陰)에 해당하여 내부를 주관한다."

526) 精校黃帝內經靈樞·經脈, p. 79.
　"經脈者 所以能決死生 處百病 調虛實 不可不通: 경맥(經脈)은 능히 생사(生死)를 결정하고, 모든 질병이 머무르며, 허실(虛實)을 조절하는 것이므로 능통하지 않으면 안 된다."

527) 類經·繆刺巨刺, p. 711.
　"病在經者 治從其經 但審其虛實而調之: 경맥(經脈)에 질병이 있으면 그 경맥(經脈)을 따라 치료하는데, 단 그 경맥(經脈)의 허실(虛實)을 살펴 조절해야 한다."

528) 精校黃帝內經靈樞·九鍼十二原, p. 13.
　"五臟有疾也 應出十二原. 十二原各有所出 明知其原 覩可應 而知五臟之害矣: 오장(五臟)에 질병이 있으면 십이원혈(十二原穴)로 반응하여 나온다. 십이원혈(十二原穴)은 각각 나오는 바(臟腑의 氣)가 있으므로 그 원혈(原穴)을 명확하게 알고 반응 현상을 살펴보면 오장(五臟)에 상해(傷害)가 된 것을 알 수 있다."

5. 경혈(經穴)

1) 경혈(經穴)의 개념

경혈(經穴)은 경락(經絡)을 통해 운행되는 기혈(氣血)이 모여 체표(體表)로 드러나는 곳[529][530][531]으로, 질병(疾病)의 진단(診斷)에 활용[532][533]하거나 침구(鍼灸)치료를 시행[534][535]하는 부위를 말하며, 수혈(腧穴)·기혈(氣穴)·공혈(孔穴) 등으로 칭(稱)하기도 한다.

2) 경혈(經穴)의 분류

(1) 경혈(經穴)

경혈(經穴)은 정혈(正穴)이라고도 하며, 십이경맥(十二經脈)과 독맥(督脈) 및 임맥(任脈)을 포함한 십사경(十四經)의 경혈(經穴)을 말한다.

---

529) 類經·六府之病取之於合, p. 692.
　　"經氣所至 是爲氣穴: 경맥(經脈)의 기운(氣運)이 이르는 곳이 기혈(氣穴)이 된다."
530) 精校黃帝內經素問·氣府論, p. 206.
　　"足太陽脈氣所發者 七十八穴……: 족태양경맥(足太陽經脈)의 기운(氣運)이 드러나는 곳이 78혈(穴)이다.……"
531) 類經·氣穴三百六十五, p. 227.
　　"人身孔穴 皆氣所居……周身三百六十五氣穴 周歲三百六十五日 故以應一歲: 인신(人身)에 있는 공혈(孔穴)은 모두 기(氣)가 머무르는 곳이다.…… 전신(全身)에 365개의 기혈(氣穴)이 있고, 한 해에 365일(日)이 있으므로 경혈(經穴)이 한 해에 응하는 것이다."
532) 精校黃帝內經靈樞·九鍼十二原, p. 13.
　　"五臟有疾也 應出十二原: 오장(五臟)에 질병이 있으면 십이원혈(十二原穴)에 응하여 나온다."
533) 精校黃帝內經靈樞·九鍼十二原, p. 13.
　　"五臟有疾也 應出十二原. 十二原各有所出 明知其原 覩可應 而知五臟之害矣: 오장(五臟)에 질병이 있으면 십이원혈(十二原穴)로 반응하여 나온다. 십이원혈(十二原穴)은 각각 나오는 바(臟腑의 氣)가 있으므로 그 원혈(原穴)을 명확하게 알고 반응 현상을 살펴보면 오장(五臟)에 상해(傷害)가 된 것을 알 수 있다."
534) 精校黃帝內經素問·氣穴論, p. 203.
　　"凡三百六十五穴 鍼之所由行也: 무릇 365혈(穴)은 침(鍼) 시술이 시행되는 곳이다."
535) 類經·六府之病取之於合, p. 692.
　　"中其氣穴 則鍼著脈道 而經絡通. 失其氣穴 則徒傷肉節 而反爲痛害矣: 기혈(氣穴)에 적중되면 침(鍼)이 맥도(脈道)에 다다르게 되어 경락(經絡)을 소통시킨다. 기혈(氣穴)에 어긋나면 헛되이 기육(肌肉)과 관절(關節)을 손상시키고 반대로 통증(痛症)과 상해(傷害)가 된다."

(2) 경외기혈(經外奇穴)

경외기혈(經外奇穴)은 십사경(十四經)의 경혈(經穴)을 제외한 임상(臨床) 경험상 치료 효과가 있는 경혈(經穴)을 말하며, 경외기혈(經外奇穴)은 십사경(十四經)의 경혈(經穴)을 보완한다.

(3) 아시혈(阿是穴)

아시혈(阿是穴)은 경혈(經穴)과 경외기혈(經外奇穴)에 속하지 않는 압통점(壓痛點)으로, 질병 부위를 안압(按壓)했을 때 민감하게 반응하는 부위를 말하며, 아시혈(阿是穴)은 경외기혈(經外奇穴)을 보완한다.

(4) 신혈(新穴)

신혈(新穴)은 경혈(經穴)과 경외기혈(經外奇穴) 및 아시혈(阿是穴)을 제외한 경혈(經穴)로, 근대에 이르러 새로운 연구와 임상(臨床) 치료를 통하여 새롭게 치료 효과가 밝혀진 경혈(經穴)을 말한다.

3) 특정혈(特定穴)

특정혈(特定穴)은 요혈(要穴)이라고도 하며, 십사경(十四經)의 경혈(經穴) 중 경혈(經穴)의 성능(性能)과 치료 효능에 따라 분류한 경혈(經穴)을 말한다.

(1) 오수혈(五輸穴)

십이경맥(十二經脈)의 경혈(經穴) 중 주관절(肘關節)과 슬관절(膝關節) 이하에 분포하는 정(井)·형(滎)·수(輸)·경(經)·합(合)의 5개 특정혈(特定穴)을 오수혈(五輸穴)이라 한다.[536]

---

536) 精校黃帝內經靈樞·順氣一日分爲四時, p. 207.
　　"病在藏者 取之井 病變于色者 取之滎 病時間時甚者 取之輸 病變于音者 取之經 經滿而血者 病在胃 及以飮食不節得病者 取之於合: 질병이 오장(五臟)에 있으면 정혈(井穴)을 취하고, 병변(病變)이 색(色)에 있으면 형혈(滎穴)을 취하며, 질병이 때로 경감되거나 때로 심해지면 수혈(輸穴)을 취하고, 병변(病變)이 오음(五音)에 있으면 경혈(經穴)을 취하며, 경맥(經脈)이 충만되고 어혈(瘀血)이 있는 것은 질병이 위(胃)에 있거나 음식을 절제하지 못하여 발병(發病)한 경우로 합혈(合穴)을 취한다."

오수혈(五輸穴)은 맥기(脈氣)가 작은 곳에서 큰 곳으로, 얕은 곳에서 깊은 곳으로, 체간(體幹)으로부터 먼 곳에서 가까운 곳으로 물의 흐름에 비유하여 특성을 설명하였다.[537)538)]

(2) 십이원혈(十二原穴)

원혈(原穴)은 체내에 위치하는 장부(臟腑)의 원기(元氣)가 체외로 반응을 드러내는 경혈(經穴)을 말한다.[539)]

(3) 십오락혈(十五絡穴)

락혈(絡穴)은 경맥(經脈)에서 락맥(絡脈)이 분출(分出)되는 부위의 경혈(經穴)을 말하며, 십이경맥(十二經脈)과 임맥(任脈), 독맥(督脈) 및 비(脾)의 대락(大絡)을 합한 십오락맥(十五絡脈)이 분출(分出)되는 부위이다.[540)]

---

537) 精校黃帝內經靈樞・九鍼十二原, p. 12.
　　"所出爲井 所溜爲滎 所注爲輸 所行爲經 所入爲合: 맥기(脈氣)가 솟아 나오는 곳이 정(井)이 되고, 맥기(脈氣)가 방울져 떨어지는 곳이 형(滎)이 되며, 맥기(脈氣)가 모여 흐르는 곳이 수(輸)가 되고, 맥기(脈氣)가 대열(隊列)을 이루어 흐르는 곳이 경(經)이 되며, 맥기(脈氣)가 들어가는 곳이 합(合)이 된다."

538) 類經・井滎腧經合數, p. 247.
　　"脈氣由此而出 如井泉之發 其氣正深也……急流曰溜 小水曰滎 脈出於井而溜於滎 其氣尙微也……注 灌注也 腧 輸運也 脈注於此而輸於彼 其氣漸盛也……脈氣大行 經營於此 其正盛也……脈氣至此 漸爲收藏 而入合於內也: 맥기(脈氣)가 정혈(井穴)로부터 나오니 우물이나 샘물이 솟아 나는 것과 같아 그 기운(氣運)이 바로 깊다.……급류(急流)를 유(溜)라 하고 작은 물길을 형(滎)이라 하니, 맥기(脈氣)가 정혈(井穴)에서 솟아나와 형혈(滎穴)로 흘러가므로 그 기운(氣運)이 아직 미약하다.……주(注)는 물을 대는 것이고 수(輸)는 운반하는 것이니, 맥기(脈氣)가 수혈(輸穴)에서 물을 대듯이 다른 곳으로 운반되므로 그 기운(氣運)이 점차 왕성해진다.……맥기(脈氣)가 왕성하게 운행되는 것으로 경혈(經穴)에서 운영을 하니 그 기운(氣運)이 바로 왕성하다.……맥기(脈氣)가 합혈(合穴)에 이르러 점차 거두어들여 저장하니 내부로 들어가 합쳐진다."

539) 精校黃帝內經靈樞・九鍼十二原, p. 13.
　　"五臟有疾也 應出十二原. 十二原各有所出 明知其原 覩其應 而知五臟之害矣: 오장(五臟)에 질병이 있으면 십이원혈(十二原穴)로 반응하여 나온다. 십이원혈(十二原穴)은 각각 나오는 바(臟腑의 氣)가 있으므로 그 원혈(原穴)을 명확하게 알고 반응 현상을 살펴보면 오장(五臟)에 상해(傷害)가 된 것을 알 수 있다."

(4) 배수혈(背腧穴)

배수혈(背腧穴)은 체내에 위치하는 장부(臟腑)의 기운(氣運)이 배부(背部)에 반응을 드러내는 경혈(經穴)을 말하며, 족태양방광경(足太陽膀胱經)의 일선상(一線上)에 분포되어 있다.[541]

---

540) 精校黃帝內經靈樞 · 經脈, p. 84.

　　"手太陰之別 名曰列缺……手少陰之別 名曰通里……: 수태음(手太陰)에서 나누어지는 곳의 이름을 열결(列缺)이라 한다. …… 수소음(手少陰)에서 나누어지는 곳의 이름을 통리(通里)라 한다. ……"

541) 精校黃帝內經靈樞 · 背腧, p. 235.

　　"願聞五藏之腧 出於背者……肺腧在三椎之間(傍) 心腧在五椎之間(傍)……: 오장(五臟)의 수혈(腧穴)이 배부(背部)에서 나오는 것에 대하여 듣고 싶습니다. …… 폐수(肺腧)는 척추(脊椎) 세 번째 마디 옆에 있다. 심수(心腧)는 척추(脊椎) 다섯 번째 마디 옆에 있다. ……"

8장 병인(病因)·병기(病機)

1. 병인(病因)

병인(病因)이란, 인체 생리기능의 평형 상태를 파괴시켜 질병이나 기능적 이상을 초래하는 원인을 말한다.

일반적으로 병인(病因)은 내상(內傷)으로 인한 것과 외감(外感)으로 인한 것 및 외상(外傷)으로 인한 것의 세 가지로 구분하고 있다.

1) 내인(內因)

내인(內因)은 내상병인(內傷病因)을 말하는 것으로, 신체 내부에 위치하는 오장육부(五臟六腑)에서 기혈(氣血)의 성쇠(盛衰)에 이상 변화가 일어나 질병에 이르는 경우로, 음식상(飲食傷), 노권상(勞倦傷), 방노상(房勞傷), 칠정상(七情傷) 등이 해당된다.[542]

2) 외인(外因)

외인(外因)은 외감병인(外感病因)을 말하는 것으로, 외부에서 감수(感受)되었다는 뜻이니 외부 기후의 변화에 이상이 발생하여 질병을 유발하는 경우로, 육음(六淫), 역려(疫癘), 예기(穢氣) 등이 해당된다.

---

542) 醫學入門·雜病提綱, p. 1230.
　　"外因風寒暑濕　內因七情瘀血痰火食積: 외인(外因)은 풍(風)·한(寒)·서(暑)·습(濕)이고 내인(內因)은 칠정(七情)·어혈(瘀血)·담화(痰火)·식적(食積)이다."

〈표 8-1〉 내상(內傷)[543]

구 분		원 인	특 징
음식상 (飮食傷)		• 배가 고픈데도 음식을 먹지 못함	• 명치를 누르면 통증이 있음
		• 지나치게 많이 먹음	
노권상 (勞倦傷)	노권상 (勞倦傷)	• 육체적인 과로	• 명치를 눌러도 통증은 없음
	방노상 (房勞傷)	• 성생활이 과도하여 신(腎)을 손상시킴	
	칠정상 (七情傷)	• 정신적인 과로 • 생각대로 되지 않음	

〈표 8-2〉 외감(外感)

구 분		원 인	특 징
육음 (六淫)	풍 (風)	• 시기(時期)의 구분이 없이 주리(腠理)가 열려 있을 때 풍사(風邪)가 침범[544]	• 주리(腠理)가 닫혀 있으면 천부(淺部)에 침입하고 병세(病勢)도 완만함
	한 (寒)	• 상강(霜降) 이후부터 춘분(春分) 전까지 서리나 이슬 등을 맞아 한사(寒邪)가 침범[545]	
	서 (暑)	• 하지(夏至) 이후에 서사(暑邪)가 침범[546]	• 한사(寒邪)에 손상되어 하지(夏至) 이후에 발병(發病)하기도 함
	습 (濕)	• 비를 맞거나 땀을 흘린 경우, 또는 산과 강, 호수의 증기(蒸氣)나 안개와 같은 습사(濕邪)가 침범[547]	
	조 (燥)	• 건조한 시기나 맑은 날이 오래되어 비가 오지 않을 경우 조사(燥邪)가 침범[548]	
	화 (火)	• 병사(病邪)가 경락(經絡)에 울체(鬱滯)되거나 열사(熱邪)가 장부(臟腑)에 축적되어 발생[549]	
역려(疫癘)		• 육음(六淫)과는 다른 이기(異氣)에 의한 감염[550]	

543) 東醫寶鑑·內傷, pp. 1197~1198.

544) 東醫寶鑑·風, p. 1020.

545) 東醫寶鑑·寒, p. 1068.

3) 불내외인(不內外因)

불내외인(不內外因)은 외부의 기계적·물리적·화학적 손상으로부터 비롯되는 병인(病因)으로 내인(內因)과 외인(外因)을 제외한 모든 것을 포함한다.

2. 병기(病機)

병기(病機)는 질병이 진행되어 가는 기전으로, 질병이 발생한 다음 특정한 장부(臟腑), 경락(經絡), 신형(身形)으로 병사(病邪)가 영향을 미치며 발전, 변화해가는 과정을 의미한다.

1) 육음(六淫)의 특성

(1) 풍사(風邪)의 특성

① 양(陽) 부위 침범

풍사(風邪)는 양사(陽邪)로 가볍고 쉽게 위로 상승되며 소통시키는 특성이 있어 인체의 양(陽) 부위에 쉽게 침범하므로 주로 인체의 상부나 피부에 질병을 발생시키는 경우가 많다.[551]

---

546) 東醫寶鑑·暑, p. 1146.
547) 醫學入門·雜病提綱, p. 1235.
548) 醫學入門·雜病提綱, p. 1237.
549) 醫學入門·雜病提綱, p. 1239.
550) 溫疫論·原病, p. 1.
　　"傷寒與中暑 感天地之常氣 疫者感天地之癘氣 在歲有多寡 在方隅有濃薄 在四時有盛衰. 此氣之來 無論老少强弱 觸之者即病: 상한(傷寒)과 중서(中暑)는 천지(天地)의 일상적인 기후에 접촉되어 발병(發病)하는 것이고, 역려(疫癘)는 천지(天地)의 여기(癘氣)에 접촉되어 발병(發病)하는 것이니, 해에 따라 많고 적은 차이가 있고, 지역에 따라 질병의 짙고 엷은 차이가 있으며, 사시(四時)에 따른 성쇠(盛衰)의 차이가 있다. 이 여기(癘氣)가 오면 노인과 소아, 강건하거나 약한 사람을 말할 필요가 없이 접촉하면 발병(發病)된다."

② 옮겨 다니고 변화가 심함

풍사(風邪)는 움직이고 요동(搖動)하는 특성이 있어 풍사(風邪)로 인하여 질병이 발생하면 질병의 발생과 진행이 급격하고 또한 일정한 부위에 이상을 초래하기보다 신체 여러 부위를 돌아다니며 이상을 초래하고 다양한 변화를 일으킨다.[552)553)]

③ 다른 사기(邪氣)와 결합

풍사(風邪)는 단독으로 질병을 유발할 뿐만 아니라 나머지 사기(邪氣)와 쉽게 결합하여 질병을 유발시키므로 풍사(風邪)는 어떤 사기(邪氣)보다 심각하고 많은 질병을 일으킨다.[554)555)]

---

551) 精校黃帝內經素問・太陰陽明論, p. 112.
"犯賊風虛邪者 陽受之……傷於風者 上先受之: 도둑과 같은 바람이 인체를 침범하여 허약한 곳으로 들어오는 사기(邪氣)는 양(陽)의 부위가 침입을 받는다.……바람에 손상되면 상부(上部)가 먼저 침입을 받는다."

552) 精校黃帝內經素問・風論, p. 157.
"風者 善行而數變: 바람은 잘 옮겨 다니고 자주 변화를 일으킨다."

553) 六因條辨.
"風疾尤速 貽害無窮: 바람으로 인한 질병은 변화가 더욱 빠르고 해(害)를 끼치는 것이 끝이 없다."

554) 精校黃帝內經素問・玉機眞藏論, p. 74.
"風者 百病之長也: 바람은 모든 질병의 우두머리이다."

555) 臨證指南醫案・風, p. 313.
"六氣之中 惟風能全兼五氣 如兼寒則曰風寒 兼濕曰風濕 兼燥曰風燥 兼火曰風火. 蓋因風能鼓蕩此五氣而傷人 故曰百病之長也. 其餘五氣 則不能互相全兼 如寒不能兼暑與火 暑亦不兼寒 濕不兼燥 燥不兼濕 火不兼寒. 由此觀之 病之因乎風而起者 自多也: 육기(六氣) 중에 오직 풍(風)만 능히 나머지 오기(五氣)와 전부 겸할 수 있다. 한(寒)과 겸하면 풍한(風寒)이고, 습(濕)과 겸하면 풍습(風濕)이며, 조(燥)와 겸하면 풍조(風燥)이고, 화(火)와 겸하면 풍화(風火)이다. 대개 풍(風)으로 인한 질병은 나머지 오기(五氣)를 자극하고 일으켜 인체를 손상시키므로 모든 질병의 우두머리라 한다. 그 나머지 오기(五氣)는 서로 완전하게 겸할 수가 없으니 한(寒)이 서(暑)나 화(火)와 겸할 수 없고 서(暑) 역시 한(寒)과 겸하지 못하며, 습(濕)은 조(燥)와 겸하지 못하고 조(燥)는 습(濕)과 겸하지 못하며, 화(火)는 한(寒)과 겸하지 못하는 것이다. 이런 것으로 볼 때 질병의 원인이 풍(風)으로 인하여 일어나는 것이 진실로 많다."

(2) 한사(寒邪)의 특성

① 양기(陽氣) 손상
한사(寒邪)는 음사(陰邪)로 인체의 양기(陽氣)를 쉽게 손상시키므로 한사(寒邪)로 인하여 질병이 발생되면 인체의 각종 기능을 감퇴시키거나 차가운 현상을 드러낸다.[556]

② 응체(凝滯)
한사(寒邪)는 음사(陰邪)로 차가운 기운(氣運)이 수축시키고 굳어지게 하므로 피부의 주리(腠理)를 폐색(閉塞)시키거나 인체의 혈맥(血脈)을 수축시켜 기혈(氣血)의 흐름을 방해하고 응체(凝滯)시켜 통증을 유발하는 경우가 많다.[557][558]

③ 수인(收引)
한사(寒邪)는 음사(陰邪)로 차가운 기운(氣運)이 수축시키고 움츠러들게 하므로 한사(寒邪)가 침범하면 신체의 기육(肌肉)과 혈맥(血脈)을 수축시켜 육체적 활동이나 운동에 장애를 초래한다.[559]

---

556) 醫部全錄(一冊)·五運行大論, p. 607.
　　"寒盛則熱退: 한기(寒氣)가 왕성하면 열기(熱氣)가 물러간다."
557) 精校黃帝內經素問·痺論, p. 163.
　　"痛者 寒氣多也 有寒故痛也: 통증은 한기(寒氣)가 많은 것이니 한기(寒氣)가 있으면 통증이 생긴다."
558) 精校黃帝內經素問·擧痛論, p. 145.
　　"寒氣入經而稽遲 泣而不行 客於脈外則血少 客於脈中則氣不通 故卒然而痛: 한기(寒氣)가 경맥(經脈)으로 침입하면 머무르고 지체되어 소통되지 않고 운행이 안 되는데, 맥외(脈外)에 침범하면 혈(血)이 부족해지고 맥중(脈中)으로 침범하면 기(氣)가 불통하게 되어 갑작스럽게 통증이 생긴다."
559) 醫學入門·雜病提綱, p. 1229.
　　"中寒 不問冬夏 或當風取涼 或坐地受冷 肅殺之氣 自皮膚 卒入臟腑 昏倒 四肢拘攣 强直 厥冷 與中風相似 牙緊四肢不動爲異耳: 한사(寒邪)에 적중된 것은 겨울인지 여름인지를 물을 필요가 없이 혹 바람을 쐬고 서늘한 기운(氣運)의 침입을 받았거나, 혹 땅바닥에 앉아 서늘한 기운(氣運)의 침입을 받아 만물(萬物)을 죽이는 쌀쌀한 기운(氣運)이 피부에서 갑자기 장부(臟腑)로 침입함으로써 정신을 잃고 쓰러지거나, 팔다리가 오그라들고 경련(痙攣)이 일어나거나, 신체가 뻣뻣해지거나, 손발이 싸늘하게 차가워지는 것이 중풍(中風)과 비슷하나 입을 꽉 다물고 열지 않으며 팔다리를 움츠려 움직이지 못하는 것이 중풍(中風)과 다르다."

(3) 서사(暑邪)의 특성

① 염열(炎熱)

서사(暑邪)는 양사(陽邪)로 불길이 타오르듯 더운 열기(熱氣)를 발산(發散)하는 특성이 있으므로 서사(暑邪)로 인하여 질병이 발생하면 발열(發熱)을 비롯한 다양한 더운 기운(氣運)으로 인한 증상을 나타낸다.[560]

② 진액(津液) 손상

서사(暑邪)는 양사(陽邪)로 불길이 타오르듯 더운 열기(熱氣)를 발산(發散)하여 수분(水分)을 메마르게 하므로 서사(暑邪)로 인하여 질병이 발생하면 체내외의 진액(津液)이 마르게 되는 현상이 나타난다.[561][562]

(4) 습사(濕邪)의 특성

① 기기(氣機) 방해

습사(濕邪)는 음사(陰邪)로 습(濕)은 한곳에 머물러 있는 특성이 있어 인체에서도 기(氣)의 운행을 정체(停滯)시키므로 생리적 기능이나 수액대사 등에 이상을 초래하며 또한 쉽게 양기(陽氣)를 손상시키기도 한다.[563][564]

---

560) 醫學入門·雜病提綱, p. 1230.
　　 "暑病 身熱 自汗 口渴 面垢而已: 서사(暑邪)로 인한 질병은 신체에서 열(熱)이 나고, 조금만 움직여도 땀이 흐르며, 입에서 갈증이 나고, 얼굴이 꾀죄죄할 따름이다."
561) 醫學入門·雜病提綱, p. 1230.
　　 "暑病 身熱 自汗 口渴 面垢而已: 서사(暑邪)로 인한 질병은 신체에서 열(熱)이 나고, 조금만 움직여도 땀이 흐르며, 입에서 갈증이 나고, 얼굴이 꾀죄죄할 따름이다."
562) 精校黃帝內經素問·擧痛論, p. 146.
　　 "炅則腠理開 營衛通 汗大泄 故氣泄: 열기(熱氣)가 왕성하면 주리(腠理)가 열리고 영위기(榮衛氣)가 소통되면서 땀이 많이 흐르므로 기(氣)를 빼앗기게 된다."
563) 精校黃帝內經素問·六元正紀大論, p. 276.
　　 "濕勝則濡泄 甚則水閉浮腫: 습사(濕邪)가 왕성하면 설사(泄瀉)를 하고, 심하면 수액(水液)이 배설되는 통로가 막혀 부종(浮腫)이 생긴다."

② 음(陰) 부위 침범

습사(濕邪)는 음사(陰邪)로 습(濕)의 본성이 무거운 성질이 있어 습사(濕邪)가 인체에 영향을 미치면 주로 아래의 음(陰) 부위에 질병을 일으키는 경우가 많다.[565]

③ 점체(粘滯)

습사(濕邪)는 음사(陰邪)로 수기(水氣)를 띠면서 한곳에 머물러 있는 특성이 있어 습사(濕邪)가 인체에 영향을 미치면 체내의 수액(水液)이 정상적으로 대사되지 않거나 탁수(濁水)를 배설하지 못하여 담(痰)이나 부종(浮腫)을 유발한다.[566][567]

(5) 조사(燥邪)의 특성

① 진액(津液) 손상

조사(燥邪)는 수분(水分)은 메마르게 하는 특성이 있어서 조사(燥邪)가 인체에 질병을 일으키면 신체 내외의 정혈(精血)과 진액(津液)이 메마르게 되는 현상이 발생한다.[568]

---

564) 醫學入門·雜病提綱, p. 1235.
　　 "(濕) 初入 身沈(重) 多困倦: 습사(濕邪)가 처음 침입하면 신체가 가라앉고(무거워지고) 자주 피곤하게 된다."
565) 精校黃帝內經素問·太陰陽明論, p. 112.
　　 "傷於濕者 下先受之: 습사(濕邪)에 손상되면 하부가 먼저 습사(濕邪)의 침입을 받는다."
566) 醫部全錄(二册)·宣明五氣, p. 247.
　　 "脾惡濕 濕則肉痿腫……脾屬土 土濕則傷肉 故惡濕: 비(脾)는 습기(濕氣)를 싫어하니 습(濕)이 과다(過多)하면 기육(肌肉)이 마비(痲痹)되거나 부종(浮腫)이 생긴다.…… 비(脾)는 토(土)에 배속되고 토(土)가 습(濕)이 과다(過多)하면 기육(肌肉)이 손상되므로 습(濕)을 싫어한다."
567) 醫學入門·雜病提綱, pp. 1224, 1255.
　　 "濕則中氣不運而生痰……痰 原於腎 動於脾 客於肺. 水升火降 脾胃調和 痰從何生: 습(濕)이 과다(過多)하면 중기(中氣)가 운행되지 않아 담(痰)이 생성된다.…… 담(痰)은 신(腎)에서 근원이 되어 비(脾)에서 움직여 생성되고 폐(肺)로 나온다. 수기(水氣)가 상승되고 화기(火氣)가 하강하여 비위(脾胃)가 조화로우면 담(痰)이 무엇을 따라 생성되겠는가?"
568) 東醫寶鑑·燥, p. 1167.
　　 "燥於外則皮膚皴揭瘙痒. 燥於中則精血枯涸. 燥於上則咽鼻焦乾. 燥於下則便尿結閉: 조사(燥邪)가 외부에 있으면 피부가 트고 일어나며 가렵다. 조사(燥邪)가 내부에 있으면 정(精)과 혈(血)이 마른다. 조사(燥邪)가 위에 있으면 목구멍과 코가 타들어가듯 메마르게 된다. 조사(燥邪)가 아래에 있으면 대소변이 뭉쳐 막힌다."

② 폐(肺) 손상

조사(燥邪)는 본래 금(金)의 속성에 부합되는 것이지만 더운 기운(氣運)과 쉽게 결합하여 오히려 폐(肺)의 진액(津液)을 말리게 되므로 쉽게 폐(肺)를 손상시킨다.[569]

(6) 화사(火邪)의 특성

① 염상(炎上)

화사(火邪)는 양사(陽邪)로 서사(暑邪)와 더불어 불길이 타오르듯 더운 열기(熱氣)를 발산(發散)하는 특성이 있으므로 인체에 질병을 유발할 경우에는 더운 기운(氣運)의 현상을 드러낸다.[570][571]

② 조요(躁搖)

화사(火邪)는 양사(陽邪)로 불꽃이 흩날리며 타올라 가지런하지 못하고 안정되지 않는 것과 같이 화사(火邪)가 인체에 영향을 미치게 되면 정신적으로나 육체적으로도 조급하고 요동(搖動)하는 현상이 나타난다.[572][573]

---

569) 醫學入門·雜病提綱, pp. 1237~1238.
"燥雖屬秋陰 而反同風熱火化 皆火盛則金被熱傷: 조기(燥氣)는 비록 가을에 배속되고 음(陰)의 특성을 띠지만 반대로 풍(風)·열(熱)·화(火)와 함께 변화를 일으키니 모두 화기(火氣)를 왕성하게 하여 금(金)이 열(熱)로 인한 손상을 입는다."

570) 醫部全錄(一冊)·陰陽應象大論, p. 57.
"火者 炎上翕艶 火之性也: 화(火)는 불꽃이 위로 붉게 타오르는 것이 화(火)의 특성이다."

571) 醫學入門·雜病提綱, pp. 1239~1240.
"實火 內外皆熱口渴 日夜潮熱 大小便閉……虛火 潮熱有間 口燥不渴: 실화(實火)는 인체 내외가 모두 더워져 갈증이 나며 낮밤 구분이 없이 발열(發熱)이 있고 대소변이 막힌다.…… 허화(虛火)는 발열(發熱)이 간헐적(間歇的)이며 입이 마르나 갈증은 없다."

572) 醫學入門·雜病提綱, p. 1240.
"若五志之火則由於人 是以內傷火多 外感火少: 만약 정서 변화(五志)로 인한 화(火)이면 사람으로 말미암은 것이니, 따라서 내상(內傷)으로 인한 화(火)는 많으나 외감(外感)으로 인한 화(火)는 적다."

573) 東醫寶鑑·火, p. 1169.
"臟腑厥陽之火 根於五志之內 六慾七情激之: 장부(臟腑)의 양기(陽氣)가 거꾸로 솟아 생기는 화(火)는 뿌리가 오지(五志)의 내부에 있으니 여섯 가지 욕망과 일곱 가지 정서가 과격(過激)하여 발생한다."

③ 극심한 변화 초래

화사(火邪)는 양사(陽邪)로 요동(搖動)하고 극렬(極烈)하게 타오르는 특성이 있어 화사(火邪)로 인하여 질병이 발생하면 상해(傷害)가 극심하고 변화도 매우 빠르게 나타난다.[574][575]

④ 원기(元氣) 손상

화사(火邪)는 망동(妄動)하면 극렬(極烈)하게 타오르는 특성과 열기(熱氣)로 인체의 진음(眞陰)을 말리고 원기(元氣)를 손상시키게 된다.[576][577]

2) 육음(六淫)의 병기(病機)

(1) 풍사(風邪)의 병기(病機)

① 제폭강직(諸暴强直)[578]

폭(暴)은 갑작스럽게 발생하거나 상해(傷害)가 심한 것이다. 강(强)은 굳세고 힘이 있으면서 부드럽지 못한 것이다. 직(直)은 근(筋)이 굳세고 힘이 있는 것이다.

---

574) 東醫寶鑑·火, p. 1169.
"火之爲病 其害甚大 其變甚速 其勢甚彰 其死甚暴: 화(火)로 인하여 질병이 발생하면 그 상해(傷害)가 심히 크고, 그 변화가 심히 빠르며, 그 병세(病勢)가 심히 뚜렷하고, 죽음도 심히 급작스럽다."

575) 東醫寶鑑·火, p. 1169.
"火起於妄 變化莫測 無時不有 煎熬眞陰 陰虛則病 陰絶則死: 화(火)가 망령되게 일어나면 변화를 예측할 수 없고, 화(火)는 발생하지 않는 때가 없으며, 화(火)가 진음(眞陰)을 졸이고 태워 음기(陰氣)가 허약해지면 질병이 발생하고, 음기(陰氣)가 끊어지면 죽는다."

576) 醫學入門·雜病提綱, p. 1239.
"火病 死人甚暴 變化無常 一動便傷元氣 偏勝移害他經: 화(火)로 인하여 질병이 발생하면 사람을 죽게 하는 것도 심히 급작스럽고, 질병의 변화도 일정하지 않으며, 화(火)가 한번 요동(搖動)하면 바로 원기(元氣)를 손상시키고, 화(火)의 기세(氣勢)가 치우치고 왕성해져 상해(傷害)를 다른 경맥(經脈)에 옮긴다."

577) 東醫寶鑑·火, p. 1169.
"火者 元氣穀氣眞氣之賊也: 화(火)는 원기(元氣)·곡기(穀氣)·진기(眞氣)의 도둑이다."

578) 素問玄機原病式·熱類, p. 43.

② 지통(支痛)[579]

지통(支痛)의 지(支)는 지(持)로 견고하게 지탱한다는 뜻이니, 근(筋)에 힘이 있으면서 경련(痙攣)이 일어나고 부드럽지 못하면서 통증이 동반되는 것이다.

③ 연려(軟戾)[580]

연려(軟戾)의 연(軟)은 수축되며 오그라드는 것이고, 려(戾)는 형태가 일그러지고 변화되는 것이다.

④ 이급근축(裏急筋縮)[581]

이급근축(裏急筋縮)은 근(筋)이 수축되고 모양이 일그러지며 내부에서 당겨져 정상적인 형태를 잃어버린 것이다.

조금(燥金)은 오그라들고 수축되며 군세고 날카로운 것을 주관하는데, 풍목(風木)으로 인하여 발병한 경우에 반대로 조금(燥金)의 변화를 나타내는 것은 항성(亢盛)되면 해(害)를 끼치고 순응하면 정상적으로 다스려지는 원리에 의한 것이다.

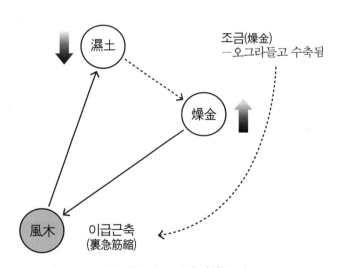

〈그림 8-1〉 이급근축(裏急筋縮)의 병기(病機)

---

579) 素問玄機原病式·熱類, p. 43.
580) 素問玄機原病式·熱類, p. 43.
581) 素問玄機原病式·熱類, p. 43.

(2) 한사(寒邪)의 병기(病機)

① 수액징철청랭(水液澄徹清冷)[582]
징철청랭(澄徹清冷)은 맑고 혼탁하지 않은 것이다.
수(水)의 본체(本體)가 맑고 깨끗하며 그 기운(氣運)이 차고 서늘하므로, 수곡(水穀)이 소화되지 않은 맑은 수액(水液)을 구토(嘔吐)하거나 설사(泄瀉)하는 것은 한(寒)으로 인하여 발병(發病)한 것이니, 기후가 차가워지면 혼탁(渾濁)한 물도 맑아지는 것과 같다.

② 징(癥)[583]
징(癥)은 복부(腹部)에 굳은 덩어리가 있는 것으로 누르면 손에 만져지는 것을 징(癥)이라 하며, 성혜방(聖惠方)에서는 징(癥)은 징(徵)과 같은 뜻이라 하였다.

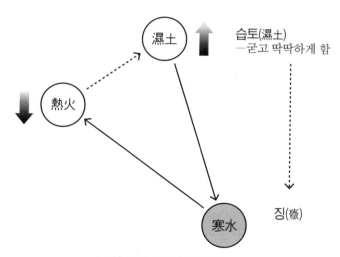

〈그림 8-2〉 징(癥)의 병기(病機)

---

582) 素問玄機原病式 · 寒類, p. 212.
583) 素問玄機原病式 · 寒類, p. 213.

수(水)의 본체(本體)는 부드럽고 순한데, 지금 반대로 땅덩어리와 같이 굳고 딱딱하게 되는 것은 항성(亢盛)되면 해(害)를 끼치고 순응하면 정상적으로 조절되는 이치(理致)에 의한 것이다.

그러므로 습(濕)으로 인한 질병이 극심하여 치(痓)가 되는 것은 반대로 풍(風)의 제압하고자 하는 작용을 겸한 것이고, 풍(風)으로 인한 질병이 극심하여 메마르게 되어 근맥(筋脈)이 뻣뻣해지고 당겨지는 것은 반대로 금(金)의 제압하고자 하는 작용을 겸한 것이며, 조(燥)로 인한 질병이 극심하여 가슴이 답답하고 갈증(渴症)이 나는 것은 반대로 화(火)의 제압하고자 하는 작용을 겸한 것이고, 열(熱)로 인한 질병이 극심하여 오액(五液)이 배출되거나 혹은 몸이 떨리고 차가운 것을 싫어하는 것은 반대로 수(水)의 제압하고자 하는 작용을 겸한 것이다.

③ 가(瘕)[584]

가(瘕)는 복부(腹部)에 비록 굳은 덩어리가 있으나 홀연히 모였다가 홀연히 사라져 일정한 기준이 없으므로, 성혜방(聖惠方)에서 가(瘕)는 가(假)와 같은 뜻이라 하였고, 가(瘕)는 징(癥)이 되지 않은 것이다.

내경(內經)의 주(注)에서 혈(血)이 유통되지 않으면 한기(寒氣)가 침범하므로 혈(血)이 내부에서 응결(凝結)되어 가(瘕)가 된다고 하였다.

④ 퇴산(㿉疝)[585]

퇴산(㿉疝)은 아랫배에서 고환(睾丸)까지 당겨지면서 고환(睾丸)이 붓고 꼬이듯이 아픈 것인데, 찬 기운(氣運)이 구부리고 수축(收縮)시키기 때문이고, 한(寒)이 극성(極盛)하면 토(土)가 제압하고자 하는 현상을 겸하게 되므로 고환(睾丸)이 붓게 된다.

내경(內經)에서 남자에게 퇴산(㿉疝)이 발생한다고 하였는데 생식기(生殖器)에서 소복(小腹)까지 이어져 당기면서 아픈 것이고, 여자는 소복(小腹)이 붓는다고 하였는데 모두 족궐음간경(足厥陰肝經)이 분포하는 부위에 발생한다.

내경(內經)의 주(注)에서는 한기(寒氣)가 모여서 산증(疝症)이 된다고 하였고, 난경(難經)에서는 오장(五臟)에 모두 산증(疝症)이 있는데 단 맥(脈)이 급(急)하다고 하였

---

584) 素問玄機原病式·寒類, p. 215.
585) 素問玄機原病式·寒類, pp. 216~217.

다. 주(注)에서 맥(脈)이 급(急)하다는 것은 한(寒)의 특성이므로 차가우면 맥(脈)이 마땅히 단소(短小)하면서 지(遲)하니 여기서 급(急)하다고 한 것은 맥(脈)이 급삭(急數)하면서 홍(洪)하다는 뜻이 아니다. 긴맥(緊脈)이 통증을 주관하므로 급(急)하다는 것은 통증이 심한 것이며, 한(寒)으로 인한 질병이므로 비록 급(急)하다고 하였으나 역시 단소(短小)한 맥(脈)을 말한다.

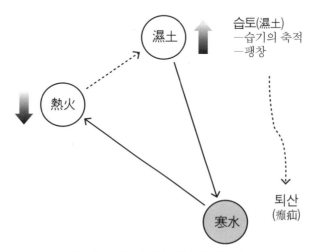

〈그림 8-3〉 퇴산(癲疝)의 병기(病機)

⑤ 견비복만급통(堅痞腹滿急痛)[586)]

견비복만급통(堅痞腹滿急痛)이 발생하는 것은 찬 기운(氣運)이 구부리고 수축(收縮)시키므로 당기면서 아프다.

한(寒)이 극성(極盛)하면 혈맥(血脈)이 응결(凝結)되면서 오히려 토(土)의 제압하고자 하는 작용을 겸하게 되므로 굳어지고 막히면서 복부(腹部)가 창만(脹滿)하게 된다.

---

586) 素問玄機原病式·寒類, p. 219.

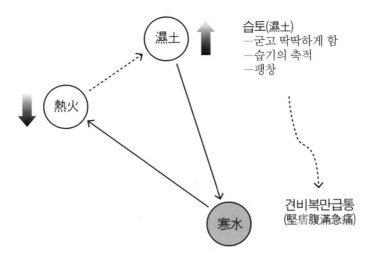

습토(濕土)
―굳고 딱딱하게 함
―습기의 축적
―팽창

견비복만급통
(堅痞腹滿急痛)

〈그림 8-4〉 견비복만급통(堅痞腹滿急痛)의 병기(病機)

⑥ 하리청백(下利淸白)[587)]

하리청백(下利淸白)은 맑은 백색(白色)의 설사(泄瀉)를 하는 것으로 물이 차가워지면 맑고 투명해지는 것과 같다.

⑦ 식이불기(食已不飢)[588)]

식이불기(食已不飢)는 식후(食後) 장시간(長時間)이 지나도 배가 고프지 않은 것으로, 위(胃)가 열(熱)하면 수곡(水穀)이 빨리 소화되어 배가 고프나, 한(寒)으로 질병이 발생하면 음식을 먹은 지 비록 한참이 지나도 배가 고프지 않으니 위(胃)가 차갑고 윤택하여 조열(燥熱)한 기운(氣運)이 없기 때문이다.

⑧ 토리성예(吐利腥穢)[589)]

토리성예(吐利腥穢)는 비리고 오탁(汚濁)한 것을 구토(嘔吐)하거나 설사(泄瀉)하는 것으로, 장위(腸胃)가 차가워져 수곡(水穀)을 소화시키고 전달하는 기능을 잃어버렸기 때문이다.

587) 素問玄機原病式・寒類, p. 219.
588) 素問玄機原病式・寒類, p. 219.
589) 素問玄機原病式・寒類, p. 220.

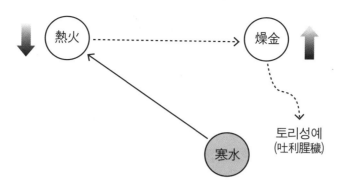

〈그림 8-5〉 토리성예(吐利腥穢)의 병기(病機)

나의 자식이 나를 극(克)하는 기운(氣運)을 제어하면 나의 기운(氣運)이 실(實)하게 되듯이, 한(寒)이 왕성하면 화(火)가 쇠약해지고, 화(火)가 쇠약하여 금(金)을 제약하지 못하면 금기(金氣)가 왕성해져 비리고 오탁(汚濁)한 것을 구토(嘔吐)하거나 설사(泄瀉)를 하는데 금(金)에 배속된 냄새이다.

이것으로 보아 열(熱)하면 신 것을 구토(嘔吐)하고 설사(泄瀉)하며, 한(寒)하면 비리고 오탁(汚濁)한 것을 구토(嘔吐)하고 설사(泄瀉)하니, 역시 밥이나 국물도 더우면 쉽게 시어지고 차가우면 비리게 되는 것과 같다.

⑨ 굴신불편(屈伸不便)·궐역금고(厥逆禁固)[590]

굴신불편(屈伸不便)과 궐역금고(厥逆禁固)는 음수(陰水)가 맑은 것을 주관하므로, 한(寒)으로 질병이 발생하면 사지(四肢)가 차가워지고 움직이지 못하며 견고해져 펴고 굽히는 것이 원활하지 못한 것이다. 그러므로 겨울철의 맥(脈)이 침단(沈短)하며 두터우니 질병의 특성과 같다.

혹 한(寒)으로 질병이 발생하였으나 아직 미약하여 궐역(厥逆)에 이르지 않은 것을 반대로 열(熱)로 질병이 발생하였다고 하는 것은 불가하고, 혹 열(熱)이 심하여 양궐(陽厥)이 된 것을 반대로 한(寒)으로 질병이 발생하였다고 하는 것도 불가하다. 그러나 음궐(陰厥)은 원래 질병의 맥(脈)과 증상이 모두 음증(陰症)을 나타내므로, 몸이 서늘하고 갈증이 없으며, 맥(脈)이 지세(遲細)하면서 미맥(微脈)을 나타내어 양증(陽症)이

590) 素問玄機原病式 · 寒類, pp. 221~222.

없다. 양궐(陽厥)은 원래 질병의 맥(脈)과 증상이 모두 양증(陽症)을 나타내므로, 열(熱)이 극심하여 반대로 궐증(厥症)이 된 것이니 때때로 회복되어 따뜻해지며, 비록 궐증(厥症)이라도 역시 가슴이 답답하고 갈증이 나며 망령되게 헛된 말을 하고 몸에서 열(熱)이 나며 맥(脈)이 삭(數)하다. 만약 양궐(陽厥)이 극심하여 몸이 차가워지면 반대로 음맥(陰脈)이 나타나 미약하며 끊어질 것 같은 것은 단지 열(熱)이 극심하여 된 것으로 죽을 것 같다.

(3) 서사(暑邪)의 병기(病機)

① 천(喘)[591]

천(喘)은 천식(喘息)으로 화기(火氣)가 심한 것은 하열(夏熱)에 해당하고, 화기(火氣)가 쇠약한 것은 동한(冬寒)에 해당하기에, 질병이 한(寒)으로 인한 것은 병기(病氣)가 허약하고 호흡이 미약하며, 질병이 열(熱)로 인한 것은 병기(病氣)가 왕성하고 호흡이 거칠어진다.

또한 한수(寒水)는 음(陰)으로 느리고 완만한 것을 주관하고, 열화(熱火)는 양(陽)으로 급하고 빠른 것을 주관하므로, 한(寒)하면 호흡이 느려지고 미약하며, 열(熱)하면 호흡이 빨라지고 거칠면서 천식(喘息)이 된다.

② 구(嘔)[592]

구토(嘔吐)는 위(胃)와 횡격막에 열(熱)이 심하면 구토(嘔吐)가 발생하니 화기(火氣)가 위로 타오르는 상(象)이다.

③ 토산(吐酸)[593]

토산(吐酸)은 신 것을 토(吐)하는 것으로 산미(酸味)는 간목(肝木)에 해당하는 맛이다.

---

591) 素問玄機原病式·熱類, p. 45.
592) 素問玄機原病式·熱類, p. 46.
593) 素問玄機原病式·熱類, p. 46.

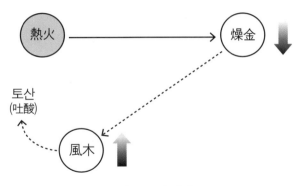

〈그림 8-6〉 토산(吐酸)의 병기(病機)

화기(火氣)가 왕성하여 금기(金氣)를 억압하기에 금기(金氣)가 쇠약해져 목기(木氣)를 평정(平定)하지 못하면 간목(肝木)의 기운(氣運)이 스스로 왕성해져 산미(酸味)를 나타낸다. 예로 음식이 더워지면 쉽게 맛이 시어지는 것과 같다.

혹 토산(吐酸)이 한(寒)으로 인한 것이라 말하는데 잘못된 것이다. 또한 술의 맛이 쓰고 성질이 열(熱)하여 능히 심화(心火)를 자양(滋養)하므로 술을 마시면 사람의 피부색이 붉어지고, 호흡이 거칠어지며, 맥(脈)이 홍대(洪大)하면서 삭(數)하고, 말을 더듬거나 망령된 말을 하며, 노래를 부르며 울거나 웃고, 희로(喜怒)의 정서 변화가 안정되지 못하여 미친 것 같고, 정신이 혼미(昏迷)하며, 건망(健忘)·번갈(煩渴)·구토(嘔吐)가 발생하는데 모두 열증(熱症)에 속한다. 이때 구토(嘔吐)를 하면 신맛을 띠니 열(熱)로 인한 것이 명확하다.

④ 폭주하박(暴注下迫)[594]
폭주(暴注)는 갑자기 심하게 물과 같은 설사(泄瀉)를 하는 것이다.

장위(腸胃)에 열(熱)이 심하게 되어 수곡(水穀)을 전화(傳化)시키는 기능이 정상 상태를 잃은 것으로, 화(火)의 성질이 운동성이 강하고 빠르기 때문에 이와 같은 증상이 나타난다.

박(迫)은 후음(後陰) 부위가 무겁게 느껴지고 내부에서는 급박(急迫)한 것이니, 대변(大便)을 보고자 하지만 배변(排便)이 곤란하면서 내부에서는 통증이 느껴지는 상태

---

594) 素問玄機原病式·熱類, pp. 49~51.

로, 화(火)의 성질이 운동성이 강하고 빠르면서 물체를 건조하게 만들기 때문이다.

⑤ 전근(轉筋)[595]

전근(轉筋)에 대해 내경(內經)에서 전(轉)은 모양이 정상이 아니고 일그러진 것이라 하였다.

열기(熱氣)가 근(筋)을 건조하고 뜨겁게 하여 경련(痙攣)이 일어나고 뒤틀리며 아프니, 화기(火氣)가 물체를 태우듯이 뜨겁고 건조하게 하며 운동성이나 변동이 심한 때문이다.

혹 한사(寒邪)가 근(筋)에 침범하여 전근(轉筋)이 된다는 것은 잘못된 것이다. 한(寒)이 비록 수인(收引)하는 특성이 있으나 단지 사지궐냉(四肢厥冷)·구금(口噤)·배변곤란(排便困難)·굴신불편(屈伸不便) 등 운동성이 억제되는 증상을 유발하므로 어찌 전근(轉筋)이 발생하겠는가? 전(轉)이라는 것은 움직임이 있는 것으로 양(陽)은 동(動)하는 특성이 있고 음(陰)은 정(靜)하는 특성이 있기에 열증(熱症)이 명확하다.

⑥ 소변혼탁(小便渾濁)[596]

소변혼탁(小便渾濁)은 자연의 기후가 더워지면 수액(水液)이 혼탁(渾濁)하게 되고 추워지면 수액(水液)이 청결(淸潔)하게 되니, 수(水)의 본체는 맑고 화(火)의 본체는 탁(濁)한 때문이다. 예로 청수(淸水)도 끓이면 자연히 혼탁(渾濁)하게 되는 것과 같다.

⑦ 복창대(腹脹大)[597]

복창대(腹脹大)는 복부(腹部)가 팽창(膨脹)하여 두드리면 북과 같은 소리가 나는 상태로, 기(氣)는 양(陽)에 속하고 양(陽)은 열(熱)에 해당하므로 열기(熱氣)가 심하여 이와 같은 증상이 발생한다.

⑧ 옹(癰)·저(疽)·양(瘍)·진(疹)[598]

옹(癰)은 발병(發病) 부위가 얕으면서 넓다. 내경(內經)에서 열(熱)이 혈(血)을 억압

---

595) 素問玄機原病式·熱類, p. 50.
596) 素問玄機原病式·熱類, p. 52.
597) 素問玄機原病式·熱類, p. 52.
598) 素問玄機原病式·熱類, p. 53.

하면 옹농(癰膿)이 된다고 하였다.

저(疽)는 발병(發病) 부위가 깊으면서 예후가 나쁘다.

양(瘍)은 돌기(突起)가 있는 소창(小瘡)이다.

진(疹)은 피부 표면에 발생하는 작고 숨겨져 있는 두드러기이다.

⑨ 유기(瘤氣)[599]

피부에 발생하는 유기(瘤氣)·적유(赤瘤)·단표(丹熛)는 열(熱)이 기(氣)를 억압하여 발생하며 붉은색을 띤다.

⑩ 결핵(結核)[600]

결핵(結核)은 화기(火氣)로 인한 열(熱)이 심하고 울결(鬱結)되어 발생하는 것으로, 발병(發病) 부위가 굳고 딱딱하게 되는데 과일의 씨앗과 같고 반드시 화농(化膿)하는 것은 아니며, 단지 열기(熱氣)만 발산(發散)되면 저절로 소멸된다.

⑪ 토하곽란(吐下霍亂)[601]

토하곽란(吐下霍亂)은 삼초(三焦)가 수곡(水穀)을 전화(傳化)시키는 도로(道路)이기에 열기(熱氣)가 심하게 되면 수곡(水穀)을 전화(傳化)시키는 기능을 상실하여 토사곽란(吐瀉霍亂)을 일으키는데, 화(火)의 특성이 번조(煩燥)하고 요동(搖動)하기 때문이다.

혹 열(熱)로 인하여 구토(嘔吐)·설사(泄瀉)를 하는 경우는 없고, 단지 한기(寒氣)가 정체(停滯)되었기 때문이라고 하나 잘못된 것이다. 일반적으로 번갈(煩渴)은 열(熱)로 인하여 발생하고 불갈(不渴)은 한(寒)으로 인하여 발생하지만, 간혹 열(熱)로 인한 토사(吐瀉)의 경우도 초기에는 역시 불갈(不渴)한 경우가 있으니 만약 토사(吐瀉)가 멈추지 않으면 진액(津液)이 소모되어 후에는 반드시 구갈(口渴)이 발생하며, 간혹 한(寒)으로 인한 경우는 불갈(不渴)이지만 만약 진액(津液)의 소모가 과다하면 역시 나중에 진액(津液)이 메말라 구갈(口渴)이 발생한다.

---

599) 素問玄機原病式·熱類, p. 53.
600) 素問玄機原病式·熱類, p. 53.
601) 素問玄機原病式·熱類, pp. 54~55.

⑫ 무(瞀)[602]

무(瞀)는 정신이 혼미(昏迷)한 것이다.

열기(熱氣)가 심하면 혼탁(混濁)하고 어지럽게 만들기 때문에 정신이 혼미(昏迷)하고 밝지 못하다.

⑬ 울(鬱)[603]

울(鬱)이란 갑작스럽게 열기(熱氣)가 왕성하여 막는 것이다.

열기(熱氣)가 맺혀서 정체(停滯)되고 막고 있으면 기(氣)가 소통되지 못하고 뻗어 나가지 못하므로, 이른바 열(熱)이 심하면 주리(腠理)가 폐색(閉塞)되어 열기(熱氣)가 막혀서 빠져나가지 못하고 맺혀 있게 된다. 예로 불길이 물체를 달구면 열기(熱氣)가 극성하여 서로 달라붙고 떨어질 수 없게 되므로 열(熱)이 울체(鬱滯)되어 있으면 폐색(閉塞)이 되고 소통되지 못한다.

그러나 한수(寒水)가 막고 저장하는 것을 주관하는데, 오히려 열(熱)에 속한다고 하는 것은 화열(火熱)이 항성(亢盛)되고 극렬(極烈)하면 반대로 수(水)의 제압하고자 하는 작용을 겸하기 때문이다.

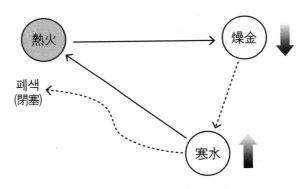

〈그림 8-7〉 울(鬱)의 병기(病機)

---

602) 素問玄機原病式·熱類, p. 80.
603) 素問玄機原病式·熱類, pp. 80~81.

⑭ 종창(腫脹)[604]

종창(腫脹)은 열기(熱氣)가 내부에서 왕성함으로 인하여 기(氣)가 울체(鬱滯)되어 붓는 것이니, 양열(陽熱)의 기운(氣運)이 극심하면 복부(腹部)가 부어오른다.

화(火)는 무성하게 성장하는 작용을 주관하므로 종창(腫脹)은 형체의 모양에서 번창함이 나타난 것이니, 승명(升明)이나 서영(舒榮)이 모두 종창(腫脹)의 특성과 같은 것이다.

⑮ 비질(鼻窒)[605]

비질(鼻窒)은 코가 막히는 것이다.

화(火)는 부어오르는 것을 주관하므로 열(熱)이 양명경(陽明經)에 침범하여 코 안이 부으면 막히게 된다.

간혹 한(寒)이 폐장(閉藏)을 주관하므로 망령되게 비질(鼻窒)은 한(寒)으로 인한 것이라 하나 잘못된 것이다.

⑯ 구(鼽)[606]

구(鼽)는 코에서 맑은 콧물이 나오는 것이다.

무릇 오행(五行)의 이치(理致)는 미약하면 마땅히 본래의 변화가 일어나지만, 심하

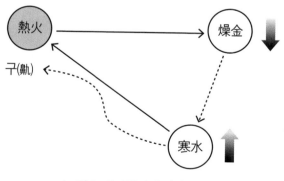

〈그림 8-8〉 구(鼽)의 병기(病機)

---

604) 素問玄機原病式·熱類, p. 81.
605) 素問玄機原病式·熱類, p. 82.
606) 素問玄機原病式·熱類, p. 84.

면 상극(相克)의 현상을 겸하게 되므로 내경(內經)에서 항성(亢盛)되면 해(害)를 끼치고 순응하면 정상적으로 제어된다고 하였다.

⑰ 육(衄)[607]
육(衄)은 양열(陽熱)이 갑작스럽게 왕성하여 족양명위경(足陽明胃經)에 침범하였을 때, 상부에서 열기(熱氣)가 심하면 혈(血)이 망령되게 운행되어 코피가 난다.

⑱ 혈일(血溢)·혈설(血泄)[608]
혈일(血溢)은 혈(血)을 토(吐)하는 것이다.
심(心)은 혈(血)을 영양하므로 혈(血)이 유여하면 망령되게 운행되기 때문이다.
간혹 자색(紫色)의 덩어리진 혈(血)을 토(吐)하는 것은 한(寒)으로 인한 것이라 하는데 잘못된 것이다. 이것은 냉기(冷氣)가 응결(凝結)되어 발생하는 것이 아니라 열(熱)이 극심하여 녹이고 뜨겁게 달구어 주는 작용으로 인하여 끈적거리고 탁(濁)하게 된 것이니, 열(熱)이 극심하면 수(水)가 열(熱)을 제압하고자 하는 작용이 일어나 붉은 색이 검은 색을 겸하게 되어 자색(紫色)이 된다.
혈설(血泄)은 열(熱)이 하초(下焦)에 침범하여 대소변으로 출혈(出血)되는 것이다.

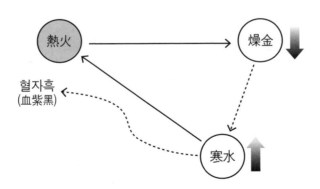

〈그림 8-9〉 혈일(血溢)·혈설(血泄)의 병기(病機)

---

607) 素問玄機原病式·熱類, p. 87.
608) 素問玄機原病式·熱類, pp. 87~88.

⑲ 임(淋)[609]

임(淋)은 소변을 볼 때 시원하지 않고 통증이 있는 것이다.

열(熱)이 방광(膀胱)에 침입하여 맺혀 있으면 정상적으로 스며나가거나 빠져나가지 못한다.

간혹 소변을 볼 때 시원하지 않고 배설되지 않는 것은 열(熱)로 인한 것이고, 소변이 저절로 나오거나 갈무리하지 못하는 것은 냉(冷)으로 인한 것이라고 하는데, 열(熱)이 심하여 신(腎)의 부위에 침범하고 족궐음간경(足厥陰肝經)에 영향을 미쳐 요도(尿道)의 입구에 열기(熱氣)가 맺혀 있는 것이 극심하여 기혈(氣血)의 소통이 안 되면 소변배설 기능이 마비되고 신(神)이 조절작용을 하지 못하므로 수액(水液)이 방광(膀胱)으로 들어와서는 바로 돌아서 소변으로 흘러나가 갈무리되지 못한다는 것을 어찌 알겠는가?

⑳ 비(閟)[610]

비(閟)는 세간에서 비(秘)라 하니 대변을 시원스럽게 보지 못하고 막힌 것이다.

열(熱)이 진액(津液)을 소모시키면 대변이 굳어지고 대장(大腸)이 건조하여 수렴(收斂)시키기 때문이다.

간혹 대변이 묽으면서 배변(排便)이 힘든 것은 조열(燥熱)한 기운(氣運)은 장위(腸胃)의 외부에 있고 습열(濕熱)의 기운(氣運)이 내부에 있기 때문이다.

㉑ 신열오한(身熱惡寒)[611]

신열오한(身熱惡寒)은 열(熱)이 표부(表部)에 있는 것이다.

열사(熱邪)가 표부(表部)에 있으면 얕은 부위에 있는 사기(邪氣)로 정기(正氣)를 두려워하기 때문에 질병이 생겼을 때 발열(發熱)이 있으면서 반대로 오한(惡寒)한다.

간혹 오한(惡寒)은 한사(寒邪)가 표부(表部)에 있는 것이라 하고, 혹은 발열(發熱)이 있으면서 오한(惡寒)하는 것은 열사(熱邪)가 피부에 있고 한사(寒邪)가 골수(骨髓)에 있는 것이라 하나 모두 잘못된 것이다.

---

609) 素問玄機原病式·熱類, p. 88.
610) 素問玄機原病式·熱類, p. 94.
611) 素問玄機原病式·熱類, p. 94.

중경(仲景)의 치법(治法)에 양기(陽氣)가 허약하여 한병(寒病)이 된 것은 발한(發汗)시켜서는 안 된다고 하였고, 또 발열(發熱)이 있으면서 오한(惡寒)하는 것은 마황탕(麻黃湯)으로 발한(發汗)시키라고 하였는데, 땀을 내서 열(熱)이 제거되면 몸이 서늘해지면서 낫는다. 그런즉 어찌 한(寒)으로 인하여 발병이 되었겠는가?

㉒ 전율(戰慄)[612]

전율(戰慄)은 요동(搖動)하는 것이니 불길이 흩날리는 특성과 같다.

양(陽)은 요동(搖動)하고 음(陰)은 안정(安靜)되니 수(水)와 화(火)는 반대되는 관계이므로, 사지(四肢)가 차가워지고 움츠러들어 굴신(屈伸)이 불편한 것은 한(寒)으로 인하여 발병(發病)한 것이다.

떨리는 것은 한랭(寒冷)한 것이므로 혹 차가워지고 떨리는 것은 비(脾)가 한(寒)하여 발생한 것이라 하지만, 이것은 음양(陰陽)과 수화(水化)의 기운(氣運)이 변화하는 이치(理致)에 밝지 못한 때문이다. 이것은 심화(心火)의 열기(熱氣)가 심하여 극심하게 되어 떨리는 것인데, 반대되는 수기(水氣)의 제압하고자 하는 작용을 겸하게 되므로 차가워지고 떨린다. 따라서 한율(寒慄)은 화기(火氣)가 극심함으로 인하여 수(水)와 같은 현상을 드러낸 것이지, 실제 한기(寒氣)를 겸하고 있는 것이 아니다. 그러므로 대승기탕(大承氣湯)으로 사하(瀉下)시켰을 때 건조한 대변을 본 후에 열(熱)이 사라지고 전율(戰慄)이 낫는 경우가 많다.

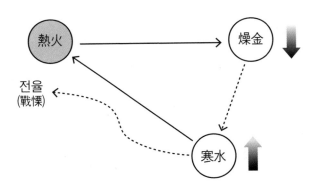

〈그림 8-10〉 전율(戰慄)의 병기(病機)

---

612) 素問玄機原病式 · 熱類, p. 98.

간혹 건강한 사람이 극심한 찬 기운(氣運)을 쐬어 전율(戰慄)하는 것은, 한기(寒氣)가 폐장(閉藏)을 주관함으로 인하여 양기(陽氣)가 능히 발산(發散)되지 못하면 갑작스럽게 열기(熱氣)가 내부에서 작용하기 때문이니, 겨울철 한기(寒氣)가 왕성할 때 땅속은 반대로 따뜻한 것과 같다.

㉓ 경(驚)[613]

경(驚)은 심장(心臟)이 갑자기 뛰면서 편안하지 않은 것이다.

화(火)가 요동(搖動)하는 것을 주관하므로 심화(心火)의 열(熱)이 심한 것이다. 비록 이와 같이 열(熱)이 내부에서 극심하여 발병(發病)하지만 화(火)가 극성(極盛)하여 수(水)의 현상을 나타내므로 잘 놀라는 것인데, 반대로 신수(腎水)가 주관하는 공포(恐怖)의 정서를 겸하는 것은 항성(亢盛)되면 해(害)를 끼치고 순응하면 정상적으로 조절되기 때문이다. 이른바 두려울 때 잘 놀라는 것은 두려우면 신(腎)을 손상시켜 수기(水氣)가 쇠약해지고 심화(心火)는 제어되지 않아 항진(亢進)되므로 잘 놀라는 것이다.

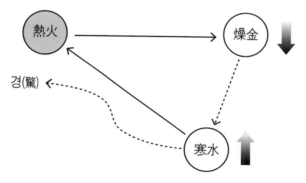

〈그림 8-11〉 경(驚)의 병기(病機)

㉔ 혹(惑)[614]

혹(惑)은 의혹(疑惑)으로 망설이며 결행(決行)하지 못하고 혼탁하며 혼란스러워 정신이 하나로 모아지지 않는 것이다.

---

613) 素問玄機原病式 · 熱類, p. 114.
614) 素問玄機原病式 · 熱類, p. 115.

화(火)의 특성이 뒤섞여 요동(搖動)하듯 의심스럽고 혼란스러워지는데, 화기(火氣)가 실(實)하면 수기(水氣)가 쇠약해지고 지(志)를 잃어 버려 의심스럽고 혼란스럽게 되니, 지(志)는 신(腎)이 주관하는 정신활동이기 때문이다.

㉕ 비(悲)[615]

비(悲)는 폐금(肺金)에 배속된 정서 변화이다. 금(金)은 조(燥)를 주관하는데 능히 메마르게 하는 것은 화(火)다. 심화(心火)는 열(熱)을 주관하여 통증을 자주 유발시키므로 슬퍼서 마음이 아프거나 괴로워하는 것은 심신(心神)이 답답하여 요동(搖動)하고 혼란스러우며 맑지 못한 것이다. 슬퍼서 울 때 오액(五液)이 모두 나오게 되는 것은 화열(火熱)의 항성(亢盛)이 극심하여 반대로 수기(水氣)의 제압하는 작용을 겸한 때문이다.

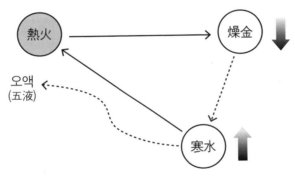

〈그림 8-12〉 비(悲)의 병기(病機)

㉖ 소(笑)[616]

웃는 것은 무성(茂盛)하고 번성(繁盛)하며, 곱고 아름다우며, 영화(榮華)로운 기운(氣運)이 펼쳐지고, 널리 드러나 보이는 화(火)의 변화에 해당한다.

희(喜)는 심화(心火)에 배속된 정서 변화이고, 기쁜 감정이 극(極)에 달하여 웃는 것은 불길이 물체를 태울 때 나는 소리와 같은 형상(形象)이고, 질병으로 인하여 웃는 것은 화기(火氣)가 극심한 때문이다.

---

615) 素問玄機原病式·熱類, p. 116.
616) 素問玄機原病式·熱類, p. 120.

㉗ 섬(譫)[617]

섬(譫)은 말이 많은 것이니, 말은 심(心)에 배속된 소리이고 불길이 타오를 때 소리를 내는 것과 같이 심화(心火)의 열기(熱氣)가 왕성하면 말이 많아지며, 술에 취한 경우도 심(心)의 열기(熱氣)가 왕성하여 말이 많아진다.

간혹 잠을 자면서 말이 많은 경우를 세간(世間)에서는 잠꼬대라 하는데 열기(熱氣)가 미약한 경우이다. 만약 열기(熱氣)가 극심(極甚)하면 비록 자거나 깨어 있거나 간에 정신(精神)이 혼미(昏迷)하고 맑지 못하여 헛소리를 한다.

㉘ 망(妄)[618]

망(妄)은 거짓되고 망령(妄靈)된 것이다.

화(火)는 양(陽)에 해당하므로 외부는 맑고 밝으나 내부는 혼탁하고 어두우며, 요동(搖動)하고 어지러운 것을 주관하기에, 심화(心火)의 열(熱)이 극심하면 신수(腎水)가 쇠약하여 뜻(志)이 상세하거나 한결같지 않고, 거짓되고 망령된 것을 보고 들으며 혼자 묻고 대답하니, 이것은 정신이 정상 상태를 잃어 버려 귀신(鬼神)을 보는 것과 같다.

㉙ 육멸(衄衊)·혈오(血汙)[619]

육멸(衄衊)·혈오(血汙)는 출혈(出血)이 일어난 것이고, 오(汙)는 혼탁(渾濁)한 것이다.

심화(心火)의 열기(熱氣)가 심하면 혈(血)이 유여하게 되고, 열기(熱氣)가 상부에 심해지면 혈(血)이 넘쳐흐르며, 열기(熱氣)의 형세(形勢)가 항성(亢盛)되어 극심(極甚)하면 메마르면서 깨끗하지 못하고 혼탁하게 되니, 항성(亢盛)되면 해(害)를 끼치고 순응하면 정상적으로 조절되는 관계에 따라 혈(血)의 색(色)이 흑색(黑色)을 겸하여 자색(紫色)이 된 것이다.

---

617) 素問玄機原病式 · 熱類, p. 123.
618) 素問玄機原病式 · 熱類, p. 126.
619) 素問玄機原病式 · 熱類, p. 127.

(4) 습사(濕邪)의 병기(病機)

① 제경강직(諸痙強直)[620]

경(痙)은 뻣뻣하고 굳어지는 것으로, 근(筋)이 굳세고 뻣뻣하게 굳어져 부드럽지 않으니 토(土)가 편안하고 고요히 머무르는 특성을 주관하기 때문이며, 음경(陰痙)은 유치(柔痙)라 하고 양경(陽痙)은 강치(剛痙)라 한다.

항성(亢盛)되면 해(害)를 끼치고 순응하면 정상적으로 조절되므로, 습(濕)이 지나치게 극성(極盛)하면 오히려 풍(風)의 제압하고자 하는 작용을 겸하게 되는 것이니, 겸화(兼化)는 허상(虛象)으로 실제 풍(風)으로 인한 것이 아니다.

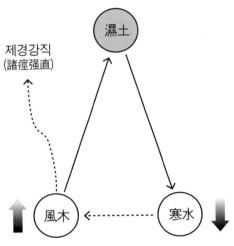

〈그림 8-13〉 제경강직(諸痙強直)의 병기(病機)

② 적음(積飮)[621]

적음(積飮)은 마신 음료(飮料)가 체내에 머무르고 쌓여서 흩어지거나 제거되지 않는 것이다.

수액(水液)은 건조한 기운(氣運)을 얻으면 소멸되고 흩어지지만, 습(濕)한 기운(氣

---

620) 素問玄機原病式·熱類, p. 129.
621) 素問玄機原病式·熱類, p. 130.

運)을 얻으면 소멸되지 않아 적음(積飮)이 되니, 토(土)의 습(濕)은 양기(陽氣)의 운행을 막기 때문이다.

③ 비(痞)[622]

비(痞)는 비(否)와 같은 뜻으로 심하게 소통되지 않는 것이니, 정신(精神)·영위(榮衛)·혈기(血氣)·진액(津液)이 출입하고 운행되는 통로가 막히고 닫혀서 결리고 답답하게 된다.

④ 격(隔)[623]

격(隔)은 사이가 뜨고 막혀 정체(停滯)된 것이니, 장위(腸胃)의 기능이 사이가 떠서 마디가 있는 것같이 수곡(水穀)을 소화시키고 전달하는 기능이 정상 상태를 잃어버린 것이다.

⑤ 중만(中滿)[624]

중만(中滿)은 위(胃)나 복부(腹部)가 가득 차 부어오르는 것이니, 습(濕)으로 인하여 적음(積飮)·비(痞)·격(隔)이 되듯이, 토(土)가 형체(形體)를 주관하고 가운데 위치하므로 중만(中滿)을 일으킨다.

⑥ 곽란토하(癨亂吐下)[625]

곽란토하(癨亂吐下)는 습(濕)이 유음(留飮)·비(痞)·격(隔)을 일으켜 수곡(水穀)을 소화시키고 전달하는 기능을 잃어버리게 하므로 심하면 곽란토사(癨亂吐瀉)가 된다.

⑦ 체중(體重)[626]

체중(體重)은 몸이 무겁게 느껴지는 것으로, 가볍고 맑은 것은 하늘에 해당하고 무겁고 혼탁(渾濁)한 것은 땅에 해당하기에 토(土)의 습(濕)으로 인하여 질병이 발생하면

---

622) 素問玄機原病式·熱類, p. 131.
623) 素問玄機原病式·熱類, p. 131.
624) 素問玄機原病式·熱類, p. 131.
625) 素問玄機原病式·熱類, p. 131.
626) 素問玄機原病式·熱類, p. 132.

몸이 무거워지는 것이 마땅하다.

⑧ 부종(浮腫)[627]

부종(浮腫)은 기육(肌肉)이 진흙과 같은 상태가 된 것으로, 눌렀을 때 움푹 들어가 바로 회복되지 않는 것이 진흙과 같은 특성이며, 흙은 습기(濕氣)가 과도하면 진흙이 되므로 부종(浮腫)은 습(濕)으로 인한 질병이다.

적음(積飮)·비(痞)·격(隔)·중만(中滿)·곽란토하(癨亂吐下)·체중(體重)이 모두 습(濕)으로 인한 질병이며 더욱 심하면 부종(浮腫)이 된다.

(5) 조사(燥邪)의 병기(病機)

① 삽(澁)[628]

삽(澁)은 물체가 습(濕)하면 매끄럽고 윤택하나 건조하면 거칠고 정체(停滯)되니 조(燥)와 습(濕)이 반대되기 때문이다.

신체의 내외가 두루 거칠고 정체(停滯)되는 것은 모두 조금(燥金)의 기운(氣運)에 의해 나타나는 변화이기에 가을철의 맥(脈)이 색(濇)하고 색(濇)은 삽(澁)과 같은 뜻이다.

혹 저린(麻) 것도 역시 삽(澁)으로 인한 것이니 수액(水液)의 기능이 쇠약하거나 부족하여 메마르고 거칠어짐으로 인하여 기(氣)의 운행이 막히고 정체(停滯)되어 매끄럽게 소통되지 못하는데, 이때 기(氣)가 강력하게 공격하고 부딪쳐 저리게 된다. 예로 보통 사람이 손이나 발을 누르면 기(氣)의 운행이 둔해지는 것이 심하고 정체(停滯)되고 막혀 원활하게 소통되지 않아 저리게 되니 역시 물체를 두드리는 형상(形象)이며, 움직이지 않고자 하는 것을 요동(搖動)하게 하면 양(陽)의 특성에 의해 기(氣)의 운행을 더욱 심하게 자극하므로 저리게 된다.

② 고학(枯涸)[629]

고(枯)는 영화(榮華)로운 기운(氣運)이 왕성하지 못한 것이고, 학(涸)은 수액(水液)

---

627) 素問玄機原病式·熱類, p. 132.
628) 素問玄機原病式·燥類, p. 207.
629) 素問玄機原病式·燥類, p. 209.

이 없는 것이며, 건(乾)은 윤택한 기운(氣運)이 왕성하지 않은 것이고, 경(勁)은 부드럽지 못한 것이니, 봄과 가을이 상반(相反)되고 조(燥)와 습(濕)이 다르기 때문이다.

대체적으로 보면 신체의 표(表)가 더운 것은 열(熱)이 표(表)에 있고, 갈증(渴症)으로 물을 마시는 것은 열(熱)이 리(裏)에 있으며, 발열(發熱)이 있으면서 물을 마시면 표리(表裏)에 모두 열(熱)이 있고, 몸이 서늘하며 갈증(渴症)도 없는 것은 표리(表裏)에 모두 열(熱)이 없다.

내경(內經)에서 화(火)가 갈증(渴症)을 유발한다고 하지 않은 것은 갈증(渴症)이 특별히 열(熱)로 인하여 발생하는 것이 아니며, 한사(寒邪)에 손상되어 구토(嘔吐)와 설사(泄瀉)로 진액(津液)을 소모시키는 것이 극심하게 되면 역시 건조하여 갈증(渴症)을 유발하는 것과 같다.

비록 풍(風)이나 열(熱)로 인하여 질병이 발생하였더라도 진액(津液)이 아직 쇠약하지 않으면 역시 갈증(渴症)이 없다.

따라서 어찌 갈증(渴症)이 모두 열(熱)로 인한 것이고 한(寒)으로 인한 것이 아니라 하겠는가? 무릇 건조하여 갈증을 유발할 때 열(熱)을 겸하는 경우가 많은 것이다.

③ 준게(皴揭)[630]
준게(皴揭)는 피부가 갈라지는 것이다.

건괘(乾卦)는 하늘이 되고 조금(燥金)에 해당하며, 곤괘(坤卦)는 땅이 되고 습토(濕土)에 해당하여, 천지(天地)가 상반(相反)되고 조습(燥濕)이 다르게 작용한다. 조금(燥金)은 오그라들고 거두어들이는 것을 주관하므로 가을철의 맥(脈)이 긴세(緊細)하면서 미약하고, 음력 유월(六月)의 맥(脈)은 완대(緩大)하면서 장(長)하다.

땅이 습(濕)하면 느슨해지면서 매끄럽고 윤택하며, 땅이 메마르면 거두어들이며 건조하고 거칠어지니, 준게(皴揭)가 발생하는 이치(理致)를 명확하게 알 수 있다.

세간(世間)에서 준게(皴揭)는 풍(風)으로 인한 것이라 하니, 풍(風)이 능히 습(濕)을 억압하여 건조하게 된다. 내경(內經)에서도 궐음(厥陰)의 기운(氣運)이 이르면 풍기(風氣)가 성해지고 갈라진다고 하였는데 풍(風)이 습(濕)을 억압하여 건조하게 된 것이다.

이른바 준게(皴揭)가 겨울에 심해지고 여름에 경감(輕減)되는 것은 찬 기운(氣運)은 능히 수렴시키므로 주리(腠理)가 닫혀 땀이 나지 않아 건조해지므로 질병이 심해지고,

---

630) 素問玄機原病式·燥類, pp. 210~211.

더우면 피부가 이완되고 주리(腠理)가 소통되어 땀이 나고 윤택해지므로 질병이 경감(輕減)된다.

(6) 화사(火邪)의 병기(病機)

① 무(瞀)[631]
무(瞀)는 정신이 혼미(昏迷)한 것으로, 술에 취한 것같이 심화(心火)의 열(熱)이 심하면 정신이 혼탁(渾濁)하고 어두워지며 혼미(昏迷)하게 된다.

② 폭음(暴瘖)[632]
폭음(暴瘖)은 갑자기 벙어리가 되는 것이다.
폐금(肺金)은 소리를 주관하므로 오행(五行) 중에서 오직 쇠붙이만 소리를 낸다.
금(金)은 건괘(乾卦)와 상응(相應)하고, 건괘(乾卦)는 하늘에 해당하니, 하늘은 양(陽)이 되고 튼튼하며 요동(搖動)한다. 금(金)은 본래 건조한 기운(氣運)으로 물을 마르게 하고 거두어들이며 예리하고 굳세며 깨끗하므로, 제반 소리를 내는 것도 이러한 특성을 벗어나지 않는다. 제반 말이나 소리를 내는 것은 형(形)과 기(氣)가 서로 두드리듯 자극하여 발생하는 것으로 두드리고 자극하는 것은 굳세게 요동하는 작용이다.

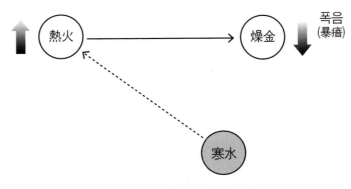

〈그림 8-14〉 폭음(暴瘖)의 병기(病機)

---

631) 素問玄機原病式 · 火類, p. 135.
632) 素問玄機原病式 · 火類, p. 136.

이른바 물체가 차가워지면 능히 소리를 내는 것은 수기(水氣)가 실(實)하여 화기(火氣)를 제압함으로써 화(火)가 금(金)을 극(克)하지 못하여 금(金)의 작용으로 나오는 것인데, 간혹 화기(火氣)가 왕성하고 수기(水氣)가 쇠약하여 열기(熱氣)가 폐금(肺金)을 억압하면 신(神)의 작용이 혼탁(渾濁)하고 기(氣)가 울체되어 갑자기 벙어리가 되고 소리를 내지 못한다.

③ 모매(冒昧)[633]

모매(冒昧)는 외부의 사기(邪氣)와 접촉하거나 침범을 받은 것이 아니고 정신이 흐린 것이다. 매(昧)는 흐리고 어두운 것이니 기(氣)가 열(熱)하면 정신이 혼탁(渾濁)하고 흐려지니 화(火)의 특성과 부합된다.

④ 조요(躁擾)[634]

조요(躁擾)는 조급하고 요동(搖動)하며, 가슴이 답답하고 괴롭고, 요란하고 혼란스러워 편안하지 않은 것이니 불길이 타오를 때와 같은 특성이다.

열기(熱氣)가 외부에 심하면 사지(四肢)와 신체가 조급하고 요란하며, 열기(熱氣)가 내부에 심하면 정신이 조급하고 요동(搖動)하니, 정신을 잃고 쓰러지거나 괴로워하며 가슴이 답답하여 잠을 이루지 못한다.

⑤ 광월(狂越)[635]

광월(狂越)의 광(狂)은 미친 듯이 어지럽게 날뛰어 바르고 안정되지 못한 것이고, 월(越)은 예의범절을 어기고 벗어나 정상 상태를 잃어버린 것이다.

무릇 외부는 맑으나 내부는 혼탁하고, 요동(搖動)하고 어지러우며 뒤섞여 혼란스러운 것은 화(火)의 본체(本體)이고, 안정되어 순종하고 맑고 밝으며, 기준을 설정할 수 있을 정도로 화평(和平)한 것은 수(水)의 본체(本體)이다.

신수(腎水)가 지(志)의 정신활동을 주관하여 수화(水火)의 작용이 상반되므로 심화(心火)가 왕성하면 신수(腎水)가 쇠약하여 지(志)를 잃어버리고 광월(狂越)하게 된다.

633) 素問玄機原病式·火類, p. 138.
634) 素問玄機原病式·火類, p. 139.
635) 素問玄機原病式·火類, p. 140.

⑥ 매이(罵詈)[636]

매이(罵詈)에서 말소리는 심(心)이 주관하는 소리이고, 매이(罵詈)는 말을 악(惡)하게 하는 것이다.

무릇 수(水)에 배속된 수(數)는 일(一)로 도(道)에 가깝고 선(善)한 것이나, 화(火)에 배속된 수(數)는 이(二)로 도(道)와 멀고 악(惡)한 것이다.

물은 내부는 맑고 밝으나 외부는 분명하게 드러나 보이지 않으며, 그릇의 모나고 둥근 모양에 순종하며, 물체의 기미(氣味)나 오취(五臭), 오색(五色)이 모두 수(水)의 성질을 따르며 어기지 않는다. 그러므로 물은 고요하고 순응하며 화평하여 아래로 흘러가 윤택(潤澤)하게 하므로 만물(萬物)을 이롭게 할 뿐만 아니라, 탁(濁)하고 더러운 것을 씻어내 깨끗하게 하므로 가장 선(善)한 것은 물과 같다고 하였고, 수화(水火)는 반대되므로 가장 어리석은 것은 불과 같다고 하였다.

불은 외부는 밝고 분명하나 내부는 답답하고 흐리며, 만물(萬物)을 태워 적색(赤色)이 되고 열(熱)이 되며 고미(苦味)가 되고 초취(焦臭)가 되게 하니, 자기의 성질을 따르게 하여 조급하며 어지럽고 뒤섞여 혼란스러우며, 불길이 위로 타올라 만물(萬物)에 극렬(極烈)한 해(害)를 끼치고, 맑고 밝은 것도 검게 그을리며 태우므로 혼미(昏迷)하고 어둡게 한다.

수(水)는 금(金)에서 생성되어 다시 그 부모의 건조한 기운(氣運)을 윤택하게 하지만, 화(火)는 목(木)에서 생성되어 반대로 그 부모의 형체(形體)에 해(害)를 끼친다. 그러므로 주역(周易)에서 만물(萬物)을 윤택하게 하는 데는 수(水)만 한 것이 없다고 하였고, 또 이괘(離卦)의 화(火)는 무기(武器)가 된다고 하였다. 따라서 화(火)의 위에 수(水)가 있어 화(火)를 제어하면 기제(旣濟)가 되고, 수(水)가 화(火)의 아래에 있어 화(火)를 제어하지 못하면 미제(未濟)가 되니, 이것으로 수(水)는 선(善)하고 화(火)는 악(惡)한 것을 알 수 있다.

지금 질병이 발생하여 양(陽)이 왕성하고 음(陰)이 허약하면 수(水)가 허약하고 화(火)가 강건(强健)하여 금(金)을 제압하니, 금(金)이 쇠약하여 목(木)을 평정(平定)하지 못하므로 선(善)은 사라지고 악(惡)이 발동하여 친(親)하고 소원(疏遠)한 관계를 고려하지 않고 욕설을 하는 등 말을 악(惡)하게 한다.

기뻐서 웃거나 화가 나서 미친 사람 같은 경우도 본래 화열(火熱)이 심하여 발생한

---

636) 素問玄機原病式·火類, pp. 145~146.

것이며, 보통 사람이 화가 나서 악(惡)한 말을 하는 것도 역시 동일한 원인이다. 간혹 본래 마음은 기쁘고 화가 나는 바가 없는데 놀리며 희롱(戲弄)하여 욕설을 하는 경우도 역시 심화(心火)가 작용한 것이다. 그러므로 화를 내고 욕설을 하는 것도 역시 마음에 기쁜 것을 겸하면서 다른 사람에게 욕설을 하는 것이므로, 화가 나서 악(惡)한 감정이 생기고 성을 내는 것은 속마음으로는 다른 사람에게 화를 냄으로써 기쁜 것이다.

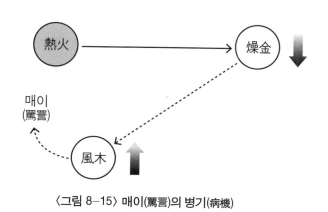

〈그림 8-15〉 매이(罵詈)의 병기(病機)

⑦ 부종(浮腫)[637]

부종(浮腫)은 기육(肌肉)에 열기(熱氣)가 왕성하여 양기(陽氣)가 막히고 정체(停滯)되었기 때문이다.

⑧ 동산(疼酸)[638]

동산(疼酸)은 시큰거리며 아픈 것이니, 화(火)가 실(實)하여 금(金)을 제압함으로 인하여 쇠약해진 금(金)이 목(木)을 평정(平定)하지 못하면 목기(木氣)가 왕성하게 되므로 목기(木氣)의 작용을 겸하게 되어 시큰거리며 아프다고 한다.

---

637) 素問玄機原病式·火類, p. 149.
638) 素問玄機原病式·火類, p. 149.

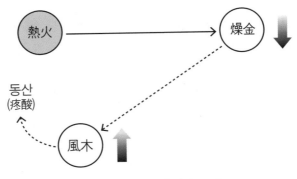

〈그림 8-16〉 동산(疼酸)의 병기(病機)

⑨ 기역충상(氣逆衝上)[639]

기(氣)가 거슬러 올라 위로 치받치는 것은 화기(火氣)가 위로 타오르기 때문이다.

⑩ 금율(禁慄)[640]

금율(禁慄)은 신(神)의 조절 작용을 잃어버린 것 같은 상태로, 율(慄)은 몸이 떨리는 것이고 금(禁)은 차가운 것이니, 서사(暑邪)의 병기(病機)에 설명되어 있다.

금(禁)은 세간(世間)에서 입을 다물고 열지 않는 증상으로도 설명한다. 신(神)의 조절 작용을 잃어버린 것과 같은 상태가 되는 것은, 신(神)이 능히 육체를 제어하고 조절하는데, 반대로 몸이 차가워져 굳어지고 떨리면 형체(形體)의 기능을 유지하고 조절하는 신(神)의 작용을 잃어버린 것과 같다.

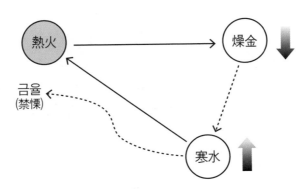

〈그림 8-17〉 금율(禁慄)의 병기(病機)

⑪ 체(嚔)[641]

체(嚔)는 코 안이 가려움으로 인하여 기(氣)가 뿜어져 나오면서 소리를 내는 것이다.

코는 폐(肺)에 배속된 통로이고, 가려움은 화(火)의 작용으로 나타나는 변화이다. 심화(心火)의 열사(熱邪)가 양명경(陽明經)에 침범하였을 때 코에 작용하여 가려움을 느끼면 재채기를 한다.

혹 물건으로 코를 자극하여 가려움을 느끼고 재채기를 하는 것은, 자극하여 가려움을 느끼는 것이 화(火)의 작용이기 때문이다.

혹 태양(太陽)을 바라보았을 때 재채기를 하는 것은 눈이 오장(五臟)이 간직하고 있는 신(神)의 영화(榮華)로운 기운(氣運)이 모인 곳이기 때문에, 태양(太陽)의 진화(眞火)가 눈에 비치면 심신(心神)이 요동(搖動)하고 혼란스러워지고, 상부(上部)에서 열(熱)을 발생시키면 코가 가려워지면서 재채기를 한다.

⑫ 후비(喉痺)[642]

후비(喉痺)의 비(痺)는 감각이 둔해진 것으로 세간(世間)에서는 폐(閉)라고도 하니 막힌 것과 같다.

화(火)는 부어오르고 팽창(膨脹)되는 것을 주관하므로 열(熱)이 상초(上焦)에 침범하여 목구멍이 부어오르는 것이다.

⑬ 이명(耳鳴)[643]

이명(耳鳴)은 소리가 들리는 것으로 망령되게 소리를 듣는 것(환청, 幻聽)이 아니다.

귀는 신(腎)에 배속된 통로로 수태양(手太陽)·수소양(手少陽)·족궐음(足厥陰)·족소음(足少陰)·족소양(足少陽) 경맥(經脈)이 모여 만나는 곳이다. 만약 수(水)가 허약하고 화(火)가 실(實)하여 열기(熱氣)가 상부에서 심해지고 경락(經絡)에 침범하여 귀속에 충격을 가하면 청호(聽戶)를 두드리고 자극하여 그 경맥(經脈)의 기운(氣運)이 미약한가 심한가에 따라 제반 소리가 난다.

---

639) 素問玄機原病式·火類, p. 150.
640) 素問玄機原病式·火類, p. 150.
641) 素問玄機原病式·火類, p. 150.
642) 素問玄機原病式·火類, p. 152.
643) 素問玄機原病式·火類, pp. 152～153.

내경(內經)에서는 양기(陽氣)가 상부에서 심하여 자극하므로 이명(耳鳴)이 된다고
하였다.

⑭ 이롱(耳聾)[644]

이롱(耳聾)의 질병은 세간(世間)에서 의사가 경솔하게 성질이 급하고 건조하며 극렬
(極烈)한 약물(藥物)을 사용하면서, 신수(腎水)가 허약하고 차가워져 자주 발생한다고
말한다.

이런 사람들이 수화(水火)의 음양(陰陽)이나 심신(心腎)의 한열(寒熱)과 영위기(榮衛
氣)의 성쇠(盛衰)가 저울과 같아 하나가 상승하면 반드시 하나가 하강한다는 것을 어
찌 알겠는가? 이 때문에 올라가는 것은 내려주고 내려가는 것은 끌어올리는 것이 화평
(和平)하게 하는 치료의 이치(理致)이다.

무릇 심화(心火)는 본래 더운 것이므로 허약하면 차가워지고, 신수(腎水)는 본래 차
가운 것이므로 허약하면 더워진다. 신수(腎水)가 이미 부족한데 어찌 반대로 한(寒)으
로 인하여 질병이 발생하겠는가?…… 이른바 이롱(耳聾)은 수(水)가 쇠약하고 화(火)가
실(實)하여 열기(熱氣)가 상부에 심해져 청호(聽戶)와 현부(玄府)[645]를 막음으로 인하여
신기(神氣)가 소통되거나 빠져 나가지 못하기 때문이다.

⑮ 목매(目昧)[646]

목매(目昧)는 눈이 어두워져 밝게 보지 못하는 것이니, 눈이 붉어지고 붓고 아프며,
얇은 막이 가리거나 눈꼬리가 헐게 되는 것은 모두 열(熱)로 인한 것이다. 또한 눈이
어두워지는 것을 세간(世間)에서는 안흑(眼黑)이라 하니 역시 열(熱)로 인한 것이다.
평일 낮에도 보지 못하는 것은 열기(熱氣)가 울체(鬱滯)된 것이 심한 경우이다.

혹 목매(目昧)는 간(肝)과 신(腎)이 허약하고 냉(冷)하여 발생한 것이라 하나 잘못된
것이다. 망령되게 간(肝)은 눈을 주관하고 신(腎)은 동자(瞳子)를 주관하므로 목매(目
昧)는 간(肝)과 신(腎)이 허약하고 냉(冷)하여 발생하였다고 말하지만, 신수(腎水)는 겨
울의 음기(陰氣)에 해당하여 허약하면 마땅히 더워지고, 간목(肝木)은 봄의 양기(陽氣)

---

644) 素問玄機原病式·火類, pp. 154, 172.

645) 주리(腠理).

646) 素問玄機原病式·火類, p. 178.

에 해당하여 허약하면 마땅히 차가워지니, 신음(腎陰)과 간양(肝陽)이 어찌 함께 허약해져 냉(冷)이 되겠는가?

⑯ 순계(瞤瘛)[647]

순계(瞤瘛)는 기육(肌肉)이 놀라서 뛰듯이 움직이는 것이다.

화(火)는 요동(搖動)하는 것을 주관하므로 여름에 더울 때는 맥(脈)이 홍대(洪大)하면서 장(長)하니 순계(瞤瘛)의 특성과 같다.

⑰ 폭병폭사(暴病暴死)[648]

폭병폭사(暴病暴死)는 화(火)의 성질이 빠르기 때문이다.

평상시 의복의 착용이나 음식의 섭취, 편안히 거처하고, 적절히 활동하고 휴식하며, 정신활동이나 성품(性品)과 정서(情緖)의 좋고 나쁜 것이 마땅한 바를 따르지 않음으로 인하여 정상적인 상태를 잃어버리는데, 이것이 오래되면 기(氣)에 홍쇠(興衰)의 변화가 일어나 질병이 된다.

혹 심화(心火)가 갑자기 심해지고 신수(腎水)가 쇠약하여 화(火)를 제어하지 못하면 열기(熱氣)가 갑자기 막고 정체(停滯)되어, 심(心)이 주관하는 정신이 혼미(昏迷)해지고, 육체의 기능을 조절하지 못하여 근골(筋骨)을 움직일 수 없고, 갑자기 쓰러져 의식을 잃게 되니 이것이 강부(僵仆)이다.

심하면 수(水)가 화(火)를 제압하고자 하는 변화가 동반되므로 열(熱)이 심할 때 연(涎)과 같은 체액의 분비가 일어나고, 극심한 상태에 이르면 죽게 되며, 미약한 경우는 발병이 되었다가 회복되면 예전과 같은 상태로 돌아가고, 지극히 미약한 상태에서는 단지 머리만 어지러울 따름이다.

세간(世間)에서는 암풍(暗風)이라 하니 화(火)가 극심하여 금(金)을 제압하고, 금(金)이 쇠약해져 목(木)을 평정(平定)하지 못하므로 풍목(風木)의 기운(氣運)이 왕성해져 강부(僵仆)와 같은 질병을 유발한다.

---

647) 素問玄機原病式·火類, p. 185.
648) 素問玄機原病式·火類, p. 185.

3. 상한(傷寒)

1) 상한(傷寒)의 정의

상한(傷寒)은 가을과 겨울에 풍한(風寒)의 사기(邪氣)가 외부에서 침범하여 즉시 증상(症狀)이 나타나는 것을 상한(傷寒)이라 하며, 즉시 발병(發病)하지 않고 체내에 잠복되었다가 봄의 온기(溫氣)를 만나 증상이 나타나는 것을 온병(溫病)이라 하고, 여름의 열기(熱氣)를 만나 증상이 나타나는 것을 열병(熱病)이라 하며, 이들을 모두 합하여 상한(傷寒)이라고 한다.[649]

2) 육경(六經)의 정증(正證)

(1) 태양병(太陽病)

태양병(太陽病)은 사기(邪氣)의 침입을 받은 지 1~2일에 발생하며, 사기(邪氣)가 체표(體表)에 있고 깊이 침입하지 않았으며 영위기(榮衛氣)의 조화를 상실한 표증(表證)으로, 맥부(脈浮)·두동(頭疼)·척강(脊强)·신열(身熱)·오한(惡寒)의 증상이 나타난다.

① 맥부(脈浮)

한사(寒邪)가 체표(體表)에 침입한 상태에서 정기(正氣)가 저항하므로 정기(正氣)와 사기(邪氣)의 상쟁(相爭)이 체표(體表)에 집중되어 나타나는 것이 부맥(浮脈)이다.

② 두동(頭疼)·척강(脊强)

족태양방광경(足太陽膀胱經)이 위로 풍부혈(風府穴)에 이어져 있어 경맥(經脈)이 분포하는 부위를 따라 두(頭)·항(項)·배(背)·요(腰)·척강(脊强)의 증상이 나타난다. 이 것은 외부의 한사(寒邪)가 침범하여 주리(腠理)를 폐색(閉塞)시키면, 이때 한사(寒邪)가 울체(鬱滯)되어 정기(正氣)와 다투며 열(熱)을 발생시키게 되고, 그 열(熱)이 양경(陽經)을 따라 두부(頭部)로 모이게 되어 두통(頭痛)을 발생시킨다.

---

649) 醫學入門·傷寒序, p. 966.

③ 신열(身熱)

한사(寒邪)가 침범하여 주리(腠理)를 폐색(閉塞)시키게 되면 체내의 정기(正氣)인 양기(陽氣)가 울체(鬱滯)되고, 울체(鬱滯)된 양기(陽氣)가 열(熱)을 발생시키고, 이 열(熱)이 사기(邪氣)로 작용하여 신열(身熱)이 발생한다.

④ 오한(惡寒)

한사(寒邪)가 침범하여 체표(體表)에 머물러 있을 때, 정기(正氣)가 허약하면 인체에 대한 온후(溫煦)작용을 유지하지 못하고, 하부(下部)에 있던 음기(陰氣)가 상승하면서 외사(外邪)의 한(寒)을 싫어하기 때문에 오한(惡寒)하게 된다.

(2) 양명병(陽明病)

양명병(陽明病)은 사기(邪氣)가 양명경(陽明經)으로 전달되어 침입을 받은 지 2~3일에 발생하며, 사기(邪氣)가 열(熱)로 변화되면서 위장(胃腸)에 결취(結聚)된 리증(裏證)으로, 신열(身熱)·자한(自汗)·불오한이오열(不惡寒而惡熱)·대변난(大便難)·목통(目痛)·비건(鼻乾)·불면(不眠)의 증상이 나타난다.

① 신열(身熱)

족양명위경(足陽明胃經)에 사기(邪氣)가 전해지면 양명(陽明)의 조열(燥熱)한 기운(氣運)이 족양명위경(足陽明胃經)이 분포하는 신체 전면(前面)의 기육(肌肉)에 열(熱)을 발생시킨다.

② 자한(自汗)

양명(陽明)은 오월(午月)에 배속되고 다기다혈(多氣多血)한 경맥(經脈)으로 진액(津液)이 기(氣)를 따라 상승하게 되기에, 양명(陽明)의 열(熱)이 왕성하면 족양명위경(足陽明胃經)이 분포하는 안면(顔面)과 신체 전면(前面)에 자한(自汗)이 발생한다.

③ 불오한이오열(不惡寒而惡熱)

양명병(陽明病)은 리부(裏部)에 실열(實熱)이 왕성한 상태이므로 오한(惡寒)은 없고 오히려 오열(惡熱)한다.

④ 대변난(大便難)

족양명위경(足陽明胃經)에 사기(邪氣)가 전해지면 양명(陽明)의 조열(燥熱)이 위장(胃腸)에서 왕성해지고, 그로 인하여 진액(津液)이 메마르게 되면 조박(糟粕)이 비경(秘硬)하게 되므로 배변(排便)이 힘들게 된다.

⑤ 목통(目痛)

목(目)은 간(肝)이 주관하는 부위이고, 족양명위경(足陽明胃經)은 혈(血)을 주관하고 있다. 양명경(陽明經)에 사기(邪氣)가 전해지면 양명(陽明)의 조열(燥熱)한 기운(氣運)이 간(肝)의 혈(血)을 건조하게 만들고, 족양명위경(足陽明胃經)이 목(目)에 연락되어 있으므로 그 열기(熱氣)가 목(目)에 영향을 미쳐 목통(目痛)이 발생한다.

⑥ 비건(鼻乾)

비(鼻)는 폐(肺)가 주관하는 부위이고, 족양명위경(足陽明胃經)은 비(鼻)에 연락되어 있으므로, 양명경(陽明經)에 사기(邪氣)가 전해지면 양명(陽明)의 조열(燥熱)한 기운(氣運)이 폐(肺)에 영향을 미치고 경맥(經脈)을 따라 전해져 비건(鼻乾)이 발생한다.

⑦ 불면(不眠)

족양명위경(足陽明胃經)에 사기(邪氣)가 전해지면 위(胃)가 주관하는 혈(血)이 건조해지고 영기(營氣)가 정상적으로 작용하지 못하여 불면(不眠)이 발생한다.

(3) 소양병(少陽病)

소양병(少陽病)은 사기(邪氣)가 소양경(少陽經)으로 전달되어 침입을 받은 지 3~4일에 발생하며, 사기(邪氣)가 표부(表部)를 벗어났으나 리부(裏部)로 들어가지 않고 협하(脇下)와 담(膽)에 있는 반표반리증(半表半裏症)으로, 한열왕래(寒熱往來)·협통(脇痛)·구고(口苦)·인건(咽乾)·이롱(耳聾)의 증상이 나타난다.

① 한열왕래(寒熱往來)

족소양담경(足少陽膽經)은 신체의 측면(側面)에 분포하여 음양(陰陽)의 사이에 위치하고 있으며, 정기(正氣)와 사기(邪氣)가 표리(表裏)의 중간에서 상쟁(相爭)하므로 한편으로는 한(寒)의 성질을 나타내고 한편으로는 열(熱)의 성질을 나타내어 한열왕래

(寒熱往來)의 증상이 발생한다.

② 협통(脇痛)

협(脇)은 간(肝)이 주관하는 부위이고, 족소양담경(足少陽膽經)이 신체의 측면(側面)에 분포하며 협부(脇部)를 순행한다. 따라서 소양상화(少陽相火)의 기운(氣運)이나 풍열(風熱)의 사기(邪氣)가 담(膽)의 짝인 간(肝)에 영향을 미치고, 족소양담경(足少陽膽經)이 분포하는 부위에 경기(經氣)의 유통(流通)이 삽체(澁滯)되어 협통(脇痛)의 증상이 발생한다.

③ 구고(口苦)·인건(咽乾)

소양상화(少陽相火)의 기운(氣運)이 요동(搖動)하면 폭급(暴急)하고 급상(急上)하게 되는데, 이때 담기(膽氣)인 고미(苦味)가 함께 상승하여 구고(口苦)의 증상이 발생하고, 담(膽)의 화기(火氣)가 진액(津液)을 메마르게 하므로 인건(咽乾)의 증상이 발생한다.

④ 이롱(耳聾)

소양경(少陽經)이 신체의 측면(側面)에 분포하며 귀(耳)에 연락되어 있기에 풍열(風熱)의 사기(邪氣)가 귀(耳)에 영향을 미쳐 이롱(耳聾)의 증상이 발생한다.

(4) 태음병(太陰病)

태음병(太陰病)은 사기(邪氣)가 태음경(太陰經)으로 전달되어 침입을 받은 지 4~5일에 발생하며, 비(脾)의 양기(陽氣)가 허쇠(虛衰)하거나 한습(寒濕)의 사기(邪氣)가 침입한 비허한증(脾虛寒證)으로, 복만이토(腹滿而吐)·식불하(食不下)·자리(自利)·복통(腹痛)의 증상이 나타난다.

① 복만이토(腹滿而吐)·식불하(食不下)

족태음비경(足太陰脾經)은 비위(脾胃)가 위치하는 복부(腹部)에 분포되어 있고, 비(脾)는 삼초(三焦)로부터 상화(相火)의 기운(氣運)을 빌려 위(胃)가 수곡(水穀)을 소화시키도록 하는데, 한사(寒邪)가 침범하여 상화(相火)의 기운(氣運)이 위(胃)에 전달되지 못하므로 위(胃)가 수곡(水穀)을 소마(消磨)시키지 못하고 복만(腹滿)의 증상이 발생한다. 또한 수곡(水穀)이 소화되지 않아 비(脾)가 청양(清陽)의 기운(氣運)을 상승시키지 못할 뿐만 아니라 위(胃)가 탁음(濁陰)을 하강시키지도 못하므로 상역(上逆)되어 구토(嘔吐)를 일으킨다.

② 자리(自利)

삼양경(三陽經)에서 열성(熱性)을 가졌던 사기(邪氣)가 삼음경(三陰經)에 전해지면서 본래의 한성(寒性)이 나타나고, 한기(寒氣)의 하강하는 성질에 따라 자리(自利)의 증상이 나타난다.

③ 복통(腹痛)

족태음비경(足太陰脾經)은 비위(脾胃)가 위치하는 복부(腹部)에 분포되어 있고, 비(脾)는 삼초(三焦)로부터 상화(相火)의 기운(氣運)을 빌려 위(胃)가 수곡(水穀)을 소화시키도록 하나, 한사(寒邪)가 침범하여 상화(相火)의 기운(氣運)이 위(胃)에 전달되지 못하고 정기(正氣)와 사기(邪氣)의 상쟁(相爭)이 일어나는데, 이때 한기(寒氣)가 승(勝)하면 복통(腹痛)의 증상이 발생한다.

(5) 소음병(少陰病)

소음병(少陰病)은 사기(邪氣)가 소음경(少陰經)으로 전달되어 침입을 받은 지 5~6일에 발생하며, 심신(心腎)의 양허(陽虛)로 인하여 음한(陰寒)의 사기(邪氣)가 침입한 한화증(寒化證)으로, 욕토불토(欲吐不吐)·심번(心煩)·욕매(欲寐)·자리이갈(自利而渴)의 증상이 나타난다.

① 욕토불토(欲吐不吐)

정기(正氣)와 사기(邪氣)의 상쟁(相爭)에서 인체의 양기(陽氣)가 한사(寒邪)에게 억압을 당하면 음기(陰氣)가 주로 작용하게 되므로, 허열(虛熱)로 인하여 토(吐)하고자 하나 음기(陰氣)의 작용이 강하여 불토(不吐)하게 된다.

② 심번(心煩)·욕매(欲寐)

수소음심(手少陰心)의 혈(血)이 부족하고 허열(虛熱)이 왕성하여 심번(心煩)의 증상이 발생하며, 또한 정기(正氣)와 사기(邪氣)의 상쟁(相爭)에서 인체의 양기(陽氣)가 한사(寒邪)에 억압을 당하면 음기(陰氣)가 주로 작용하게 되므로 욕매(欲寐)의 증상이 발생한다.

③ 자리이갈(自利而渴)

수소음심(手少陰心)과 족소음신(足少陰腎)의 양기(陽氣)가 쇠약하여 온후(溫煦)작용을 유지하지 못하므로 한기(寒氣)의 작용으로 인하여 자리(自利)의 증상이 발생하며, 하초(下焦)의 진양(眞陽)이 부족하여 진액(津液)을 상승시키지 못하고 허열(虛熱)이 상승하여 구갈(口渴)을 일으킨다.

(6) 궐음병(厥陰病)

궐음병(厥陰病)은 사기(邪氣)가 궐음경(厥陰經)으로 전달되어 침입을 받은 지 6~7일에 발생하며, 궐음경(厥陰經)이 소양경(少陽經)과 표리(表裏) 관계에 있으면서 상화(相火)의 기운(氣運)을 겸하고 있기에, 회복되는 정도에 따라서 음증(陰證)과 양증(陽證)이 뒤섞여 나타나는 한열착잡증(寒熱錯雜證)으로, 소갈(消渴)·기상당심(氣上撞心)·심중동열(心中疼熱)·기이불욕식(飢而不欲食)의 증상이 나타난다.

① 소갈(消渴)

소양상화(少陽相火)의 기운(氣運)을 상감(相感)하여 화기(火氣)의 상승으로 소갈(消渴)이 발생한다.

② 기상당심(氣上撞心)·심중동열(心中疼熱)

궐음경(厥陰經)이 소양경(少陽經)과 표리(表裏) 관계에 있고, 궐음(厥陰)은 음기(陰氣)가 쇠진(衰盡)해가는 단계이므로 소양상화(少陽相火)의 기운(氣運)을 상감(相感)하면 화기(火氣)의 상승하는 성질에 따라 기(氣)가 상역(上逆)하여 심(心)으로 치받고, 심중(心中)에 동통(疼痛)과 열감(熱感)이 발생한다.

③ 기이불욕식(飢而不欲食)

소양상화(少陽相火)의 기운(氣運)을 상감(相感)하면 화기(火氣)의 상승으로 상열하한(上熱下寒)하게 되므로 열기(熱氣)로 인하여 선기(善飢)하지만 한기(寒氣)로 인하여 운화(運化)작용이 원활하지 않아 불욕식(不欲食)하게 된다.

9장 진단(診斷)

　진단(診斷)은 다양한 증상(症狀)과 환자의 상태를 근거로 하여 질병의 원인, 부위, 특성을 파악[650]함으로써 치료의 기준을 설정하는 것으로, 한의학에서는 망(望)·문(聞)·문(問)·절(切)의 사진(四診)을 진단의 기본으로 활용한다.

　사진(四診)의 개념을 정리하면 아래 도표와 같다.

〈표 9-1〉 사진(四診)의 개념

구 분	개 념
망진(望診)	• 환자의 동작(動作), 신체 형상(形象), 질병 부위의 형태, 피부·눈·혀·모발의 색(色)과 윤기(潤氣) 등 시각을 통하여 획득한 정보로 진단
문진(聞診)	• 환자의 음성(音聲) 등 소리의 고저(高低)와 청탁(淸濁), 대소변·콧물·침·땀 등 분비물의 상태와 냄새 등 미각·후각·청각을 통하여 획득한 정보로 진단
문진(問診)	• 발병(發病) 시기와 기간, 통증의 부위·형태·강도, 음식의 기호와 상태, 대소변의 정도, 생리 상태 등 질문을 통하여 획득한 정보로 진단
절진(切診)	• 28맥(脈), 복진(腹診) 등 환자와 접촉하여 획득한 정보로 진단

---

650) 東醫寶鑑·審病, p. 949.
　"善診者 察色按脈 先別陰陽 審淸濁而知部分 視喘息聽音聲而知所苦: 진단(診斷)을 잘하는 사람은 환자의 색(色)을 살피고 맥(脈)을 짚어 먼저 질병의 음양(陰陽)을 분별하고, 청탁(淸濁)을 살펴 질병의 부위를 알며, 호흡이 가쁜지를 보고 음성(音聲)을 들어 고통(苦痛) 받는 바를 안다."

1. 망진(望診)

망진(望診)은 환자와 질병 부위의 형태(形態)와 색택(色澤)의 변화를 시각적(視覺的)으로 관찰하여 진단(診斷)하는 방법으로, 질병으로 발전하기 전에 진단(診斷)할 수 있는 방법이다.[651][652]

망진(望診)에서는 환자의 정신과 형체의 상태를 살피는 것으로, 오신(五神)과 칠정(七情)의 변화, 기운(氣運)과 색(色)의 변화, 피부의 윤택(潤澤)한 정도, 신체의 살찌고 여윈 정도, 행동의 양상 등에 대한 기본적인 사항을 확인해야 한다.

특히 안면(顔面), 안(眼), 설(舌)과 같은 부위는 오장(五臟)이 주관하는 영역이 있어 장부(臟腑)의 기능을 드러내는 부위가 설정되어 있는데[653] 특히 안면부(顔面部)에는 이목구비(耳目口鼻)의 상칠규(上七竅)가 있고 이들은 오장(五臟)에 배속되어 있어 오장(五臟) 기능의 성쇠(盛衰)가 안면부(顔面部)와 상칠규(上七竅)에 반영된다.[654]

이와 같이 안면(顔面)과 목(目), 설(舌) 등의 신체 부위나 기관(器官)은 오장(五臟)과 기능적으로 연계되어 있으므로 신체 각 부위가 외부로 드러내는 색택(色澤)과 형상(形象) 등을 통하여 질병의 원인을 진단할 수 있다.[655]

---

651) 東醫寶鑑·審病, p. 949.
"望而知之者 望見其五色 以知其病也: 바라보고서 아는 것은 오색(五色)의 변화를 보고 그 질병을 아는 것이다."
652) 醫學入門·觀形察色, p. 388.
"觀形察色 以治未病. 凡臟腑未竭 氣血未亂 精神未散者全愈 病已成者 半愈 病勢已過者危: 형태를 보고 색(色)을 살피는 것은 병(病)이 되지 않았을 때 치료하는 것이다. 무릇 장부(臟腑)의 기운(氣運)이 고갈되지 않고, 기혈(氣血)이 문란하지 않으며, 정신이 흩어지지 않은 사람은 완전히 낫는다. 이미 질병이 되면 반 정도 낫고, 병세(病勢)가 이미 과도하면 위태롭다."
653) 東醫寶鑑·面部, p. 592.
"額爲天庭屬心 頦爲地閣屬腎 鼻居面中屬脾 左頰屬肝 右頰屬肺 此五臟部位也 察其色以辨其病: 이마는 천정(天庭)으로 심(心)에 소속되고, 턱은 지각(地閣)으로 신(腎)에 소속되며, 코는 얼굴의 한가운데 있어 비(脾)에 소속되고, 왼쪽 뺨은 간(肝)에 소속되며, 오른쪽 뺨은 폐(肺)에 소속된다. 이것이 오장(五臟)이 주관하고 있는 부위이고, 이 부위의 색(色)을 살펴 질병을 분별한다."
654) 醫學輯要·小天地, pp. 37~40.

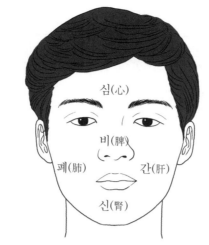

〈그림 9-1〉 안면(顏面)의 오장(五臟) 배속(配屬)

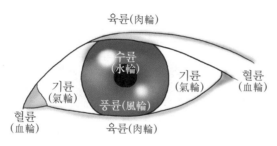

〈그림 9-2〉 목(目)의 오장(五臟) 배속(配屬)

　이외에도 환자의 대소변·침·콧물·땀 등 분비물의 색(色)과 질(質), 양(量) 등의 상태를 살피는 것도 모두 망진(望診)의 범주에 속한다.

　즉, 망진(望診)은 신체 전반에 대하여 장부(臟腑)를 중심으로 기능발현계(機能發現系)의 상태를 시각적(視覺的)으로 관찰하여 진단(診斷)하는 방법이라 할 수 있다.

　망진(望診)을 통하여 진단할 수 있는 사항의 예를 들어보면 〈표 9-2〉와 같다.

---

655) 東醫寶鑑·審病, p. 950.
　"五臟六腑 固盡有部 視其五色 黃赤爲熱 白爲寒 靑黑爲痛 此所謂視而可見者也: 오장육부(五臟六腑)는 점유하는 부위가 있으니 그 부위의 오색(五色)을 살펴 황적색(黃赤色)이면 열(熱)이고 백색(白色)이면 한(寒)이며 청흑색(靑黑色)이면 통증이 있는 것이니, 이것이 환자를 살펴 가히 볼 수 있다는 것이다."

〈표 9-2〉 망진(望診)의 예[656]

윤고(潤枯)	• 피부가 윤택하면 예후가 좋다. • 신체가 마르면 예후가 나쁘다.
비수(肥瘦)	• 살찐 사람은 실(實)하다. • 여윈 사람은 허약하다.
겸체(謙體)	• 몸을 겸손하게 구부리고 있으면 허리가 아픈 것이다.
찬미(攢眉)	• 양 미간(眉間)을 찡그리고 모여 있으면 머리가 아프거나 어지러운 것이다.
수불거(手不擧)	• 손을 들지 못하면 어깨와 등이 아픈 것이다.
보행난고(步行艱苦)	• 걷는 것이 어렵고 고통스러우면 다리가 아픈 것이다.
수안흉(手按胸)	• 손을 가슴에 대고 있으면 가슴 속이 아픈 것이다.
안중(按中)	• 복부에 손을 대고 있으면 배꼽과 주위의 복부(腹部)가 이어져 아픈 것이다.
기불면(起不眠)	• 일어나 앉아 잠을 자지 못하는 것은 담(痰)에 열(熱)을 겸한 것이다.
탐면(貪眠)	• 자꾸 잠을 자려는 것은 허약하고 냉(冷)한 기운(氣運)으로 인한 것이다.
면벽신권(面壁身踡)	• 벽을 보고 몸을 웅크리고 있는 것은 냉(冷)으로 인한 경우가 많다.
앙신서정(仰身舒挺)	• 바로 누워 사지(四肢)가 늘어져 있으면 열(熱)이 심한 것이다.
신면목황(身面目黃)	• 신체와 얼굴, 눈이 황색(黃色)이면 비(脾)의 습열(濕熱)로 인한 것이다.
순청면흑(脣靑面黑)	• 입술이 푸르고 얼굴이 검으면 냉(冷)으로 인한 것이다.

2. 문진(聞診)

문진(聞診)은 환자에게서 발생하는 소리를 듣고 진단하는 것이니 환자의 음성(音聲)이나 호흡 등 소리의 고저(高低)와 청탁(淸濁)을 통하여 진단하는 방법이며, 단순히 소리의 상태만을 판별하는 것이 아니라 말의 진실성 여부를 통하여 환자의 정신적 상태까지도 진단하는 것이다.[657][658]

---

656) 醫學入門·觀形察色, p. 388.
657) 東醫寶鑑·審病, p. 949.
　　"聞而知之者 聞其五音 以別其病也: 듣고서 아는 것은 오음(五音)의 변화를 듣고 그 질병을 분별하는 것이다."

이외에도 문진(聞診)에는 환자의 대소변·침·콧물·땀 등 분비물의 상태와 냄새 등 미각(味覺)·후각(嗅覺)·청각(聽覺)을 통하여 획득한 정보로 진단하는 것을 포함하고 있다.

문진(聞診)을 통하여 진단할 수 있는 예를 정리하면 아래 표와 같다.

〈표 9-3〉 문진(聞診)의 예[659]

성탁(聲濁)	• 목소리가 탁한 것은 담(痰)이 막고 머물러 있는 것이다.
성청(聲清)	• 목소리가 맑은 것은 한기(寒氣)가 내부에 머물러 있는 것이다.
언어진성(言語眞誠)	• 말이 참되고 진실하면 실열(實熱)이 원인은 아니다.
광언호규(狂言號叫)	• 사리를 분별하지 못하고 헛소리를 하며 소리를 지르는 것은 열(熱)이 매우 심한 것이다.

〈표 9-4〉 변내외상증(辨內外傷證)[660]

증상	외감(外感)	내상(內傷)
비식(鼻息)	• 코가 막히고 콧물이 흐르며, 목소리가 무겁고 탁(濁)하며 숨이 막힌다.	• 숨은 잘 쉬지만 고르지 못하다.
언어(言語)	• 목소리가 크고 힘이 있으며, 처음에는 가벼우나 후에는 무거워진다.	• 목소리가 피곤하고 힘이 없으며, 말하기를 싫어한다.

---

658) 醫學入門·聽聲審音, p. 389.
"五音以應五臟 金聲響 土聲濁 木聲長 水聲清 火聲燥. 如聲清 肺氣調暢. 聲如從室中言 中濕也. 言而微 終日乃復言 奪氣也. 先輕後重 高厲有力 爲外感. 先重後輕 沈困無力 爲內傷: 오음(五音)은 오장(五臟)에 상응하니 금성(金聲)은 울리고, 토성(土聲)은 혼탁하며, 목성(木聲)은 길고, 수성(水聲)은 맑으며, 화성(火聲)은 메마르다. 예로 목소리가 맑으면 폐(肺)의 기운(氣運)이 두루 잘 소통되는 것이다. 소리가 방의 내부에서 말하는 것 같으면 습(濕)이 침범한 것이다. 말소리가 미약하고 하루 종일 했던 말을 다시 하는 것은 기(氣)를 빼앗긴 것이다. 처음에는 가볍고 뒤에는 무거우며 소리가 크고 거칠며 힘이 있는 것은 외부의 사기(邪氣)가 침입한 것이다. 처음에는 무겁고 뒤에는 가벼우며 소리가 가라앉아 피곤하고 힘이 없으면 내부의 손상으로 인한 것이다."
659) 醫學入門·聽聲審音, p. 389.
660) 東醫寶鑑·內傷, p. 1211.

3. 문진(問診)

　문진(問診)은 발병 시기와 기간, 통증의 부위·형태·강도, 음식의 기호(嗜好)와 상태, 대소변의 정도, 생리 상태 등 망진(望診)과 문진(聞診)을 통하여 확인할 수 없는 사항을 환자에게 직접 질문을 통하여 획득한 정보로 진단하는 것이다.[661][662]

　기본적으로 문진(問診)을 통하여 파악하여야 할 사항을 정리하면 아래 표와 같다.

〈표 9-5〉 문진(問診) 사항[663]

한열(寒熱)	• 내외(內外)의 한열(寒熱)을 질문하여 질병이 표(表)에 있는지 리(裏)에 있는지를 변별(辨別)하려는 것
한(汗)	• 땀이 나는 상태를 질문하여 질병이 표(表)에 있는지 리(裏)에 있는지를 변별(辨別)하려는 것
두신(頭身)	• 머리에 대한 질문은 상하(上下), 몸에 대한 질문은 표리(表裏)를 살피는 것
이변(二便)	• 소변은 방광(膀胱)과 통하는 길이 순조로운가와 열(熱)이 있는가의 여부(與否)를 변별(辨別)하려는 것 • 대변은 대장(大腸)으로 통하는 길이 순조로운가와 변비(便秘)의 여부(與否)로 양명(陽明)의 허실(虛實)을 변별(辨別)하려는 것
음식(飮食)	• 위구(胃口)의 청탁(淸濁)과 장부(臟腑)의 음양(陰陽)을 살피려는 것
흉(胸)	• 사기(邪氣)의 유무(有無)와 보사(補瀉)의 기준을 변별(辨別)하려는 것
이롱(耳聾)	• 허실(虛實)과 생사(生死)를 알고자 하는 것
구갈(口渴)	• 리증(裏證)의 한열(寒熱)과 허실(虛實)을 변별(辨別)하고자 하는 것

---

661) 景岳全書·十問篇, pp. 30~40.
662) 精校黃帝內經素問·徵四失論, p. 316.
　"診病不問其始 憂患飮食之失節 起居之過度 或傷於毒 不先言此 卒持寸口 何病能中: 질병(疾病)을 진단(診斷)할 때 질병이 시작된 바에 대하여 질문하지 않아, 근심·걱정이나 음식 섭취의 절도(節度)를 잃어버렸는지, 기거(起居)에 지나친 바가 없는지, 혹 독극물(毒劇物)에 손상되었는지 이러한 것에 대하여 먼저 이야기하지 않고 갑자기 촌구(寸口)를 진단하면 어찌 질병에 적중이 되겠는가?"
663) 東醫寶鑑·內傷, p. 1211.

문진(問診)을 통하여 진단할 수 있는 예를 정리하면 아래 표와 같다.

〈표 9-6〉 변내외상증(辨內外傷證)[664]

증상	외감(外感)	내상(內傷)
오한(惡寒)	• 비록 뜨거운 불을 가까이하여도 제거되지 않는다.	• 약한 온기(溫氣)만 가까이하여도 즉시 그치나, 풍한(風寒)을 만나면 다시 싫어한다.
오풍(惡風)	• 모든 풍한(風寒)을 참지 못한다.	• 작은 바람도 싫어하지만 밀실(密室)에 피해 있으면 싫어하지 않는다.
발열(發熱)	• 쉬지 않고 계속되고 해가 질 무렵에 극심해지나 땀을 내거나 설사(泄瀉)를 시키면 사라진다.	• 때로는 열(熱)이 나다가 때로는 그치며, 웃옷을 벗으면 바로 서늘해진다.
신통(身痛)	• 근골(筋骨)이 쑤시고 아프며, 간혹 모든 관절이 아프다.	• 사지(四肢)를 움직이지 못하고, 활동할 기력(氣力)이 없으며, 피곤하여 눕기를 좋아한다.
한열(寒熱)	• 오한(惡寒)과 발열(發熱)이 함께 나타나 쉬지 않고 계속된다.	• 오한(惡寒)과 발열(發熱)이 미약하고 간헐적이며, 간혹 함께 나타나지 않기도 한다.
두통(頭痛)	• 항상 나타나며 사기(邪氣)가 다른 경맥(經脈)으로 옮겨가 내부로 들어가면 멎는다.	• 때로는 나타났다가 때로는 그친다.
기력(氣力)	• 사기(邪氣)가 유여하여 기력(氣力)이 있다.	• 정신이 흐려지고 약해지며, 기력(氣力)이 쇠약하여 나른해진다.
수심(手心)	• 손등에서 열(熱)이 나고 손바닥은 열(熱)이 나지 않는다.	• 손바닥에서 열(熱)이 나고 손등은 열(熱)이 나지 않는다.
번갈(煩渴)	• 사기(邪氣)가 다른 경맥(經脈)으로 옮겨가 내부로 들어가면 갈증(渴症)이 심하다.	• 사기(邪氣)가 혈맥(血脈)에 있어 갈증(渴症)은 없는데 간혹(間或) 갈증이 있더라도 심하지 않다.
구미(口味)	• 비록 잘 먹지 못하여도 음식의 맛은 안다.	• 비록 잘 먹어도 음식의 맛을 모른다.
맥후(脈候)	• 인영맥(人迎脈)이 부긴(浮緊)하고, 간혹 홍대(洪大)하면서 삭(數)하다.	• 기구맥(氣口脈)이 긴성(緊盛)하고, 간혹 활(滑)하면서 빠르다.

---

664) 東醫寶鑑·內傷, p. 1211.

4. 절진(切診)

절진(切診)은 일반적으로 맥진(脈診)[665]을 지칭하는 것이지만 촉진(觸診), 안진(按診) 등 환자와 접촉하여 진단하는 것을 모두 포함한다.

1) 맥진(脈診) 방법

(1) 삼부구후법(三部九候法)

삼부구후법(三部九候法)은 인체의 머리와 수(手)·족(足)의 세 부위를 각각 천(天)·인(人)·지(地)의 삼후(三候)로 나누어 모두 구후(九候)로 구분하고 그 부위의 맥(脈)을 진찰하는 것이다.[666][667]

삼부구후(三部九候)의 위치를 도식화(圖式化)하면 〈표 9-7〉과 같다.

---

665) 東醫寶鑑·審病, p. 949.

  "切脈而知之者 診其寸口視其虛實 以知其病在何臟腑也: 맥(脈)을 짚어보고서 아는 것은 촌구(寸口)를 진맥(診脈)하여 그 허실(虛實)을 살펴보고 그 질병이 어느 장부(臟腑)에 있는가를 아는 것이다."

666) 醫學入門·診脈, p. 397.

  "各於十二經動脈 分爲三部 候各臟腑: 각 십이경(十二經)의 맥(脈)이 뛰는 곳을 세 부위로 나누어 장부(臟腑)의 기능을 살피는 것이다."

667) 精校黃帝內經素問·三部九候論, p. 81.

  "人有三部 部有三候 以決死生 以處百病 以調虛實 而除邪疾……有下部 有中部 有上部 部各有三候. 三候者 有天有地有人也 必指而導之 乃以爲眞. 上部天 兩額之動脈 上部地 兩頰之動脈 上部人 耳前之動脈. 中部天 手太陰也 中部地 手陽明也 中部人 手少陰也. 下部天 足厥陰也 下部地 足少陰也 下部人 足太陰也. 故下部之天以候肝 地以候腎 人以候脾胃之氣: 사람의 신체에는 삼부(三部)가 있고, 각 부(部)에 삼후(三候)가 있어 생사(生死)를 결정하고 모든 질병을 다스리며 허실(虛實)을 조절하여 사기(邪氣)와 질병을 제거한다.…… 하부(下部)가 있고 중부(中部)가 있고 상부(上部)가 있으며, 각 부(部)에 삼후(三候)가 있다. 삼후(三候)는 천(天)·지(地)·인(人)이 있는 것이니 반드시 가르쳐 이끌어야 참된 것이 된다. 상부(上部)의 천(天)은 양쪽 이마의 맥(脈)이 뛰는 곳이고, 상부(上部)의 지(地)는 양쪽 뺨의 맥(脈)이 뛰는 곳이며, 상부(上部)의 인(人)은 귀 앞쪽의 맥(脈)이 뛰는 곳이다. 중부(中部)의 천(天)은 수태음(手太陰)이고, 중부(中部)의 지(地)는 수양명(手陽明)이며, 중부(中部)의 인(人)은 수소음(手少陰)이다. 하부(下部)의 천(天)은 족궐음(足厥陰)이고, 하부(下部)의 지(地)는 족소음(足少陰)이며, 하부(下部)의 인(人)은 족태음(足太陰)이다. 그러므로 하부(下部)의 천(天)은 간(肝)의 기운(氣運)을 살피고, 지(地)는 신(腎)의 기운(氣運)을 살피며, 인(人)은 비위(脾胃)의 기운(氣運)을 살핀다."

<表 9-7> 삼부구후지도(三部九候地圖)[668]

삼부(三部)	삼후(三候)	구처지후(九處之候)
상부(上部)	천(天) 인(人) 지(地)	양액(兩額) 이전(耳前) 양협(兩頰)
중부(中部)	천(天) 인(人) 지(地)	수태음(手太陰) 수소음(手少陰) 수양명(手陽明)
하부(下部)	천(天) 인(人) 지(地)	족궐음(足厥陰) 족태음(足太陰) 족소음(足少陰)

(2) 기구인영맥법(氣口人迎脈法)

기구인영맥법(氣口人迎脈法)은 기구(氣口)와 인영(人迎)을 내외(內外)·음양(陰陽)에 배속하고, 기구(氣口)와 인영(人迎)의 맥상(脈象)을 비교하여 질병이 수족(手足)의 음양경(陰陽經) 중 어느 경맥(經脈)에 있는가를 변별(辨別)하여 허실(虛實)·한열(寒熱)에 따른 치법(治法)을 적용하는 맥진법(脈診法)이다.[669][670][671]

(3) 삼부맥법(三部脈法)

삼부맥법(三部脈法)은 촌구진법(寸口診法)이라고도 하며 촌구(寸口)가 오장육부(五臟六腑)의 성쇠(盛衰)를 모두 반영한다는 관점에서 촌(寸)·관(關)·척(尺) 세 부위의 부침(浮沈)에 따라 오장육부(五臟六腑)를 배속하여 진단하는 방법이다.[672][673]

---

668) 圖註難經脈訣·脈賦, p. 12.
669) 精校黃帝內經靈樞·四時氣, p. 124.
　　"氣口候陰 人迎候陽: 기구(氣口)에서는 음(陰)을 살피고, 인영(人迎)에서는 양(陽)을 살핀다."
670) 精校黃帝內經靈樞·禁服, p. 221.
　　"寸口主中 人迎主外: 촌구(寸口)는 내부를 주관하고, 인영(人迎)은 외부를 주관한다."
671) 醫學入門·診脈, p. 397.
　　"以氣口人迎 決內外病因: 기구(氣口)와 인영(人迎)으로 내상(內傷)과 외감(外感)의 병인(病因)을 결정하는 것이다."

좌측(左側)		기구(氣口)의 부위	우측(右側)	
소장(小腸) 심(心)	부(浮) 침(沈)	촌(寸)	부(浮) 침(沈)	대장(大腸) 폐(肺)
담(膽) 간(肝)	부(浮) 침(沈)	관(關)	부(浮) 침(沈)	위(胃) 비(脾)
방광(膀胱) 신(腎)	부(浮) 침(沈)	척(尺)	부(浮) 침(沈)	삼초(三焦) 명문(命門)

2) 맥진(脈診) 시기

맥진(脈診)은 기본적으로 잠자리에서 깨어나 식사나 활동을 하지 않고, 기혈(氣血)이 요동(搖動)하지 않은 상태에서 시행하는 것이 원칙이다. 그러나 질병에 따라 언제든지 맥진(脈診)을 시행할 수 있다고 하였으니, 맥진(脈診)을 할 때에는 환자가 안정을 취한 상태에서 시행하는 것이 바람직하다.[676][677]

3) 운지(運指)

운지(運指)는 맥진(脈診)을 할 때 의사가 손가락을 움직여 맥(脈)을 관찰하는 방법으로, 거(擧)·안(按)·심(尋)·추(推)·경(竟)의 다섯 가지가 있다.

---

672) 精校黃帝內經素問·五藏別論, p. 42.
　　"五臟六腑之氣味 皆出於胃 變見於氣口: 오장육부(五臟六腑)의 기미(氣味)는 모두 위(胃)로 나오고 변화는 기구(氣口)에서 드러난다."
673) 醫學入門·診脈, p. 397.
　　"獨取寸口 以內外分臟腑 以高下定身形 以生剋定榮枯 以淸濁論窮通 故曰獨取寸口 以決五臟六腑之生死吉凶也: 촌구(寸口)만 취하여 내외(內外)로 장부(臟腑)를 구분하고, 고하(高下)로써 신형(身形)을 정(定)하며, 생극(生克)으로써 번영(繁榮)과 쇠망(衰亡)을 정(定)하고, 청탁(淸濁)으로써 중단되었는지 소통이 되는지를 논(論)하므로 촌구(寸口)만 취하여 오장육부(五臟六腑)의 생사(生死)와 길흉(吉凶)을 결정하는 것이다."
674) 醫學入門·診脈, p. 398.
　　"左心主血 肝膽腎膀胱 皆精血之隧道 故次附之. 右肺主氣 脾胃命門三焦 各以氣爲運化 故次附之: 왼쪽은 심(心)이 혈(血)을 주관하고 간(肝)·담(膽)·신(腎)·방광(膀胱)이 모두 정혈(精血)의 도로(道路)이므로 차서(次序)대로 붙인 것이다. 오른쪽은 폐(肺)가 기(氣)를 주관하고 비(脾)·위(胃)·명문(命門)·삼초(三焦)가 각각 기(氣)를 운반하게 되므로 차서(次序)대로 붙인 것이다."

거(擧)는 가볍게 손가락을 대는 것으로 부맥(浮脈)의 류(類)를 진찰하기 위한 방법이다.

안(按)은 무겁게 손가락으로 눌러 보는 것으로 침맥(沈脈)의 류(類)를 진찰하기 위한 방법이다.

심(尋)은 가볍지도 무겁지도 않게 손가락으로 눌러 보는 것으로 완맥(緩脈)의 류(類)를 진찰하기 위한 방법이다.

추(推)는 손가락의 위치를 옮겨가며 내외(內外)로 진단하는 것으로 규맥(芤脈)이나 혁맥(革脈) 등의 맥(脈)을 진찰하기 위한 방법이다.

경(竟)은 손가락을 상하로 움직여 진단하는 것으로 장맥(長脈)이나 단맥(短脈) 등의 맥(脈)을 진찰하기 위한 방법이다.

---

675) 醫學入門·診脈, p. 399.
　　"心與小腸爲表裏 旺於夏 而位左寸 沈取候心 浮候小腸. 肝與膽爲表裏 旺於春 而位左關 沈取候肝 浮候膽. 腎與膀胱爲表裏 旺於冬 而位左尺 沈取候腎 浮候膀胱. 肺與大腸爲表裏 旺於秋 而位右寸 沈取候肺 浮候大腸. 脾與胃爲表裏 旺於四季 而位右關 沈取候脾 浮候胃. 命門與三焦爲表裏 寄旺於夏 而位右尺 沈取候命門 浮候三焦: 심(心)과 소장(小腸)이 표리(表裏)가 되어 여름에 기운(氣運)이 왕성하고 왼쪽 촌부(寸部)에 위치하므로 깊게 눌러 심(心)의 기능을 살피고 가볍게 눌러 소장(小腸)의 기능을 살핀다. 간(肝)과 담(膽)이 표리(表裏)가 되어 봄에 기운(氣運)이 왕성하고 왼쪽 관부(關部)에 위치하므로 깊게 눌러 간(肝)의 기능을 살피고 가볍게 눌러 담(膽)의 기능을 살핀다. 신(腎)과 방광(膀胱)이 표리(表裏)가 되어 겨울에 기운(氣運)이 왕성하고 왼쪽 척부(尺部)에 위치하므로 깊게 눌러 신(腎)의 기능을 살피고 가볍게 눌러 방광(膀胱)의 기능을 살핀다. 폐(肺)와 대장(大腸)이 표리(表裏)가 되어 가을에 기운(氣運)이 왕성하고 오른쪽 촌부(寸部)에 위치하므로 깊게 눌러 폐(肺)의 기능을 살피고 가볍게 눌러 대장(大腸)의 기능을 살핀다. 비(脾)와 위(胃)가 표리(表裏)가 되어 사계절(四季節)에 기운(氣運)이 왕성하고 오른쪽 관부(關部)에 위치하므로 깊게 눌러 비(脾)의 기능을 살피고 가볍게 눌러 위(胃)의 기능을 살핀다. 명문(命門)과 삼초(三焦)가 표리(表裏)가 되어 여름에 붙어 기운(氣運)이 왕성하고 오른쪽 척부(尺部)에 위치하므로 깊게 눌러 명문(命門)의 기능을 살피고 가볍게 눌러 삼초(三焦)의 기능을 살핀다."

676) 精校黃帝內經素問·脈要精微論, p. 57.
　　"診法常以平旦 陰氣未動 陽氣未散 飮食未進 經脈未盛 絡脈調勻 氣血未亂 故乃可診有過之脈: 맥진법(脈診法)은 항상 아침에 시행하니, 음기(陰氣)가 요동(搖動)하지 않았고, 양기(陽氣)가 흩어지지 않았으며, 음식을 섭취하지 않았고, 경맥(經脈)이 극성(極盛)하지 않으며, 락맥(絡脈)이 조화롭고, 기혈(氣血)이 혼란스럽지 않으므로 정상을 벗어난 맥(脈)을 진단하기에 좋다."

677) 脈訣刊誤·診脈早晏法, p. 924.
　　"診法以平旦 主無病者言 若遇有病 則隨時皆可以診 不必以平旦爲拘也: 맥진(脈診)을 아침에 하라는 것은 질병이 없는 사람에 대하여 말한 것이고, 만약 질병이 있으면 그 때에 따라 진맥(診脈)할 수 있으니 반드시 아침으로 한정(限定)하여 구애(拘碍)될 필요가 없다."

4) 이십팔맥(二十八脈)

(1) 부맥(浮脈)[678]

脈象	• 부맥(浮脈)은 손가락으로 누르면 부족하고, 손가락을 들면 유여하다. 　－부맥(浮脈)은 가라앉지 않는 것이다. 　－부맥(浮脈)은 맥(脈)이 기육(肌肉)의 위에 있다.
鑑別	• 부맥(浮脈)은 규맥(芤脈)과 비슷하다. 　－규맥(芤脈)은 중간에 끊어지나, 부맥(浮脈)은 끊어지지 않는다. • 부맥(浮脈)은 홍맥(洪脈)과 비슷하다. 　－힘이 엷은 것은 부맥(浮脈)이고, 힘이 두터운 것은 홍맥(洪脈)이다. • 부맥(浮脈)은 허맥(虛脈)과 비슷하다. 　－가볍게 손가락을 대서 느껴지면 부맥(浮脈)이고, 힘이 없으면 허맥(虛脈)이다.
病症	• 부맥(浮脈)은 풍(風)을 나타낸다. 　－부맥(浮脈)이 풍(風)을 주관하는 것은 풍기(風氣)가 떠오르고 요동(搖動)하기 때문이다.

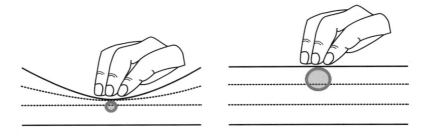

〈그림 9-3〉 부맥(浮脈)

---

678) 醫學入門·診脈, pp. 401～407.

(2) 침맥(沈脈)[679]

脈象	• 침맥(沈脈)은 손가락으로 누르면 유여하고 손가락을 들면 맥(脈)이 없어진다. 　－침맥(沈脈)은 위로 떠오르지 않는 것이다. 　－부맥(浮脈)과 침맥(沈脈)은 손가락을 들거나 누르면서 경중(輕重)의 차이를 두어 진단한다. 　－부맥(浮脈)은 표부(表部)에 있고 침맥(沈脈)은 리부(裏部)에 있다.
鑑別	• 침맥(沈脈)은 복맥(伏脈)과 비슷하다. 　－잠복되는 것이 극심(極甚)하니 가라앉는 것이 깊고 또 깊다.
病症	• 침맥(沈脈)은 기(氣)로 인한 통증(痛症)을 나타낸다. 　－침맥(沈脈)은 기(氣)가 울체(鬱滯)되어 통증(痛症)이 있을 때 나타난다.

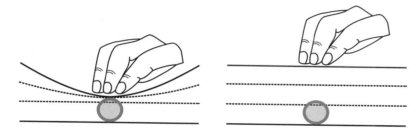

〈그림 9-4〉 침맥(沈脈)

---

679) 醫學入門·診脈, pp. 401~407.

(3) 지맥(遲脈)[680]

脈象	• 지맥(遲脈)은 숨을 한 번 들이쉬고 내쉴 때 맥(脈)이 세 번 뛴다.
鑑別	• 지맥(遲脈)은 삽맥(澁脈)과 비슷하다. 　－지맥(遲脈)은 한 번 숨을 쉴 때 세 번 뛰고, 삽맥(澁脈)은 짧고 느끼기 어렵다. • 완맥(緩脈)은 지맥(遲脈)과 비슷하다. 　－완맥(緩脈)은 지맥(遲脈)에 비하여 조금 빠르다.
病症	• 지맥(遲脈)은 냉(冷)을 나타낸다. 　－지맥(遲脈)은 양기(陽氣)가 허약하여 내부가 차가울 때 나타난다. 외부로는 냉증(冷症)을 보인다.

(4) 삭맥(數脈)[681]

脈象	• 삭맥(數脈)은 숨을 한 번 들이쉬고 내쉴 때 맥(脈)이 여섯 번 뛴다. 　－지맥(遲脈)은 미치지 못하는 것(不及)이고, 삭맥(數脈)은 지나친 것(太過)이다. 　－지맥(遲脈)과 삭맥(數脈)은 호흡 시 숨을 쉬는 것을 기준으로 맥(脈)이 뛰는 수(數)를 진단한다. 　－지맥(遲脈)은 차가운 것이고, 삭맥(數脈)은 더운 것이다.
鑑別	• 활맥(滑脈)은 삭맥(數脈)과 비슷하다. 　－활맥(滑脈)은 오고 가는 것이 매끄럽고 원활하며, 삭맥(數脈)은 많이 뛴다.
病症	• 삭맥(數脈)은 가슴이 답답한 것을 나타낸다. 　－삭맥(數脈)은 열(熱)이 극성(極盛)할 때 나타나는 맥(脈)으로, 심번(心煩)이나 발광(發狂)에서 나타난다.

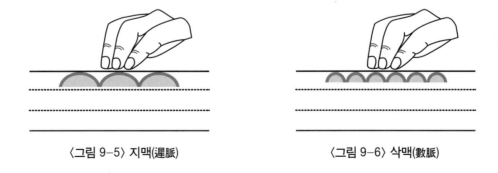

〈그림 9-5〉 지맥(遲脈)　　　　　　　　〈그림 9-6〉 삭맥(數脈)

680) 醫學入門·診脈, pp. 401~407.
681) 醫學入門·診脈, pp. 401~407.

(5) 활맥(滑脈)[682]

脈象	• 활맥(滑脈)은 구슬을 이어놓은 것같이 맥(脈)이 오고 가는 것이 빠르다. －활맥(滑脈)은 거칠거나 껄끄럽지 않은 것이다. －구슬을 이어놓은 것같이 맥(脈)이 오고 가는 것이 물이 흐르듯 잘 소통되고 빠르다.
鑑別	• 활맥(滑脈)은 삭맥(數脈)과 비슷하다. －활맥(滑脈)은 오고 가는 것이 매끄럽고 원활하며, 삭맥(數脈)은 많이 뛴다. • 활맥(滑脈)은 동맥(動脈)과 비슷하다. －활맥(滑脈)은 또랑또랑하고 명확하나, 동맥(動脈)은 흐리고 불분명하여 맥(脈)이 머리와 꼬리가 없는 것 같다.
病症	• 활맥(滑脈)은 담(痰)을 나타낸다. －활맥(滑脈)은 혈(血)이 많은 것을 주관하고, 기(氣)를 따라 운행되어 상부에서 막히면 담(痰)이 된다.

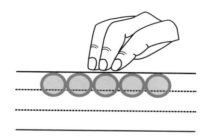

〈그림 9-7〉 활맥(滑脈)

---

682) 醫學入門·診脈, pp. 401~407.

(6) 삽맥(澁脈)[683]

脈 象	• 삽맥(澁脈)은 막혀서(滯) 맥(脈)이 오고 가는 것이 대나무 껍질을 긁는 것 같다. －삽맥(澁脈)은 매끄럽지 않은 것이다. －삽맥(澁脈)은 맥(脈)이 오고 가는 것이 거칠고 껄끄러우며 막혀 있는데, 칼로 대나무 껍질을 긁는 것과 같아 시원스럽게 소통되지 않는 것이다. －활맥(滑脈)과 삽맥(澁脈)은 맥(脈)이 오고 가는 형상(形狀)으로 진단한다. －활맥(滑脈)은 유여한 것이고, 삽맥(澁脈)은 부족한 것이다.
鑑 別	• 지맥(遲脈)은 삽맥(澁脈)과 비슷하다. －지맥(遲脈)은 한 번 숨을 쉴 때 세 번 뛰고, 삽맥(澁脈)은 짧고 느끼기 어렵다. • 미맥(微脈)은 삽맥(澁脈)과 비슷하다. －삽맥(澁脈)은 짧고 느리며 가늘고, 미맥(微脈)은 털과 같이 가늘다.
病 症	• 삽맥(澁脈)은 정(精)의 손상이나 혈(血)의 손상을 나타낸다. －삽맥(澁脈)은 정혈(精血)이 말랐을 때 나타난다. 남자는 방로상(房勞傷)으로 나타나고, 여자는 임신(姙娠) 중에 나타나면 태중(胎中)에 혈(血)이 부족하여 통증(痛症)을 유발하거나 임신(姙娠)을 하지 않았으면 어혈(瘀血)이 정체(停滯)되어 있을 때 나타난다.

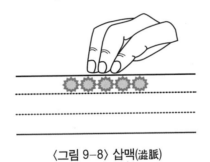

〈그림 9-8〉 삽맥(澁脈)

---

683) 醫學入門・診脈, pp. 401~407.

(7) 대맥(大脈)[684]

脈 象	• 대맥(大脈)은 손가락을 들면 손가락에 가득 차게 느껴지고, 손가락을 누르면 맥(脈)에 힘이 없다. 　－대맥(大脈)은 작지 않은 것이다. 　－대맥(大脈)은 손가락을 들면 큰물이 밀려오듯 손가락에 가득 차고, 손가락을 누르면 맥(脈)의 사이가 갈라지며 연약하고 힘이 없다.
鑑 別	• 홍맥(洪脈)은 대맥(大脈)과 비슷하다. 　－대맥(大脈)은 누르면 힘이 없으나, 홍맥(洪脈)은 누르면 힘이 있다. • 산맥(散脈)은 대맥(大脈)과 비슷하다. 　－산맥(散脈)은 형상(形象)이 부드러우며 속에 아무것도 없으나, 대맥(大脈)은 내부에 모여 있는 것이 있다.
病 症	• 대맥(大脈)은 질병이 진행되고 있는 것을 나타낸다. 　－대맥(大脈)은 사기(邪氣)가 왕성하고 기혈(氣血)이 허약하여 사기(邪氣)를 제어하지 못하므로 질병이 진행될 때 나타난다.

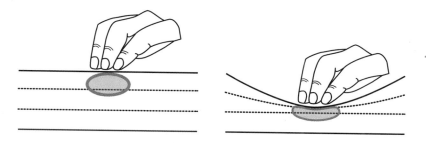

〈그림 9-9〉 대맥(大脈)

---

684) 醫學入門·診脈, pp. 401～407.

(8) 완맥(緩脈)[685]

脈象	• 완맥(緩脈)은 지맥(遲脈)에 비하여 빠르고 조금 연약하다.
	  −완맥(緩脈)은 팽팽하지 않은 것이다.
	  −완맥(緩脈)은 한 번 숨을 들이쉬고 내쉴 때 맥(脈)이 네 번 뛰는데, 단 맥(脈)이 오고 가는 것이 오히려 부드럽고 완만하니, 세 번 뛰는 지맥(遲脈)에 비하여 오히려 조금 빠르다.
	  −대맥(大脈)과 완맥(緩脈)은 손가락 아래의 느낌이 팽팽한지 완만한지로 구분한다.
	  −대맥(大脈)은 사기(邪氣)가 왕성한 것이고, 완맥(緩脈)은 정기(正氣)가 회복되는 것이다.

鑑別	• 완맥(緩脈)은 지맥(遲脈)과 비슷하다. −완맥(緩脈)은 지맥(遲脈)에 비하여 조금 빠르다.
病症	• 완맥(緩脈)은 피부의 감각이 둔함을 나타낸다. −완대맥(緩大脈)이 때가 아닐 때 나타나면 기혈(氣血)이 피부와 기육(肌肉)을 두루 운행하지 못하여 감각이 둔하거나 저리게 된다.

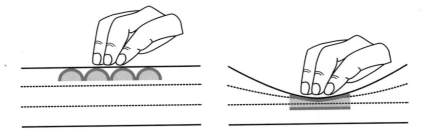

〈그림 9-10〉 완맥(緩脈)

---

685) 醫學入門·診脈, pp. 401~407.

(9) 홍맥(洪脈)[686]

脈象	• 홍맥(洪脈)은 큰물이 솟구치고 파도가 치는 것 같다. 　－홍맥(洪脈)은 맥(脈)이 크면서 위로 솟구치고 또한 힘이 있다. 　－홍맥(洪脈)은 큰물의 물결과 파도가 솟구쳐 일어나는 것 같고, 손가락을 누르거나 　　들어도 맥(脈)에 힘이 있다. 그중에 약간 굽어져 고리나 갈고리와 같이 느껴지는 　　것은 여름에 해당하는 맥(脈)이 구맥(鉤脈)으로 구맥(鉤脈)이 곧 홍맥(洪脈)이다.
鑑別	• 부맥(浮脈)은 홍맥(洪脈)과 비슷하다. 　－힘이 없는 것은 부맥(浮脈)이고 힘이 두터운 것은 홍맥(洪脈)이다. • 홍맥(洪脈)은 대맥(大脈)과 비슷하다. 　－대맥(大脈)은 누르면 힘이 없으나, 홍맥(洪脈)은 누르면 힘이 있다.
病症	• 홍맥(洪脈)은 열(熱)을 나타낸다. 　－홍맥(洪脈)은 기혈(氣血)이 불살라지듯 표리(表裏)에 열기(熱氣)가 극성(極盛)할 때 　　나타난다.

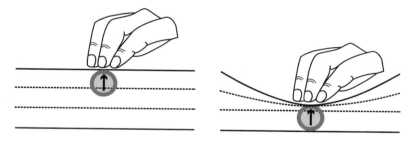

〈그림 9-11〉 홍맥(洪脈)

---

686) 醫學入門·診脈, pp. 401~407.

(10) 실맥(實脈)[687]

脈象	• 실맥(實脈)은 손가락을 눌러도 성을 내듯 맥(脈)이 뛰는 힘이 다르다. −실맥(實脈)은 허약하지 않은 것이다. −실맥(實脈)은 손가락을 누르거나 들어도 성을 내듯 맥(脈)이 뛰는 힘이 다르다.
鑑別	• 실맥(實脈)은 혁맥(革脈)과 비슷하다. −혁맥(革脈)은 눌러도 옮겨 가지 않으며, 실맥(實脈)은 크고 길게 느껴진다.
病症	• 실맥(實脈)은 열(熱)을 나타낸다. −실맥(實脈)은 기(氣)가 실(實)하여 열(熱)이 있는 것을 주관하고, 혈(血)이 기(氣)를 따라 운행하므로 기혈(氣血)이 모두 열(熱)한 경우에 나타난다.

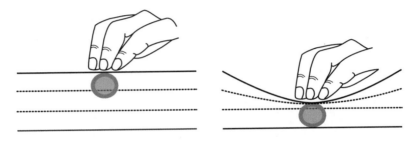

〈그림 9−12〉 실맥(實脈)

---

687) 醫學入門·診脈, pp. 401～407.

(11) 현맥(弦脈)[688]

脈 象	• 현맥(弦脈)은 활을 당겼을 때 활줄과 같이 힘이 있고 팽팽하다. ─현맥(弦脈)은 힘이 있고 팽팽한 것이 활줄과 같아 손가락을 들거나 눌러도 모두 같다.
鑑 別	• 현맥(弦脈)은 긴맥(緊脈)과 비슷하다. ─현맥(弦脈)은 그 힘을 말하고, 긴맥(緊脈)은 상(象)을 말한다. ─현맥(弦脈)은 팽팽한 활줄과 같고, 긴맥(緊脈)은 새끼줄을 꼬아 놓은 것과 같다.
病 症	• 현맥(弦脈)은 과로(過勞)를 나타낸다. ─현맥(弦脈)은 과로(過勞)를 주관하므로 기혈(氣血)이 구속을 받고 수렴될 때 나타난다.

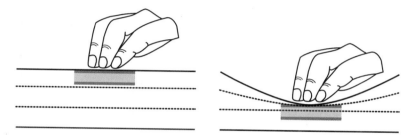

〈그림 9-13〉 현맥(弦脈)

---

688) 醫學入門·診脈, pp. 401~407.

(12) 긴맥(緊脈)[689]

脈象	• 긴맥(緊脈)은 꼬아 놓은 새끼줄을 당기는 것 같다. 　－긴맥(緊脈)은 팽팽하며 부드럽지 않은 것이 새끼줄을 꼬아 놓은 형상이다.
鑑別	• 현맥(弦脈)은 긴맥(緊脈)과 비슷하다. 　－현맥(弦脈)은 그 힘을 말하고, 긴맥(緊脈)은 상(象)을 말한다. 　－현맥(弦脈)은 팽팽한 활줄과 같고, 긴맥(緊脈)은 새끼줄을 꼬아 놓은 것과 같다.
病症	• 긴맥(緊脈)은 통증을 나타낸다. 　－긴맥(緊脈)은 사기(邪氣)가 공격하는 것을 주관하니 기혈(氣血)이 끓어오르듯 어지러워져 통증이 있을 때 나타난다.

(13) 장맥(長脈)[690]

脈象	• 장맥(長脈)은 맥(脈)을 진단(診斷)하는 손가락을 벗어나 바깥에 있다. 　－장맥(長脈)은 짧지 않으니 본래의 위치를 넘어서 있다.
病症	• 장맥(長脈)은 기혈(氣血)이 다스려지는 것을 나타낸다. 　－장맥(長脈)은 기혈(氣血)이 잘 다스려져 혼란스럽지 않을 때 나타나며, 완맥(緩脈)을 끼고 있으면 모든 질병이 쉽게 치료된다.

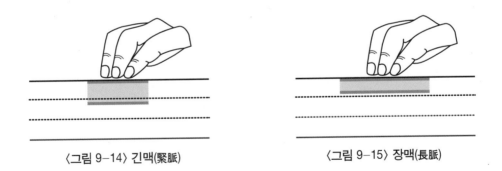

〈그림 9-14〉 긴맥(緊脈)　　　　　〈그림 9-15〉 장맥(長脈)

---

689) 醫學入門·診脈, pp. 401~407.
690) 醫學入門·診脈, pp. 401~407.

(14) 규맥(芤脈)[691]

脈 象	• 규맥(芤脈)은 양쪽에 머리가 있고 가운데가 비어 있다. ─규맥(芤脈)은 파의 속이 비어 있는 것과 같다.
鑑 別	• 부맥(浮脈)은 규맥(芤脈)과 비슷하다. ─규맥(芤脈)은 중간에 끊어지나 부맥(浮脈)은 끊어지지 않는다.
病 症	• 규맥(芤脈)은 혈(血)을 나타낸다. ─규맥(芤脈)은 혈(血)이 허약할 때 나타난다. 혈(血)은 음(陰)에 속하고 음도(陰道)가 　항상 부족하여 중간에 끊어지는 것이 있다.

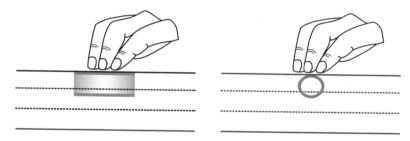

〈그림 9-16〉 규맥(芤脈)

---

691) 醫學入門・診脈, pp. 401~407.

(15) 미맥(微脈)[692]

脈象	• 미맥(微脈)은 거미줄과 같은 모양으로 쉽게 끊어진다. −미맥(微脈)은 잘 나타나지 않아 맥(脈)이 있는 것 같기도 하고 없는 것 같기도 하다.
鑑別	• 미맥(微脈)은 삽맥(澁脈)과 비슷하다. −삽맥(澁脈)은 짧고 느리며 가늘고, 미맥(微脈)은 털과 같이 가늘다.
病症	• 미맥(微脈)은 한(寒)이 배꼽 아래에 쌓여 있는 것을 나타낸다. −미맥(微脈)은 기혈(氣血)이 허한(虛寒)하고 한기(寒氣)가 배꼽 아래에 축적되었을 때 나타나며, 통증이나 설사(泄瀉)를 유발한다.

(16) 세맥(細脈)[693]

脈象	• 세맥(細脈)은 실과 같이 맥(脈)이 오고 가는 것을 오히려 볼 수 있다. −세맥(細脈)은 미약하고 작은 것이다 −세맥(細脈)은 미맥(微脈)과 비교하여 조금 더 크고 맥(脈)이 오고 가는 것이 일정하다.
病症	• 세맥(細脈)은 기(氣)가 부족한 것을 나타낸다. −세맥(細脈)은 본래 원기(元氣)가 부족하고 정혈(精血)도 역시 결핍이 되었을 때 나타난다.

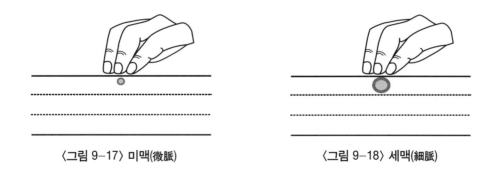

〈그림 9-17〉 미맥(微脈)   〈그림 9-18〉 세맥(細脈)

---

692) 醫學入門·診脈, pp. 401~407.
693) 醫學入門·診脈, pp. 401~407.

(17) 유맥(濡脈)[694]

脈象	• 유맥(濡脈)은 완전히 힘이 없어 손가락으로 누르는 것을 견디지 못한다. 　─유맥(濡脈)은 힘이 없어서 손가락을 가볍게 대면 맥(脈)이 뛰는 것 같으나 손가락을 　　누르면 맥(脈)이 사라진다.
鑑別	• 약맥(弱脈)은 유맥(濡脈)과 비슷하다. 　─유맥(濡脈)은 힘이 부드럽고 엷으며, 약맥(弱脈)은 힘이 없다.
病症	• 유맥(濡脈)은 자한(自汗)이 빈번할 때나 노인에게서 나타난다. 　─유맥(濡脈)은 기혈(氣血)이 쇠약하고 피곤한 것을 주관하므로, 양허(陽虛)하여 자한(自 　　汗)이 있거나 노인의 기혈(氣血)이 이미 쇠약할 때 나타나며, 젊은 사람에게 나타나면 　　위급하다.

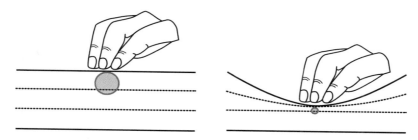

〈그림 9-19〉 유맥(濡脈)

---

694) 醫學入門·診脈, pp. 401～407.

(18) 약맥(弱脈)[695]

脈象	• 약맥(弱脈)은 끊어질 것 같아 맥(脈)이 있는 듯 없는 듯하다. 　－약맥(弱脈)은 왕성하지 않은 것이다. 　－약맥(弱脈)은 손가락으로 누르면 끊어질 것 같아 맥(脈)이 있는 것 같기도 하고 없 　　는 것 같기도 하며, 손가락을 들면 맥(脈)이 없다.
鑑別	• 약맥(弱脈)은 유맥(濡脈)과 비슷하다. 　－유맥(濡脈)은 힘이 부드럽고 엷으며, 약맥(弱脈)은 힘이 없다.
病症	• 약맥(弱脈)은 정(精)이 허약하고 뼈와 신체가 시큰거리는 것을 나타낸다. 　－약맥(弱脈)은 진기(眞氣)와 정기(精氣)의 허약함이 극(極)에 달하였을 때 나타나며, 　　골수(骨髓)가 비고 허약하므로 시큰거리는 통증이 발생한다. 　－노인은 약맥(弱脈)이 나타나도 큰 해(害)가 없다.

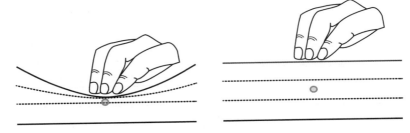

〈그림 9-20〉 약맥(弱脈)

695) 醫學入門·診脈, pp. 401~407.

(19) 허맥(虛脈)[696]

脈 象	• 허맥(虛脈)은 크게 트여 있으나 견고하지 못하다. 　－허맥(虛脈)은 손가락을 들거나 누르면 트여 있으나 견고하지 못하다.
鑑 別	• 부맥(浮脈)은 허맥(虛脈)과 비슷하다. 　－가볍게 손가락을 대서 느껴지면 부맥(浮脈)이고 힘이 없으면 허맥(虛脈)이다.
病 症	• 허맥(虛脈)은 경기(驚氣)가 있는 것을 나타낸다. 　－허맥(虛脈)은 기혈(氣血)이 모두 허약하여 정신이 흐리고 잘 놀라며 가슴이 두근거 　　릴 때 나타난다.

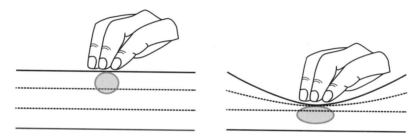

〈그림 9－21〉 허맥(虛脈)

696) 醫學入門・診脈, pp. 401~407.

(20) 혁맥(革脈)[697]

脈象	• 혁맥(革脈)은 손가락으로 누르면 북을 누르는 것 같고 가장 견고하다. 　－혁맥(革脈)은 본래의 기혈(氣血)이 바뀌어 오는 것이다. 　－혁맥(革脈)은 손가락을 누르거나 들어도 모두 힘이 있어서 북의 가죽을 누르는 것 　　같다.
鑑別	• 실맥(實脈)은 혁맥(革脈)과 비슷하다. 　－혁맥(革脈)은 눌러도 옮겨 가지 않으며, 실맥(實脈)은 크고 길게 느껴진다.
病症	• 혁맥(革脈)은 정혈(精血)이 없는 것을 나타낸다. 　－혁맥(革脈)은 기혈(氣血)에 변동이 일어나 기혈(氣血)이 사라졌다 머무르다 하는 것 　　이 일상적(日常的)일 때 나타난다. 　－남자는 성교(性交)를 하지 않아도 정(精)이 배설되고, 여자는 붕루(崩漏)[698]가 있거나 　　임신(妊娠)을 하여도 유산(流産)이 되고, 진기(眞氣)가 허한(虛寒)하여 나타나는 괴이 　　한 증상의 맥(脈)이다.

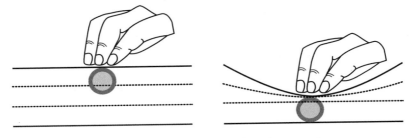

〈그림 9-22〉 혁맥(革脈)

---

697) 醫學入門·診脈, pp. 401~407.
698) 월경(月經) 이외 비정상적인 자궁(子宮)의 출혈(出血).

(21) 동맥(動脈)[699]

脈 象	• 동맥(動脈)은 콩이 구르는 것 같으나 오고 가는 것 같지 않다. ─동맥(動脈)은 손가락을 들면 맥(脈)이 없고 찾아보면 있으니 콩이 구르는 것 같고, 맥(脈)이 뛰는 것이 그 부위에서 떨어지지 않으므로 맥(脈)이 가는 것도 없고 오는 것도 없다.
鑑 別	• 활맥(滑脈)은 동맥(動脈)과 비슷하다. ─활맥(滑脈)은 또랑또랑하고 명확하나, 동맥(動脈)은 흐리고 불분명하여 맥(脈)이 머리와 꼬리가 없는 것 같다.
病 症	• 동맥(動脈)은 혈(血)의 손상이 있을 때 자주 나타난다. ─동맥(動脈)도 허로(虛勞)에 해당하는 맥(脈)으로 붕루(崩漏)로 출혈(出血)이 있거나 설사(泄瀉)를 하는 등 혈분(血分)에 질병이 있을 때 나타난다.

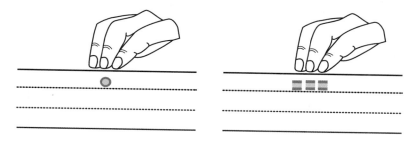

〈그림 9-23〉 동맥(動脈)

---

699) 醫學入門·診脈, pp. 401~407.

(22) 산맥(散脈)[700]

脈象	• 산맥(散脈)은 어지럽게 흩어져서 잠깐씩 손가락 끝에 물이 흐르는 것 같다.
	  ─산맥(散脈)은 모이지 않는 것이다.
	  ─산맥(散脈)은 오고 가는 것이 명확하지 않고 어지럽게 흩어져서 뿌리가 없다.
	  ─산맥(散脈)은 손가락 끝을 가볍게 누르면 맥(脈)이 뛰지만 세게 누르면 맥(脈)이 사라지니, 표(表)는 있으나 리(裏)는 없는 것과 같다.

鑑別	• 산맥(散脈)은 대맥(大脈)과 비슷하다. ─산맥(散脈)은 형상(形象)이 부드러우며 속에 아무것도 없으나, 대맥(大脈)은 내부에 모여 있는 것이 있다.

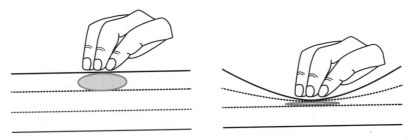

〈그림 9-24〉 산맥(散脈)

---

700) 醫學入門·診脈, pp. 401~407.

(23) 복맥(伏脈)[701]

脈 象	• 복맥(伏脈)은 뼈 속까지 들어가야 형태를 알 수 있다. ─복맥(伏脈)은 잠복되어 잘 나타나지 않는 것이니, 손가락으로 누르고 밀어서 뼈에 이르러야 맥(脈)을 볼 수 있다.
鑑 別	• 침맥(沈脈)은 복맥(伏脈)과 비슷하다. ─잠복되는 것이 극심(極甚)하니 가라앉는 것이 깊고 또 깊다.
病 症	• 복맥(伏脈)은 관격(關格)을 나타낸다. ─복맥(伏脈)은 음양(陰陽)의 기운(氣運)이 모두 잠복되어 관격(關格)[702]으로 막혔을 때 나 타난다.

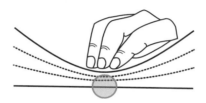

〈그림 9-25〉 복맥(伏脈)

(24) 절맥(絶脈)[703]

脈 象	• 절맥(絶脈)은 완전히 없어진 것으로 손가락으로 밀어 보아도 알 수 없다. ─절맥(絶脈)도 역시 옛날 맥(脈)의 이름이다.

---

701) 醫學入門·診脈, pp. 401~407.

702) 정체되고 막혀서 음식을 먹지도 못하고 대소변(大小便)도 못 보는 질병.

703) 醫學入門·診脈, pp. 401~407.

(25) 단맥(短脈)⁷⁰⁴⁾

脈 象	• 단맥(短脈)은 본래의 위치에 있으나 미치지 못하는 것이다. －단맥(短脈)은 미치지 못하는 것으로 가운뎃손가락에서만 느껴진다.
病 症	• 단맥(短脈)은 기병(氣病)을 나타낸다. －단맥(短脈)은 기체(氣滯)가 되었거나, 혹 위기(胃氣)가 쇠약하고 부족할 때 나타나 며, 제반 병증에 단맥(短脈)이 보이면 치료가 어렵다.

(26) 촉맥(促脈)⁷⁰⁵⁾

脈 象	• 촉맥(促脈)은 급하게 오고 빠르게 뛰지만 점차 완만해지는 경우가 많다. －촉맥(促脈)은 급하다는 것이다. －촉맥(促脈)은 맥(脈)이 빠르고 때로 한 번씩 맥(脈)이 멈추었다가 원래대로 회복된다.
鑑 別	• 결맥(結脈)·촉맥(促脈)·대맥(代脈)이 비슷하다. －결맥(結脈)은 완만하고 촉맥(促脈)은 빠른데, 맥(脈)이 멈추는 수(數)가 정해져 있지 않다. －대맥(代脈)은 맥(脈)이 멈추는 수(數)가 정해져 있으나 목숨을 회복하는 경우가 드 물다.
病 症	• 촉맥(促脈)은 열(熱)이 극성(極盛)함을 나타낸다. －촉맥(促脈)은 양기(陽氣)가 왕성하여 음(陰)이 조절하지 못하므로 열(熱)이 내부에 축 적되어 있을 때 나타난다.

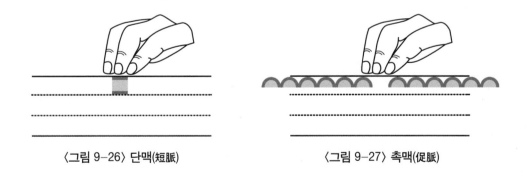

〈그림 9-26〉 단맥(短脈)　　　　　〈그림 9-27〉 촉맥(促脈)

---

704) 醫學入門·診脈, pp. 401~407.
705) 醫學入門·診脈, pp. 401~407.

(27) 결맥(結脈)[706]

脈 象	• 결맥(結脈)은 맥(脈)이 완만하면서 때로 한 번씩 멈춘다. −결맥(結脈)은 이어지지 않는 것이다. −결맥(結脈)은 오는 것이 느리고 완만하면서 때로 한 번씩 멈춘다.
鑑 別	• 결맥(結脈)·촉맥(促脈)·대맥(代脈)이 비슷하다. −결맥(結脈)은 완만하고 촉맥(促脈)은 빠른데, 맥(脈)이 멈추는 수(數)가 정해져 있지 않다. −대맥(代脈)은 맥(脈)이 멈추는 수(數)가 정해져 있으나 목숨을 회복하는 경우가 드물다.
病 症	• 결맥(結脈)은 적(積)을 나타낸다. −결맥(結脈)은 음기(陰氣)가 왕성하여 양기(陽氣)가 서로 들어가지 못하므로 내외(內外)에 사기(邪氣)가 정체(停滯)되어 적병(積病)이 발생하였을 때 나타난다.

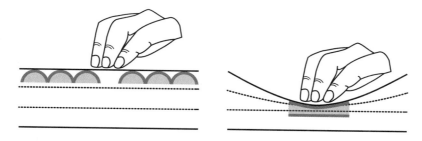

〈그림 9-28〉 결맥(結脈)

---

706) 醫學入門·診脈, pp. 401~407.

(28) 대맥(代脈)[707]

脈象	• 대맥(代脈)은 맥(脈)이 중간에 멈추어 스스로 돌아오지 않는다. －대맥(代脈)은 맥(脈)이 번갈아 뛰는 것이다. －대맥(代脈)은 먼저 삽맥(澁脈)과 유맥(濡脈)이 있고 멈추었다가 바야흐로 대맥(代脈)이 나타난다. －대맥(代脈)은 멈추는 것이 간헐적이고 수(數)가 정해져 있어 촉맥(促脈)과 결맥(結脈)이 멈추는 것이 정해져 있지 않은 것에 비할 것은 아니다. －대맥(代脈)은 열 번 뛰고 한 번 멈추면 비록 수십 번 뛰더라도 모두 열 번 뛴 후에 나타나고, 스무 번 뛰고 한 번 멈추면 비록 수십 번 뛰더라도 모두 스무 번 뛴 후에 나타나니, 삼십 번이나 사십 번 뛰고 멈추는 것도 모두 그러하다.
鑑別	• 결맥(結脈)·촉맥(促脈)·대맥(代脈)이 비슷하다. －결맥(結脈)은 완만하고 촉맥(促脈)은 빠른데, 맥(脈)이 멈추는 수(數)가 정해져 있지 않다. －대맥(代脈)은 맥(脈)이 멈추는 수(數)가 정해져 있으나 목숨을 회복하는 경우가 드물다.
病症	• 대맥(代脈)은 기운(氣運)이 쇠약한 것을 나타낸다. －대맥(代脈)은 원기(元氣)의 쇠약이 극(極)에 달하였을 때 나타나며, 다른 장부(臟腑)에 대맥(代脈)이 나타나면 사맥(死脈)이다.

5) 촉진(觸診)

절진(切診)에는 맥진(脈診) 외에도 환자의 피부(皮膚),[708] 수족(手足),[709][710] 흉복부(胸

---

707) 醫學入門·診脈, pp. 401～407.

708) 精校黃帝內經靈樞·論疾診尺, p. 309.
   "審其尺之緩急小大滑澁 肉之堅脆 而病形定矣……尺膚滑 其淖澤者 風也. 尺肉弱者 解㑊……: 맥상(脈象)에 따른 척부(尺部)의 피부(皮膚)가 느슨함과 팽팽함, 크고 작음, 매끄러움과 거침, 기육(肌肉)의 견고함과 연약함을 살펴 질병(疾病)의 형태(形態)를 결정한다…… 척부(尺部)의 피부(皮膚)가 매끄럽고 윤택한 것은 풍(風)이다. 척부(尺部)의 기육(肌肉)이 연약하면 해역(解㑊)이다.……"

709) 精校黃帝內經靈樞·論疾診尺, p. 309.
   "掌中熱者 腹中熱. 掌中寒者 腹中寒: 손바닥이 따뜻하면 복부(腹部)의 내부도 따뜻하고, 손바닥이 차가우면 복부(腹部)의 내부도 차갑다."

710) 精校黃帝內經靈樞·論疾診尺, p. 310.
   "大便赤瓣 殉泄 脈小者 手足寒 難已. 殉泄 脈小 手足溫 泄易已: 대변에 적색(赤色)의 참외 씨앗 같은 것이 있으면서 수곡(水穀)이 소화되지 않은 설사(泄瀉)를 하고 맥(脈)이 소(小)하면서 손발이 차가우면 치료가 어렵고, 수곡(水穀)이 소화되지 않은 설사(泄瀉)를 하고 맥(脈)이 소(小)하면서 손발이 따뜻하면 치료가 쉽다."

腹部),711) 배수혈(背腧穴)712) 등을 촉진(觸診)하거나 경혈(經穴)을 눌러 보는 압진(壓診)을 통하여 질병을 진단(診斷)하는 방법이 있다.

---

711) 仲景全書·金匱要略方論·腹滿寒疝宿食病脈證治, p. 383.
"病者腹滿 按之不痛爲虛 痛者爲實 可下之: 질병으로 복만(腹滿)의 증상이 있는 경우 눌러서 통증이 없으면 정기(正氣)가 허약한 경우이고, 통증이 있으면 사기(邪氣)가 실(實)한 것이니 사하(瀉下)시켜도 된다."
712) 精校黃帝內經靈樞·背腧, p. 235.
"願聞五藏之腧 出於背者……按其處 應在中而痛解 乃其腧也: 오장(五臟)의 수혈(腧穴)이 배부(背部)에서 나오는 것에 대하여 듣기를 원합니다.…… 배부(背部)를 눌렀을 때 내부에서 반응이 있으면서 통증(痛症)이 풀어지면 그곳이 배수혈(背腧穴)이다."

10장 본초(本草)·방제(方劑)

1. 본초(本草)

1) 정의(定義)

본초(本草, Herb Drugs)란 자연에서 얻어지는 천연 산물인 초본식물(草本植物)과 목본식물(木本植物) 및 광물성(鑛物性), 동물성(動物性) 산물 중에서 원형 그대로 사용하거나 건조·절단·분쇄 등의 간단한 가공 또는 치료 목적에 따른 포제(炮製) 및 추출·농축·정제·발효 등의 가공과정을 거쳐 인체의 질병치료에 사용하는 약물(藥物)을 말한다.

2) 기미(氣味)

기미(氣味)는 약물(藥物)이 가지고 있는 온(溫)·량(凉)·한(寒)·열(熱)의 네 가지 기운(氣運)과 산(酸)·고(苦)·감(甘)·신(辛)·함(鹹)의 다섯 가지 맛을 말하며, 개별 약물(藥物)의 기미(氣味)가 가지고 있는 음양(陰陽)의 속성(屬性)를 바탕으로 질병치료에 활용한다.[713]

(1) 사기(四氣)

사기(四氣)란 사계절(四季節)의 기온 변화를 상징적으로 표현한 것으로, 개별 약물(藥物)이 가지고 있는 온(溫)·량(凉)·한(寒)·열(熱)의 네 가지 기운(氣運)을 말한다.

한량(寒凉)한 약(藥)은 청열(淸熱), 사화(瀉火), 양혈(凉血), 해독(解毒), 평간(平肝),

안신(安神), 진경(鎭驚) 등의 작용이 있어 양증(陽證), 실증(實證), 열증(熱證)을 치료하며 석고(石膏), 지모(知母), 황련(黃連), 황금(黃芩), 황백(黃柏) 등이 여기에 속한다.

온열(溫熱)한 약(藥)은 산한(散寒), 해표(解表), 회양(回陽), 통락(通絡), 활혈(活血), 산어(散瘀) 등의 작용이 있어 음증(陰證), 한증(寒證), 허증(虛證)을 치료하며 부자(附子), 건강(乾薑), 육계(肉桂) 등이 여기에 속한다.

(2) 오미(五味)

오미(五味)는 개별 약물(藥物)이 가지고 있는 산(酸)·고(苦)·감(甘)·신(辛)·함(鹹)의 다섯 가지 맛으로, 각각의 맛이 가지고 있는 특수한 작용과 음양(陰陽)적 속성(屬性)을 질병의 치료에 활용하는 것이다.

〈표 10-1〉 오미(五味)의 작용[714]

구분	오미(五味)	작용
음(陰)	산(酸) 고(苦) 함(鹹)	• 소모되고 흩어지는 기운(氣運)을 거두어들임 • 상승되는 열기(熱氣)를 식히고 내려 줌 • 딱딱하고 굳은 것을 부드럽게 함
양(陽)	감(甘) 신(辛) 담(淡)	• 열(熱)이나 한(寒)이 심한 것을 완화시킴 • 뭉치고 막혀 있는 것을 뚫어 주고 흩어지게 함 • 습기(濕氣)나 수분을 빠져나가게 함

3) 승강부침(升降浮沈)

승강부침(升降浮沈)은 약물(藥物)이 인체에 작용함에 있어 방향성을 나타내는 것으

---

713) 本草綱目·神農本經名例, p. 24.
  "味有五 氣有四. 五味之中 各有四氣. 如辛則有石膏之寒 桂附之熱 半夏之溫 薄荷之涼 是也. 氣者 天也 味者地也. 溫熱者 天之陽 寒涼者 天之陰. 辛甘者 地之陽 鹹苦者 地之陰: 맛에는 다섯 가지가 있고 기운(氣運)에는 네 가지가 있다. 다섯 가지 맛 중에도 각각 네 가지의 기운(氣運)이 있으니 매운맛 중에 석고(石膏)의 찬 기운(氣運), 육계(肉桂)와 부자(附子)의 더운 기운(氣運), 반하(半夏)의 따뜻한 기운(氣運), 박하(薄荷)의 서늘한 기운(氣運)과 같은 것이 그것이다. 기운(氣運)은 하늘(陽)에 해당하고 맛은 땅(陰)에 해당한다. 따뜻하고 더운 것은 하늘(陽)의 양(陽)에 해당하고 차고 서늘한 것은 하늘(陽)의 음(陰)에 해당한다. 맵고 단 것은 땅(陰)의 양(陽)에 해당하고 짜고 쓴 것은 땅(陰)의 음(陰)에 해당한다."

로,[715] 개별 약물(藥物)이 가지고 있는 기미(氣味)의 특성과 연계하여 승강부침(升降浮沈)을 설명하고 있을 뿐만 아니라 다른 약물(藥物)과의 상호관계를 설명하는 데 활용한다.

(1) 승부(升浮)

승부(升浮)는 봄과 여름의 특성에 부합되는 상승하고 위로 떠오르는 작용으로, 승(升)은 상부(上部)로 작용하거나 끌어올리는 작용을 말하고, 부(浮)는 외부(外部)로 작용하거나 발산(發散)시키는 작용을 말한다.[716]

(2) 강침(降沈)

강침(降沈)은 가을과 겨울의 특성에 부합되는 하강하고 아래로 가라앉는 작용으로,

---

714) 醫學入門·本草總括, pp. 582~583.
"藥本五味 入五臟而補瀉. 辛散 謂散其表裏之怫鬱也. 酸收 謂收其耗散之氣也. 淡滲 謂滲其內濕 利小便也. 鹹軟 謂軟其大便 燥結之大熱也. 苦瀉 謂瀉其上升之火也. 甘緩 謂緩其大熱大寒也: 약(藥)은 본래 오미(五味)가 있어 오장(五臟)으로 들어가 보충하거나 제거시키는 작용을 한다. 신미(辛味)의 발산(發散)은 표리(表裏)에 답답하게 맺혀 있는 기운(氣運)을 흩어지게 하는 것을 말한다. 산미(酸味)의 수렴(收斂)은 소모되고 흩어지는 기운(氣運)을 거두어들이는 것을 말한다. 담미(淡味)의 삼설(滲泄)은 내부의 습기(濕氣)를 스며 나가게 하거나 소변을 잘 보게 하는 것을 말한다. 함미(鹹味)의 연견(軟堅)은 대변이나 건조한 기운이 맺혀 있는 심한 열(熱)을 부드럽게 한다. 고미(苦味)의 사화(瀉火)는 상승되는 열기(熱氣)를 내리고 식히는 것을 말한다. 감미(甘味)의 완화(緩和)는 심한 열(熱)이나 한(寒)을 완화시키는 것을 말한다."

715) 本草綱目·升降浮沈, p. 42.
"藥有升降浮沉 化生長收藏成 以配四時. 春升 夏浮 秋收 冬藏 土居中化. 是以味薄者 升而生 氣薄者 降而收 氣濃者 浮而長 味濃者 沉而藏 氣味平者 化而成: 약(藥)에는 승강부침(升降浮沉)이 있고 생장수장(生長收藏)의 변화를 나타내어 사시(四時)에 배속되어 있다. 봄에는 상승하고 여름에는 위로 떠오르며 가을에는 거두어들이고 겨울에는 저장하며 토(土)는 가운데에 위치하여 조화시킨다. 따라서 미(味)가 엷은 것은 상승되며 생성시키고, 기(氣)가 엷은 것은 하강하며 거두어들이고, 기(氣)가 짙은 것은 위로 떠오르며 자라게 하고, 미(味)가 짙은 것은 가라앉으며 저장하고, 기미(氣味)가 화평한 것은 조화를 이루게 한다."

716) 本草綱目·升降浮沈, p. 42.
"補之以辛甘溫熱 及氣味之薄者 即助春夏之升浮 便是瀉秋冬收藏之藥也. 在人之身 肝心是矣: 맵거나 단 맛과 따뜻하고 더운 기운(氣運)이나 기미(氣味)가 엷은 것으로 도와주는 것은 즉 봄, 여름의 상승되고 위로 떠오르는 작용을 도와주는 것으로 곧 이것은 가을, 겨울의 거두어들이고 저장하는 작용을 제거하는 약(藥)이다. 사람의 몸에 있어서는 간(肝)과 심(心)이다."

강(降)은 하부(下部)로 작용하거나 끌어내리는 작용을 말하고, 침(沈)은 내부(內部)로 작용하거나 설리(泄利)시키는 작용을 말한다.[717]

4) 육진팔신(六陳八新)[718]

(1) 육진약(六陳藥)

육진약(六陳藥)은 약물(藥物)이 변질되지 않는 상태에서 시간이 경과할수록 약(藥)의 품질이 좋아지거나 독성(毒性) 또는 자극성이 감소되는 여섯 가지의 약(藥)으로 낭독(狼毒), 지실(枳實), 귤피(橘皮), 반하(半夏), 마황(麻黃), 오수유(吳茱萸)가 육진약(六陳藥)에 해당한다.

(2) 팔신약(八新藥)

팔신약(八新藥)은 약효(藥效)를 나타내는 물질이 발산(發散)되거나 감소되지 않도록 약물(藥物)을 채취하여 빠른 시간 내에 신선한 것을 사용하면 좋은 여덟 가지의 약(藥)으로 소엽(蘇葉), 박하(薄荷), 국화(菊花), 도화(桃花), 적소두(赤小豆), 택란(澤蘭), 괴화(槐花), 관동화(款冬花)가 팔신약(八新藥)에 해당한다.

5) 인경약(引經藥)

인경약(引經藥)은 다른 약물(藥物)이 인체에 작용할 때 특정한 경맥(經脈)이나 장부(臟腑)로 향하여 작용하도록 인도하여 치료 효과를 높이는 약물(藥物)을 말한다.

---

717) 本草綱目·升降浮沈, p. 42.
"補之以酸苦鹹寒 及氣味之濃者 即助秋冬之降沉 便是瀉春夏生長之藥也. 在人之身 肺腎是矣: 시거나 쓰고 짠 맛과 찬 기운(氣運)이나 기미(氣味)가 짙은 것으로 도와주는 것은 즉 가을, 겨울의 하강하고 아래로 가라앉는 작용을 도와주는 것으로 곧 이것은 봄, 여름의 살아나오고 자라는 작용을 제거하는 약(藥)이다. 사람의 몸에 있어서는 폐(肺)와 신(腎)이다."

718) 本草綱目·神農本經名例, p. 25.
"狼毒枳實橘皮半夏麻黃吳茱萸 皆須陳久者良 其餘須精新也. 然大黃木賊荊芥芫花槐花之類 亦宜陳久 不獨六陳也: 낭독(狼毒)·지실(枳實)·귤피(橘皮)·반하(半夏)·마황(麻黃)·오수유(吳茱萸)는 모두 마땅히 오래된 것이 좋고 그 나머지는 마땅히 새로운 것이 좋다. 그러나 대황(大黃)·목적(木賊)·형개(荊芥)·원화(芫花)·괴화(槐花)의 류(類)도 역시 오래된 것이 마땅하나 다만 육진약(六陳藥)은 아니다."

경맥(經脈)	약물(藥物)
족궐음경(足厥陰經)	청피(靑皮)·시호(柴胡)·천궁(川芎)·오수유(吳茱萸)
족소양경(足少陽經)	청피(靑皮)·시호(柴胡)
수소음경(手少陰經)	황련(黃連)·세신(細辛)
수태양경(手太陽經)	고본(藁本)·황백(黃柏)
족태음경(足太陰經)	승마(升麻)·창출(蒼朮)·갈근(葛根)·백작약(白芍藥)
족양명경(足陽明經)	석고(石膏)·백지(白芷)·승마(升麻)·갈근(葛根)
수태음경(手太陰經)	길경(桔梗)·승마(升麻)·백지(白芷)·총백(葱白)
수양명경(手陽明經)	백지(白芷)·승마(升麻)·석고(石膏)
족소음경(足少陰經)	지모(知母)·독활(獨活)·계지(桂枝)·세신(細辛)
족태양경(足太陽經)	강활(羌活)
수궐음경(手厥陰經)	시호(柴胡)·목단피(牧丹皮)
수소양경(手少陽經)	시호(柴胡)·연교(連翹)·지골피(地骨皮)·청피(靑皮)·부자(附子)

6) 포제(炮製)

약(藥)을 정선(精選)하고 약성(藥性)의 변화를 일으켜 질병에 따라 약력(藥力)을 강화시키고, 독성(毒性)이나 부작용을 약화시키기 위하여 가공하는 것으로 수치(修治)라고도 한다.[720]

---

719) 本草綱目·神農本經名例, p. 26.
720) 本草綱目·神農本經名例, p. 26.
　"製藥貴在適中 不及則功效難求 太過則氣味反失. 火制四 煅炮炙炒. 水制三 漬泡洗也. 水火共制 蒸煮二者焉. 法造雖多 不離於此: 약(藥)을 포제(炮製)하는 귀중한 이유는 질병에 적중(敵中)되는 데 있으니, 포제(炮製)가 목표에 미치지 못하면 효능을 얻기 어렵고, 지나치면 기미(氣味)를 반대로 잃어버린다. 불을 사용하는 방법은 네 가지가 있으니 하(煅)·포(炮)·자(炙)·초(炒)이다. 물을 사용하는 방법은 세 가지가 있으니 지(漬)·포(泡)·세(洗)이다. 물과 불을 함께 사용하는 방법은 증(蒸)·자(煮)의 두 가지이다. 제조하는 방법이 비록 많으나 여기에서 벗어나지 않는다."

(1) 화제(火製)

화제(火製)는 불을 사용하여 약물(藥物)을 가공하는 방법으로 초법(炒法), 자법(炙法), 하법(煆法), 포법(炮法)이 일반적으로 많이 활용된다.

① 초법(炒法)

초법(炒法)은 약물(藥物)을 용기에 담고 일정한 화력(火力)으로 균일하게 볶는 방법이다.[721]

② 자법(炙法)

자법(炙法)은 약물(藥物)을 불 위에 놓아 쬐면서 굽는 방법이다.

③ 하법(煆法)

하법(煆法)은 주로 광물성(鑛物性) 약물(藥物)의 가공에 사용하는 방법으로 화력(火力)이 약물(藥物) 전체에 골고루 퍼져 홍적색(紅赤色)이 되도록 달구는 방법이다.[722]

④ 포법(炮法)

포법(炮法)은 약물(藥物)을 습지(濕紙)나 습포(濕布)에 싸서 뜨거운 재 속에 묻어 두어 종이나 헝겊이 누릇하도록 굽는 방법이다.[723]

⑤ 외법(煨法)

외법(煨法)은 약물(藥物)을 묻은 불(火灰) 가운데 넣어서 굽거나 익히는 방법이다.[724]

---

721) 東醫寶鑑·湯液序例, p. 1810.
 "川芎炒去油 生用則氣痺痛: 천궁(川芎)은 볶아서 기름을 제거하는데, 생(生)으로 사용하면 기비통(氣痺痛)이 생긴다."
722) 東醫寶鑑·湯液序例, p. 1810.
 "諸石 宜煆過 醋淬 爲細末: 제반 광물성(鑛物性) 약물(藥物)은 불에 달구고 식초에 담금질하여 가루로 만든다."
723) 東醫寶鑑·湯液序例, p. 1809.
 "川烏附子須炮 以制毒也: 천오(川烏)와 부자(附子)는 젖은 한지에 싸서 굽는데, 독성(毒性)을 억제하기 위함이다."

⑥ 소법(燒法)

소법(燒法)은 약물(藥物)을 용기에 넣고 태워서 사용하는 방법이다.[725]

(2) 수제(水製)

수제(水製)는 물이나 보조 재료가 포함된 액체(液體)를 사용하여 약물(藥物)을 가공하는 방법으로 지법(漬法), 포법(泡法), 세법(洗法)이 있다.

① 지법(漬法)

지법(漬法)은 약물(藥物)을 끓는 물이나, 식초, 술, 쌀뜨물, 동변(童便), 소금물 등에 담가 두는 방법으로 침법(浸法)이라고도 한다.[726]

② 포법(泡法)

포법(泡法)은 약물(藥物)을 뜨거운 물에 담가 거품을 내어 제거하는 방법이다.[727]

③ 세법(洗法)

세법(洗法)은 약물(藥物)에 붙어 있는 흙이나 불순물을 물이나 술 등으로 씻어 내는 방법이다.[728]

---

724) 東醫寶鑑·湯液序例, p. 1809.
　　"大黃須煨 恐寒傷胃氣也: 대황(大黃)은 묻은 불에 굽는데 약물(藥物)의 한기(寒氣)가 위기(胃氣)를 손상시킬까 두렵기 때문이다."
725) 東醫寶鑑·湯液序例, p. 1809.
　　"砒宜燒用: 비상(砒霜)은 태워서 사용한다."
726) 東醫寶鑑·湯液序例, p. 1809.
　　"黃柏知母 下部藥也 久弱之人 須合用之 酒浸暴乾 恐寒傷胃氣也: 황백(黃柏)과 지모(知母)는 하부에 작용하는 약(藥)이다. 오랫동안 쇠약한 사람은 함께 사용하는데, 술에 담가 두었다가 햇볕에 말려서 사용하니 약물(藥物)의 한기(寒氣)가 위기(胃氣)를 손상시킬까 두렵기 때문이다."
727) 東醫寶鑑·湯液序例, p. 1809.
　　"麻黃泡去沫 庶不煩心: 마황(麻黃)은 끓는 물에 데쳐서 거품을 제거해야 가슴이 답답해지지 않는다."
728) 東醫寶鑑·湯液序例, p. 1809.
　　"當歸地黃蓯蓉 酒洗去土 則無滿悶: 당귀(當歸)와 지황(地黃), 육종용(肉蓯蓉)은 술로 씻어 흙을 제거하면 가슴이 답답한 증상이 없다."

(3) 수화공제(水火共製)

수화공제(水火共製)는 물과 불을 함께 사용하여 약물(藥物)을 가공하는 방법으로 증법(蒸法)과 자법(煮法)이 있다.

① 증법(蒸法)

증법(蒸法)은 약물(藥物)을 물이나 술 등으로 찌는 방법이다.[729]

② 자법(煮法)

자법(煮法)은 약물(藥物)을 물에 넣고 삶는 방법이다.

(4) 불용(不用) 부분의 제거

약물(藥物)의 독성(毒性)이 있거나 효능을 감소시키는 부분을 사용하지 않기 위하여 거피(去皮),[730] 거심(去心),[731] 거절(去節), 거피심(去皮心), 거피첨(去皮尖),[732] 거한(去汗), 거로(去蘆),[733] 거모(去毛), 거사(去絲), 거족(去足), 거시족(去翅足), 거양(去瓤), 거핵(去核)하여 사용한다.

---

[729] 東醫寶鑑 · 湯液序例, p. 1809.
"蒲黃生破血熟補血: 포황(蒲黃)은 생(生)으로 사용하면 혈(血)을 깨뜨리고 쪄서 사용하면 혈(血)을 보충시킨다."

[730] 東醫寶鑑 · 湯液序例, p. 1809.
"猪苓茯苓厚朴桑白皮之類 不去皮則耗人元氣: 저령(猪苓), 복령(茯苓), 후박(厚朴), 상백피(桑白皮)와 같은 류(類)의 약물(藥物)은 껍질을 제거하지 않으면 환자의 원기(元氣)를 소모시킨다."

[731] 東醫寶鑑 · 湯液序例, p. 1809.
"遠志巴戟門冬蓮子烏藥之類 不去心則令人煩燥: 원지(遠志), 파극(巴戟), 맥문동(麥門冬), 연자육(蓮子肉), 오약(烏藥)과 같은 류(類)의 약물(藥物)은 심(心)을 제거하지 않으면 환자의 가슴을 답답하게 한다."

[732] 東醫寶鑑 · 湯液序例, p. 1809.
"桃杏仁 去雙仁及皮尖則不生疔癰: 도인(桃仁)과 행인(杏仁)은 씨가 두 개인 것과 껍질 및 뾰족한 부위를 제거해야 종기나 부스럼이 생기지 않는다."

[733] 東醫寶鑑 · 湯液序例, p. 1809.
"人參桔梗常山 去苗蘆則不嘔: 인삼(人蔘)과 길경(桔梗), 상산(常山)은 싹과 노두(蘆頭)를 제거해야 구토(嘔吐)를 하지 않는다."

7) 본초(本草) 분류

(1) 치풍문(治風門)[734]

풍(風)은 양적(陽的)인 기운(氣運)으로 잘 돌아다니고 변화가 심하며, 외부에서 침입해 들어와 정기(正氣)를 울체(鬱滯)시킨다.

그러므로 풍사(風邪)를 치료하는 약물은 기(氣)를 운행시키고, 체표(體表)의 주리(腠理)를 열어 주는 약(藥)이 많다.

또한 풍사(風邪)가 침입하여 오래되면 열(熱)로 변하고, 풍(風)은 능히 담(痰)을 생성하므로, 풍(風)을 제거하고 담(痰)을 삭히는 약(藥)을 사용하는 것이 마땅하다.

또 열(熱)이 극성(極盛)하면 풍(風)을 생성하는데, 풍(風)이 능히 진액(津液)을 말리므로 열(熱)을 내리면서 건조한 기운(氣運)을 윤택(潤澤)하게 하는 약(藥)을 사용하는 것이 마땅하다.

치풍약(治風藥)을 정리하면 아래 표와 같다.

〈표 10-3〉 치풍약(治風藥)

약 물	약성가(藥性歌)
감 국 (甘 菊)	• 菊花味甘除熱風 頭眩眼赤收淚功(국화미감제열풍 두현안적수루공) －국화는 맛이 달다. 열(熱)과 풍(風)을 제거하여 두현(頭眩)·안적(眼赤)을 다스리며, 눈물을 수렴(收斂)하는 효능이 있다.
강 활 (羌 活)	• 羌活微溫祛風濕 身痛頭疼筋骨急(강활미온거풍습 신통두동근골급) －강활은 기(氣)가 약간 따뜻하다. 풍습(風濕)을 제거하여 신통(身痛)·두동(頭疼)과 근골(筋骨)이 당겨지는 것을 치료한다.
고 본 (藁 本)	• 藁本氣溫祛風能 兼治寒濕巓頂疼(고본기온거풍능 겸치한습전정동) －고본은 기(氣)가 따뜻하다. 풍(風)을 제거하는 데 능하고, 겸하여 한습(寒濕)과 정수리의 동통(疼痛)을 치료한다.
남 성 (南 星)	• 南星性熱治痰厥 破傷身强風搐發(남성성열치담궐 파상신강풍축발) －남성은 기(氣)가 열(熱)하다. 담궐(痰厥)·파상풍(破傷風)으로 인한 신강(身强)·풍(風)으로 경련(痙攣)이 일어나는 것을 치료한다.
독 활 (獨 活)	• 獨活甘苦項難舒 兩足濕痺風可除(독활감고항난서 양족습비풍가제) －독활은 맛이 달면서 쓰다. 목을 펴지 못하거나, 양쪽 하지(下肢)의 습비(濕痺)와 풍(風)을 제거할 수 있다.

---

734) 醫學入門·本草分類·治風門, p. 599.

약 물	약성가(藥性歌)
마 황 (麻 黃)	• 麻黃味辛能出汗 身熱頭疼風寒散(마황미신능출한 신열두동풍한산) −마황은 맛이 맵다. 땀을 잘 나게 하며, 신열(身熱)·두동(頭疼)을 치료하고 풍한(風寒)을 흩어지게 한다.
목 적 (木 賊)	• 木賊味甘益肝臟 退瞖止經消積良(목적미감익간장 퇴예지경소적량) −목적은 맛이 달다. 간장(肝臟)을 보익(補益)하며, 예막(瞖膜)을 제거하고, 월경(月經)의 출혈(出血)을 멈추며, 식적(食積)을 제거하는 데 좋다.
박 하 (薄 荷)	• 薄荷味辛淸頭目 風痰骨蒸俱可服(박하미신청두목 풍담골증구가복) −박하는 맛이 맵다. 머리와 눈을 맑게 하고, 풍담(風痰)과 골증(骨蒸)에 모두 복용할 수 있다.
방 풍 (防 風)	• 防風甘溫骨節痺 諸風口噤頭暈類(방풍감온골절비 제풍구금두훈류) −방풍은 맛이 달고 기(氣)가 따뜻하다. 골절비(骨節痺)·제반 풍증(風症)·구금(口噤)·두훈(頭暈) 등을 치료한다.
백강잠 (白殭蠶)	• 殭蠶味醎治風癎 濕痰喉痺瘡毒瘢(강잠미함치풍간 습담후비창독반) −백강잠은 맛이 짜다. 풍간(風癎)·습담(濕痰)·후비(喉痺)·창독반(瘡毒瘢) 등을 치료한다.
백 지 (白 芷)	• 白芷辛溫排膿往 陽明頭疼風熱痒(백지신온배농왕 양명두동풍열양) −백지는 맛이 맵고 기(氣)가 따뜻하다. 농(膿)을 배출시키며, 양명경(陽明經)의 두동(頭疼)과 풍열(風熱)로 인한 소양(瘙痒)을 치료한다.
선 태 (蟬 蛻)	• 蟬蛻甘平除風驚 竝治疳熱瞖侵睛(선태감평제풍경 병치감열예침정) −선태는 맛이 달고 기(氣)가 화평(和平)하다. 풍병(風病)과 경간(驚癎)을 제거하며, 아울러 감병(疳病)과 예막(瞖膜)이 눈동자까지 침범한 것을 치료한다.
세 신 (細 辛)	• 細辛辛溫通關竅 少陰頭痛風濕要(세신신온통관규 소음두통풍습요) −세신은 맛이 맵고 기(氣)가 따뜻하다. 관규(關竅)를 통하게 하며, 소음(少陰)의 두통(頭痛)과 풍습(風濕)에 필요하다.
소 엽 (蘇 葉)	• 紫蘇味辛解風寒 梗能下氣脹可安(자소미신해풍한 경능하기창가안) −자소엽은 맛이 맵다. 풍한(風寒)을 제거하며, 줄기는 하기(下氣)시키고, 창만(脹滿)을 치료한다.
승 마 (升 麻)	• 升麻性寒淸胃能 解毒升擧竝牙疼(승마성한청위능 해독승거병아동) −승마는 기(氣)가 차갑다. 위(胃)를 맑게 하며, 해독(解毒)시키고, 기(氣)를 끌어올리고, 치아(齒牙)의 동통(疼痛)을 치료한다.
신 이 (辛 夷)	• 辛夷味辛鼻流涕 香臭不聞通竅劑(신이미신비류체 향취불문통규제) −신이는 맛이 맵다. 콧물이 흐르거나 냄새를 맡지 못하는 등의 증상을 치료하는 통규제(通竅劑)이다.

약 물	약성가(藥性歌)
오가피 (五加皮)	• 五加皮寒祛風痹 健步益精瀝餘備(오가피한거풍비 건보익정력여비) ー오가피는 기(氣)가 차갑다. 풍비(風痹)를 제거하며, 걸음걸이를 튼튼하게 하고, 정(精)을 보충하며, 소변(小便) 임력(淋瀝)을 방비한다.
우 슬 (牛 膝)	• 牛膝味苦濕痹除 補精强足下胎瘀(우슬미고습비제 보정강족하태어) ー우슬은 맛이 쓰다. 습비(濕痹)를 제거하며, 정(精)을 보충하고, 하지(下肢)를 강건하게 하며, 태(胎)를 내리고, 어혈(瘀血)을 치료한다.
우 황 (牛 黃)	• 牛黃味苦治驚癎 安魂定魄風痰刪(우황미고치경간 안혼정백풍담산) ー우황은 맛이 쓰다. 경간(驚癎)을 치료하고, 혼백(魂魄)을 안정시키며, 풍담(風痰)을 제거한다.
위령선 (葳靈仙)	• 葳靈苦溫腰膝冷 積痰痃癖風濕竝(위령고온요슬랭 적담현벽풍습병) ー위령선은 맛이 쓰고 기(氣)가 따뜻하다. 요슬(腰膝)이 냉(冷)한 것과 담(痰)이 축적된 것, 현벽(痃癖)·풍습(風濕) 등을 모두 치료한다.
창이자 (蒼耳子)	• 蒼耳子苦疥癬瘡 風濕痛痒無不當(창이자고개선창 풍습통양무부당) ー창이자는 맛이 쓰다. 개선창(疥癬瘡)과 풍습(風濕)으로 인한 통증과 가려움 등 마땅하지 않은 데가 없다.
천 마 (天 麻)	• 天麻味辛歐頭眩 小兒癎攣及癱瘓(천마미신구두현 소아간련급탄탄) ー천마는 맛이 맵다. 두현(頭眩)을 제거하고, 소아의 경간(驚癎)과 경련(痙攣) 및 탄탄(癱瘓)을 치료한다.
초결명 (草決明)	• 決明子甘除肝熱 目痛收淚止鼻血(결명자감제간열 목통수루지비혈) ー결명자는 맛이 달다. 간열(肝熱)과 목통(目痛)을 제거하고, 눈물을 거두며, 코피를 멎게 한다.
초 오 (草 烏)	• 草烏熱毒治腫毒 風寒濕痹皆可督(초오열독치종독 풍한습비개가독) ー초오는 기(氣)가 열(熱)하고 독성(毒性)이 있다. 종독(腫毒)을 치료하며, 풍(風)·한(寒)·습(濕)으로 인한 비증(痹證)을 모두 치료한다.
파 극 (巴 戟)	• 巴戟辛甘補虛損 精滑夢遺壯筋本(파극신감보허손 정활몽유장근본) ー파극은 맛이 매우면서 달다. 허손(虛損)을 보충하고, 정활(精滑)·몽유(夢遺)를 치료하며, 근(筋)을 건장(健壯)하게 한다.
하수오 (何首烏)	• 何首烏甘宜種子 添精黑髮顔光美(하수오감의종자 첨정흑발안광미) ー하수오는 맛이 달다. 수태(受胎)에 좋으며, 정(精)을 보태 주고, 두발(頭髮)을 검게 하며, 안색(顔色)을 아름답게 한다.

(2) 치한문(治寒門)[735]

열기(熱氣)는 위로 떠오르고 기운(氣運)이 장대(長大)하며, 열기(熱氣)로 한기(寒氣)를 다스리기에 열성(熱性)의 약물은 양(陽)에 속하고, 한사(寒邪)를 치료하는 약물도 양(陽)에 속하는 약물이 많다.

외부(外部)가 차가우면 마땅히 땀을 내서 흩어지게 해야 하므로 풍문약(風門藥)을 사용해야 하는데, 한사(寒邪)가 땀이 나가는 것을 따라서 흩어지기 때문이다.

무릇 한(寒)과 습(濕)은 모두 음(陰)에 속하므로 치습문(治濕門)과 함께 보아야 한다.

치한약(治寒藥)을 정리하면 아래 표와 같다.

〈표 10-4〉 치한약(治寒藥)

약 물	약성가(藥性歌)
곽 향 (藿 香)	• 藿香辛溫止嘔吐 發散風寒藿亂主(곽향신온지구토 발산풍한곽란주) ─곽향은 맛이 맵고 기(氣)가 따뜻하다. 구토(嘔吐)를 멈추게 하며, 풍한(風寒)을 발산(發散)시키고, 곽란(癨亂)을 치료한다.
건 강 (乾 薑)	• 乾薑味辛解風寒 炮苦逐冷虛熱安(건강미신해풍한 포고축랭허열안) ─건강은 맛이 맵다. 풍한(風寒)을 제거하며, 포(炮)하여 쓴맛이 나는 것은 냉기(冷氣)를 몰아내고 허열(虛熱)을 치료한다.
계 지 (桂 枝)	• 桂枝小梗行手臂 止汗舒筋手足痺(계지소경행수비 지한서근수족비) ─계지는 잔가지이다. 손과 팔로 운행되며, 땀을 멈추게 하고, 근(筋)의 운동을 원활하게 하며, 수족(手足)의 비증(痺證)을 치료한다.
내복자 (來菔子)	• 來菔子辛治喘欬 下氣消脹功難對(내복자신치천해 하기소창공난대) ─내복자는 맛이 맵다. 천식(喘息)과 해수(咳嗽)를 치료하며, 기(氣)를 내리고, 창만(脹滿)을 제거하는 데 그 효능이 상대할 만한 것이 없다.
두 충 (杜 冲)	• 杜冲辛甘固精能 小便淋瀝腰膝疼(두충신감고정능 소변임력요슬동) ─두충은 맛이 매우면서 달다. 정(精)을 견고하게 하며, 소변의 임력(淋瀝)과 요통(腰痛)·슬통(膝痛)을 치료한다.
목 향 (木 香)	• 木香微溫能和胃 行肝瀉肺散滯氣(목향미온능화위 행간사폐산체기) ─목향은 기(氣)가 약간 따뜻하다. 위(胃)를 조화롭게 하며, 간기(肝氣)를 운행시키고 폐기(肺氣)를 사하며, 체기(滯氣)를 흩어지게 한다.
백두구 (白荳蔲)	• 白蔲辛溫調元氣 能祛瘴瞖嘔翻胃(백구신온조원기 능거장예구번위) ─백두구는 맛이 맵고 기(氣)가 따뜻하다. 원기(元氣)를 조화롭게 하며, 능히 장독(瘴毒)·예막(瞖膜)·구토(嘔吐)·번위(翻胃) 등을 치료한다.

735) 醫學入門·本草分類·治寒門, p. 767.

약 물	약성가(藥性歌)
부자 (附子)	• 附子辛熱走不留 厥逆回陽宜急投(부자신열주불유 궐역회양의급투) －부자는 맛이 맵고 기(氣)가 열(熱)하다. 약(藥)의 기운(氣運)이 머무르지 않고 돌아다니며, 궐역(厥逆)을 치료하고, 양기(陽氣)를 회복시킬 때는 급히 투여하는 것이 마땅하다.
빈 랑 (檳榔)	• 檳榔辛溫痰水壅 破氣殺蟲除後重(빈랑신온담수옹 파기살충제후중) －빈랑은 맛이 맵고 기(氣)가 따뜻하다. 담수(痰水)가 막혀 있는 것을 치료하고, 기(氣)가 정체(停滯)된 것을 뚫어 주며, 살충(殺蟲) 및 이급후중(裏急後重)을 치료한다.
산수유 (山茱萸)	• 山茱性溫治腎虛 精髓腰膝耳鳴如(산수성온치신허 정수요슬이명여) －산수유는 기(氣)가 따뜻하다. 신허(腎虛)를 치료하고, 정수(精髓)와 요슬(腰膝)을 튼튼히 하고 이명(耳鳴)을 치료한다.
생 강 (生薑)	• 生薑性溫能祛穢 暢神開胃吐痰咳(생강성온능거에 창신개위토담해) －생강은 기(氣)가 따뜻하다. 오탁(汚濁)한 기운(氣運)을 제거하며, 신기(神氣)를 창달(暢達)시키고, 위(胃)의 기능을 개통(開通)시키며, 구토(嘔吐)·담해(痰咳)를 치료한다.
소회향 (小茴香)	• 小茴性溫除疝氣 治腰腹疼兼煖胃(소회성온제산기 치요복동겸난위) －소회향은 기(氣)가 따뜻하다. 산기(疝氣)를 제거하고, 요통(腰痛)과 복통(腹痛)을 치료하며, 위(胃)를 따뜻하게 한다.
속 단 (續斷)	• 續斷味辛接骨筋 跌撲折傷固精勳(속단미신접골근 질박절상고정훈) －속단은 맛이 맵다. 근골(筋骨)을 이어 주며, 타박(打撲)·골절(骨折)을 치료하고, 정(精)을 견고(堅固)하게 한다.
애 엽 (艾葉)	• 艾葉溫平毆鬼邪 胎漏心疼竝可加(애엽온평구귀사 태루심동병가가) －애엽은 기(氣)가 따뜻하다. 귀사(鬼邪)를 몰아내며, 태루(胎漏)와 심(心)의 동통(疼痛)에 함께 사용해도 좋다.
오수유 (吳茱萸)	• 吳茱辛熱疝可安 通治酸水臍腹寒(오수신열산가안 통치산수제복한) －오수유는 맛이 맵고 기(氣)가 열(熱)하다. 산기(疝氣)를 편안하게 하며, 신물이 넘어오거나 제복(臍腹)이 차가운 것을 통치(通治)한다.
오 약 (烏藥)	• 烏藥辛溫心腹脹 小便滑數順氣暢(오약신온심복창 소변활삭순기창) －오약은 맛이 맵고 기(氣)가 따뜻하다. 심복창만(心腹脹滿)과 소변활삭(小便滑數)을 치료하고 기(氣)를 창달(暢達)시킨다.
육 계 (肉桂)	• 肉桂辛熱通血脈 溫補虛寒腹痛劇(육계신열통혈맥 온보허한복통극) －육계는 맛이 맵고 기(氣)가 열(熱)하다. 혈맥(血脈)을 소통시키며, 허한(虛寒)을 온보(溫補)하고 극심한 복통을 치료한다.
육두구 (肉荳蔲)	• 肉蔲辛溫胃虛冷 瀉痢不止功可等(육구신온위허랭 사리부지공가등) －육두구는 맛이 맵고 기(氣)가 따뜻하다. 위(胃)가 허랭(虛冷)한 것을 치료하고, 설사(泄瀉)와 이질(痢疾)이 그치지 않는 데 효능이 좋다.

약 물	약성가(藥性歌)
음양곽 (淫羊藿)	• 淫羊藿辛陰陽興 堅筋益骨志力增(음양곽신음양흥 견근익골지력증) -음양곽은 맛이 맵다. 음양(陰陽)을 흥(興)하게 하고, 근(筋)을 견고하게 하며, 뼈를 튼튼히 하고, 지력(志力)을 증가시킨다.
익지인 (益智仁)	• 益智辛溫治嘔要 安神益氣遺精溺(익지신온치구요 안신익기유정뇨) -익지인은 맛이 맵고 기(氣)가 따뜻하다. 구토(嘔吐)를 치료하는 데 요긴하며, 정신을 편안하게 하고, 기(氣)를 보충하며, 유정(遺精)·유뇨(遺尿)를 치료한다.
정 향 (丁 香)	• 丁香辛熱溫胃虛 心腹疼痛寒嘔除(정향신열온위허 심복동통한구제) -정향은 맛이 맵고 기(氣)가 열(熱)하다. 위(胃)가 허약한 것을 온보(溫補)하며, 심복동통(心腹疼痛)과 한(寒)으로 인한 구토(嘔吐)를 치료한다.
천 오 (川 烏)	• 川烏大熱搜骨風 濕痺寒疼破積功(천오대열수골풍 습비한동파적공) -천오는 기(氣)가 대열(大熱)하다. 골풍(骨風)과 습비(濕痺) 및 한(寒)으로 인한 동통(疼痛)을 치료하며, 적취(積聚)를 제거하는 효능이 있다.
초 과 (草 果)	• 草果味辛消食脹 截瘧逐痰辟瘟瘴(초과미신소식창 절학축담벽온장) -초과는 맛이 맵다. 식체(食滯)로 인한 창만(脹滿)을 치료하며, 학질(瘧疾)과 담음(痰飮)을 제거하고, 온역(溫疫)과 장독(瘴毒)을 치료한다.
초두구 (草荳蔲)	• 草蔲辛溫食無味 嘔吐作痛寒犯胃(초구신온식무미 구토작통한범위) -초두구는 맛이 맵고 기(氣)가 따뜻하다. 음식의 맛이 없거나, 구토(嘔吐)를 하면서 통증이 있는 등 한사(寒邪)가 위(胃)에 침범했을 때 사용한다.
침 향 (沈 香)	• 沈香煖胃兼逐邪 降氣衛氣功難加(침향난위겸축사 강기위기공난가) -침향은 위(胃)를 따뜻하게 하면서 사기(邪氣)를 제거하고, 기(氣)를 내리고 위기(衛氣)를 운행시키는 효능이 뛰어나다.
토사자 (兎絲子)	• 兎絲甘平治夢遺 添精强筋腰膝痿(토사감평치몽유 첨정강근요슬위) -토사자는 맛이 달고 기(氣)가 화평(和平)하다. 몽유(夢遺)를 치료하며, 정(精)을 생성하고, 근(筋)을 튼튼히 하며, 요슬(腰膝)의 마비(痲痺)를 치료한다.
향부자 (香附子)	• 香附味甘消宿食 開鬱調經痛可息(향부미감소숙식 개울조경통가식) -향부자는 맛이 달다. 숙식(宿食)을 제거하고, 울체(鬱滯)된 것을 개통(開通)시키며, 월경(月經)을 조화롭게 하고, 통증을 제거한다.
현호색 (玄胡索)	• 玄胡氣溫治撲跌 心腹卒痛竝諸血(현호기온치박질 심복졸통병제혈) -현호색은 기(氣)가 따뜻하다. 타박(打撲)을 치료하고, 심복부(心腹部)의 갑작스런 통증과 제반 혈(血)에 관련된 병증을 치료한다.
황 정 (黃 精)	• 黃精味甘安臟腑 五勞七傷皆可補(황정미감안장부 오로칠상개가보) -황정은 맛이 달다. 장부(臟腑)를 편안하게 하며, 오로(五勞)와 칠상(七傷)에 모두 보익(補益)하는 효능이 있다.

(3) 치열문(治熱門)[736]

한기(寒氣)는 가라앉으며 갈무리(藏)하는 성질이 있고, 한기(寒氣)로 열기(熱氣)를 다스리기에 한성(寒性)의 약물은 음(陰)에 속하며, 열사(熱邪)를 치료하는 약물도 음(陰)에 속하는 약물이 많다.

또한 울체(鬱滯)된 화기(火氣)는 마땅히 발산(發散)시켜야 하니 풍문(風門)의 약(藥)을 사용하는 것이 적절한데, 화기(火氣)가 울체(鬱滯)되면 발산(發散)시키라고 한 것은 양기(陽氣)를 상승시키고 화기(火氣)를 흩어지게 하라는 것이다.

무릇 열(熱)과 조(燥)는 모두 양(陽)에 속하므로 치조문(治燥門)과 같이 보아야 한다.

치열약(治熱藥)을 정리하면 아래 표와 같다.

〈표 10-5〉 치열약(治熱藥)

약 물	약성가(藥性歌)
갈 근 (葛 根)	• 葛根味甘解傷寒 酒毒溫瘧渴竝安(갈근미감해상한 주독온학갈병안) ─갈근은 맛이 달다. 상한(傷寒)을 풀어 주며, 주독(酒毒)과 온학(溫瘧) 및 번갈(煩渴)을 치료한다.
고 삼 (苦 蔘)	• 苦蔘味苦主外科 眉脫腸風下血痾(고삼미고주외과 미탈장풍하혈아) ─고삼은 맛이 쓰다. 외과(外科)에 주로 사용하며, 눈썹이 빠지거나 장풍(腸風)·하혈(下血) 등 고질(痼疾)에 사용한다.
길 경 (桔 梗)	• 桔梗味苦療咽腫 載藥上升開胸壅(길경미고요인종 재약상승개흉옹) ─길경은 맛이 쓰다. 인종(咽腫)을 치료하며, 약(藥)의 기운(氣運)을 상승시키고, 가슴이 막힌 것을 개통(開通)시킨다.
단 삼 (丹 蔘)	• 丹蔘味苦生新能 破積調經除帶崩(단삼미고생신능 파적조경제대붕) ─단삼은 맛이 쓰다. 기혈(氣血)을 생성시키며, 적취(積聚)를 제거하고, 월경(月經)을 조화롭게 하며, 붕루(崩漏)·대하(帶下)를 치료한다.
대 황 (大 黃)	• 大黃苦寒破血瘀 快膈通腸積聚除(대황고한파혈어 쾌격통장적취제) ─대황은 맛이 쓰고 기(氣)가 차갑다. 어혈(瘀血)을 제거하며, 격체(膈滯)를 내리고, 장(腸)을 통리(通利)시키며, 적취(積聚)를 제거한다.
망 초 (芒 硝)	• 芒硝苦寒除實熱 積聚燥痰及便窒(망초고한제실열 적취조담급변질) ─망초는 맛이 쓰고 기(氣)가 차갑다. 실열(實熱)을 제거하며, 적취(積聚)·조담(燥痰) 및 변비(便秘)를 치료한다.

---

736) 醫學入門·本草分類·治熱門, p. 632.

약 물	약성가(藥性歌)
모 려 (牡 蠣)	• 牡蠣微寒主澁精 痰汗崩帶脅痛平(모려미한주삽정 담한붕대협통평) －모려는 기(氣)가 약간 차갑다. 정(精)을 수렴(收斂)시키며, 담음(痰飮)·도한(盜汗)·붕루(崩漏)·대하(帶下)·협통(脅痛) 등을 치료한다.
방 기 (防 己)	• 防己氣寒癰腫滅 風濕脚痛膀胱熱(방기기한옹종멸 풍습각통방광열) －방기는 기(氣)가 차갑다. 옹종(癰腫)을 제거하며, 풍습(風濕)으로 인한 각통(脚痛)과 방광(膀胱)의 열(熱)을 치료한다.
별 갑 (鼈 甲)	• 鼈甲酸平嗽骨蒸 散瘀消腫除痞崩(별갑산평수골증 산어소종제비붕) －별갑은 맛이 시고 기(氣)가 화평(和平)하다. 해수(咳嗽)와 골증열(骨蒸熱)을 치료하며, 어혈(瘀血)을 제거하고, 창종(瘡腫)과 비색(痞塞), 붕루(崩漏)를 치료한다.
사 삼 (沙 蔘)	• 沙蔘味苦風熱退 消腫排膿補肝肺(사삼미고풍열퇴 소종배농보간폐) －사삼은 맛이 쓰다. 풍열(風熱)을 제거하며, 부종(浮腫)을 치료하고, 농(膿)을 배출시키며, 간(肝)·폐(肺)를 보(補)한다.
상백피 (桑白皮)	• 桑皮甘辛定嗽喘 瀉肺火邪功不淺(상피감신정수천 사폐화사공불천) －상백피는 맛이 달면서 맵다. 해수(咳嗽)·천식(喘息)을 진정시키며, 폐(肺)의 화사(火邪)를 제거하는 효능이 적지 않다.
서 각 (犀 角)	• 犀角酸寒化毒邪 消腫血熱竝制蛇(서각산한화독사 소종혈열병제사) －서각은 맛이 시고 기(氣)가 차갑다. 중독(中毒)을 풀어 주고, 종창(腫脹)을 치료하며, 혈열(血熱)을 제거하고, 사독(蛇毒)에도 사용한다.
석 고 (石 膏)	• 石膏大寒瀉胃火 發渴頭痛解肌可(석고대한사위화 발갈두통해기가) －석고는 기(氣)가 대한(大寒)하다. 위(胃)의 화(火)를 제거하며, 갈증(渴症)과 두통(頭痛)을 치료하고, 기육(肌肉)의 열(熱)을 제거한다.
시 호 (柴 胡)	• 柴胡味苦瀉肝火 寒熱往來瘧疾可(시호미고사간화 한열왕래학질가) －시호는 맛이 쓰다. 간화(肝火)를 제거하며, 한열왕래(寒熱往來)와 학질(瘧疾)을 치료한다.
연 교 (連 翹)	• 連翹苦寒消癰毒 氣聚血凝濕熱屬(연교고한소옹독 기취혈응습열속) －연교는 맛이 쓰고 기(氣)가 차갑다. 옹종(癰腫)의 독(毒)을 제거하고, 기취(氣聚)·혈응(血凝)·습열(濕熱) 등을 치료한다.
용담초 (龍膽草)	• 龍膽苦寒眼赤疼 下焦濕腫肝熱乘(용담고한안적동 하초습종간열승) －용담초는 맛이 쓰고 기(氣)가 차갑다. 안적동통(眼赤疼痛)과 하초(下焦)의 습종(濕腫)·간열(肝熱) 등을 치료한다.
인 진 (茵 蔯)	• 茵蔯味苦退疸黃 瀉濕利水淸熱良(인진미고퇴달황 사습이수청열량) －인진은 맛이 쓰다. 황달(黃疸)을 치료하고, 습(濕)을 제거하며, 이수(利水)·청열(淸熱)시키는 효능이 있다.
전 호 (前 胡)	• 前胡微寒寧嗽痰 寒熱頭痛痞可堪(전호미한영수담 한열두통비가감) －전호는 기(氣)가 약간 차갑다. 해수(咳嗽)와 담(痰)을 치료하며, 한열왕래(寒熱往來)·두통(頭痛)·비색(痞塞)에 사용한다.

약 물	약성가(藥性歌)
죽 여 (竹 茹)	• 竹茹止嘔除寒痰 胃熱欬噦不寐堪(죽여지구제한담 위열해홰불매감) ㅡ죽여는 구토(嘔吐)를 치료하고, 한담(寒痰)을 제거하며, 위열(胃熱)로 딸꾹질을 하거나 잠을 자지 못하는 데 사용한다.
죽 엽 (竹 葉)	• 竹葉味甘止煩渴 定喘安眠痰可剟(죽엽미감지번갈 정천안면담가철) ㅡ죽엽은 맛이 달다. 번갈(煩渴)을 멈추며, 천식(喘息)을 치료하고, 잠을 잘 자게 하며, 담 (痰)을 제거하는 효능이 있다.
지 유 (地 楡)	• 地楡沈寒血熱用 痢崩金瘡竝止痛(지유침한혈열용 이붕금창병지통) ㅡ지유는 기(氣)가 가라앉으며 차갑다. 혈열(血熱)에 사용하며, 이질(痢疾)·붕루(崩漏)·금 창(金瘡)을 치료하고, 통증에도 사용한다.
진 피 (陳 皮)	• 陳皮甘溫順氣功 和脾留白痰取紅(진피감온순기공 화비유백담취홍) ㅡ진피는 맛이 달고 기(氣)가 따뜻하다. 순기(順氣)시키는 효능이 있고, 비(脾)를 조화롭게 하기 위해서는 흰 부분을 함께 사용하고, 담(痰)을 치료하는 데는 붉은 부분을 사용한다.
차전자 (車前子)	• 車前氣寒眼赤疾 小便通利大便實(차전기한안적질 소변통리대변실) ㅡ차전자는 기(氣)가 차갑다. 안적(眼赤)을 치료하며, 소변을 통리(通利)시키고, 대변이 실(實)한 데 사용한다.
치 자 (梔 子)	• 梔子性寒降小便 吐衄鬱煩胃火煽(치자성한강소변 토육울번위화선) ㅡ치자는 기(氣)가 차갑다. 소변을 내리며, 토혈(吐血)·육혈(衄血)을 치료하고, 울체(鬱滯) 나 심번(心煩), 위화(胃火)가 왕성한 것을 치료한다.
향 유 (香 薷)	• 香薷味辛治傷暑 藿亂便澁腫煩去(향유미신치상서 곽란변삽종번거) ㅡ향유는 맛이 맵다. 상서(傷暑)와 곽란(癨亂)을 치료하고, 소변을 잘 보게 하며, 부종(浮 腫)과 심번(心煩)을 제거한다.
현 삼 (玄 蔘)	• 玄蔘苦寒淸相火 消腫骨蒸補腎可(현삼고한청상화 소종골증보신가) ㅡ현삼은 맛이 쓰고 기(氣)가 차갑다. 상화(相火)를 맑게 하고, 옹종(癰腫)을 제거하며, 골 증열(骨蒸熱)을 치료하고, 신기(腎氣)를 보익(補益)한다.
활 석 (滑 石)	• 滑石沈寒滑利竅 解渴除煩濕熱療(활석침한활리규 해갈제번습열료) ㅡ활석은 기(氣)가 가라앉으며 차갑다. 구규(九竅)를 통리(通利)시키며, 갈증(渴症)과 심번 (心煩)을 치료하고, 습열(濕熱)을 제거한다.
황 금 (黃 芩)	• 黃芩苦寒瀉肺火 子淸大腸濕熱可(황금고한사폐화 자청대장습열가) ㅡ황금은 맛이 쓰고 기(氣)가 차갑다. 폐화(肺火)를 제거하며, 자금(子芩)은 대장(大腸)의 습열(濕熱)을 제거하는 데 좋다.
황 련 (黃 蓮)	• 黃連味苦主淸熱 除痞明目止痢泄(황련미고주청열 제비명목지리설) ㅡ황련은 맛이 쓰다. 주로 열(熱)을 제거하며, 비색(痞塞)을 치료하고, 눈을 밝게 하며, 이 질(痢疾)·설사(泄瀉)를 치료한다.
황 백 (黃 栢)	• 黃栢苦寒主降火 濕熱骨蒸下血可(황백고한주강화 습열골증하혈가) ㅡ황백은 맛이 쓰고 기(氣)가 차갑다. 주로 화(火)를 내리며, 습열(濕熱)과 골증열(骨蒸熱) 및 하혈(下血) 등에 좋다.

(4) 치습문(治濕門)[737]

습기(濕氣)는 변화시키고 이루어가는(成) 작용을 하는데, 인체에서는 기허(氣虛)하여 수곡(水穀)을 운화(運化)시키지 못하면 습(濕)이 생성되므로 마땅히 보기(補氣)시키고 습(濕)을 제거하는 약물을 사용해야 한다.

또 비위(脾胃)를 조화(調和)시키고, 습(濕)을 제거하며, 소변(小便)을 원활하게 배설시키는 약물이 마땅하다.

외부(外部)가 습(濕)한 경우에는 마땅히 땀을 내서 습(濕)을 흩어지게 해야 하므로 풍문약(風門藥)을 사용하는 것이 마땅한데, 풍(風)은 능히 습(濕)을 이기고 제거하기 때문이다.

무릇 습(濕)과 한(寒)은 모두 음(陰)에 속하므로 치한문(治寒門)과 함께 보아야 한다.

치습약(治濕藥)을 정리하면 아래 표와 같다.

〈표 10-6〉 치습약(治濕藥)

약 물	약성가(藥性歌)
감 초 (甘 草)	• 甘草甘溫和諸藥 生能瀉火灸溫作(감초감온화제약 생능사화구온작) –감초는 맛이 달고 기(氣)가 따뜻하다. 모든 약(藥)을 조화시키며, 생것은 화(火)를 제거하고, 구운 것은 온화(溫和)하게 한다.
대복피 (大腹皮)	• 腹皮微溫下膈氣 健脾消腫且安胃(복피미온하격기 건비소종차안위) –대복피는 기(氣)가 약간 따뜻하다. 격기(膈氣)를 내리며, 비(脾)를 건장하게 하고, 부종(浮腫)을 치료하며, 또한 위(胃)를 편안하게 한다.
등 심 (燈 心)	• 燈草味甘利小水 癃閉成淋濕腫止(등초미감이소수 융폐성림습종지) –등심초는 맛이 달다. 소변을 잘 보게 하며, 융폐(癃閉)와 임력(淋瀝) 및 습(濕)으로 인한 부종(浮腫)을 치료한다.
목 과 (木 瓜)	• 木瓜味酸脚腫濕 藿亂轉筋膝拘急(목과미산각종습 곽란전근슬구급) –목과는 맛이 시다. 각기(脚氣)·부종(浮腫)·습비(濕痺)·곽란(癨亂)·전근(轉筋)과 무릎의 구급(拘急)을 치료한다.
반 하 (半 夏)	• 半夏味辛咳嘔繩 健脾燥濕痰頭疼(반하미신해구승 건비조습담두동) –반하는 맛이 맵다. 해수(咳嗽)와 구토(嘔吐)를 치료하며, 비(脾)를 건장하게 하고, 습(濕)을 제거하며, 담(痰)으로 인한 두통(頭痛)을 치료한다.

---

737) 醫學入門·本草分類·治濕門, p. 681.

약 물	약성가(藥性歌)
백 출 (白 朮)	• 白朮甘溫健脾胃 止瀉除濕兼痰痞(백출감온건비위 지사제습겸담비) －백출은 맛이 달고 기(氣)가 따뜻하다. 비위(脾胃)를 건강하게 하고, 설사(泄瀉)를 치료하며, 습(濕)을 제거하고, 겸하여 담(痰)과 비색(痞塞)을 치료한다.
백편두 (白扁豆)	• 扁豆微涼酒毒却 下氣和中轉筋霍(편두미량주독각 하기화중전근곽) －백편두는 기(氣)가 약간 서늘하다. 주독(酒毒)을 제거하며, 하기(下氣)시키고, 비위(脾胃)를 조화롭게 하며, 전근(轉筋)과 곽란(癨亂)을 치료한다.
복 령 (茯 苓)	• 茯苓味淡利竅美 白化痰涎赤通水(복령미담이규미 백화담연적통수) －복령은 맛이 덤덤하다. 공규(孔竅)를 통리(通利)시키며, 백복령은 담연(痰涎)을 치료하고, 적복령은 수액(水液)을 소통(疏通)시킨다.
복 신 (茯 神)	• 茯神補心善鎭驚 恍惚健忘怒恚情(복신보심선진경 황홀건망노에정) －복신은 심(心)을 보익(補益)하며, 놀란 것을 진정(鎭靜)시키고, 황홀(恍惚)이나 건망(健忘) 및 분노(忿怒)의 정서를 치료한다.
사군자 (使君子)	• 使君甘溫治諸蟲 消疳淸濁瀉痢功(사군감온치제충 소감청탁사리공) －사군자는 맛이 달고 기(氣)가 따뜻하다. 제반 충(蟲)으로 인한 질병과 오감(五疳)을 치료하며, 소변이 탁(濁)한 것을 맑게 하고, 설사(泄瀉)와 이질(痢疾)을 치료한다.
산 사 (山 査)	• 山査味甘磨肉食 療疝健胃膨瘡息(산사미감마육식 요산건위팽창식) －산사는 맛이 달다. 육적(肉積)·식적(食積)을 소화시키며, 산증(疝症)을 치료하고, 위(胃)를 건강하게 하며, 복부(腹部)의 팽만(膨滿)과 창양(瘡瘍)을 치료한다.
산 약 (山 藥)	• 薯蕷甘溫善補中 理脾止瀉益腎功(서여감온선보중 이비지사익신공) －서여는 맛이 달고 기(氣)가 따뜻하다. 중기(中氣)를 보익(補益)하며, 비(脾)를 조리(調理)하고, 설사(泄瀉)를 치료하며, 신(腎)을 보익(補益)하는 효능이 있다.
의이인 (薏苡仁)	• 薏苡味甘除濕痺 治肺癰痿狗攣類(의이미감제습비 치폐옹위구련류) －의이인은 맛이 달다. 습비(濕痺)를 치료하며, 폐옹(肺癰)과 폐위(肺痿) 및 근(筋)의 경련(痙攣)과 같은 질병을 치료한다.
인 삼 (人 蔘)	• 人蔘味甘補元氣 止渴生津調榮衛(인삼미감보원기 지갈생진조영위) －인삼은 맛이 달다. 원기(元氣)를 보익(補益)하고, 갈증(渴症)을 그치게 하며, 진액(津液)을 생성하고, 영위기(榮衛氣)를 조화롭게 한다.
저 령 (猪 苓)	• 猪苓味淡水濕緊 消腫通淋多損腎(저령미담수습긴 소종통림다손신) －저령은 맛이 덤덤하다. 수습(水濕)을 제거하며, 부종(浮腫)을 치료하고, 임력(淋瀝)을 소통(疏通)시키며, 많이 사용하면 신(腎)을 손상시킨다.
지 각 (枳 殼)	• 枳殼微溫解氣結 寬腸消脹不可缺(지각미온해기결 관장소창불가결) －지각은 기(氣)가 약간 따뜻하다. 기(氣)가 울결(鬱結)된 것을 풀어 주며, 장(腸)을 편하게 하고, 창만(脹滿)을 치료하는 데 빠져서는 안 된다.

약물	약성가(藥性歌)
지 실 (枳 實)	• 枳實味苦消食痞 破積化痰是長技(지실미고소식비 파적화담시장기) ㅡ지실은 맛이 쓰다. 음식의 비색(痞塞)을 제거하고, 적취(積聚)를 치료하며, 담(痰)을 제거하는 것이 효능이다.
창 출 (蒼 朮)	• 蒼朮甘溫能發汗 除濕寬中瘴可捍(창출감온능발한 제습관중장가한) ㅡ창출은 맛이 달다. 땀을 잘 내고, 습(濕)을 제거하며, 속을 편하게 하고, 장독(瘴毒)을 치료한다.
청 피 (靑 皮)	• 靑皮苦寒功氣滯 平肝安脾下食劑(청피고한공기체 평간안비하식제) ㅡ청피는 맛이 쓰고 기(氣)가 차갑다. 기체(氣滯)를 치료하며, 간(肝)을 화평(和平)하게 하고, 비(脾)를 편안하게 하며, 음식이 소화되어 내려가게 하는 약(藥)이다.
택 사 (澤 瀉)	• 澤瀉苦寒治腫渴 除濕通淋陰汗遏(택사고한치종갈 제습통림음한알) ㅡ택사는 맛이 쓰고 기(氣)가 차갑다. 부종(浮腫)과 갈증(渴症)을 치료하며, 습(濕)을 제거하고, 임력(淋瀝)을 소통시키며, 음한(陰汗)을 치료한다.
황 기 (黃 芪)	• 黃芪甘溫收汗表 托瘡生肌虛莫少(황기감온수한표 탁창생기허막소) ㅡ황기는 맛이 달고 기(氣)가 따뜻하다. 땀이 나는 것을 수렴(收斂)시키며, 창양(瘡瘍)을 치료하고, 기육(肌肉)을 생성시키며, 허약한 데는 적게 사용하지 않는다.
후 박 (厚 朴)	• 厚朴苦溫消脹滿 痰氣瀉痢不可緩(후박고온소창만 담기사리불가완) ㅡ후박은 맛이 쓰고 기(氣)가 따뜻하다. 창만(脹滿)을 치료하며, 담(痰)을 제거하고, 설사(泄瀉)와 이질(痢疾)에는 빨리 사용해야 한다.

(5) 치조문(治燥門)[738]

조기(燥氣)는 하강하고 거두어들이는(收) 작용을 하는데, 인체에서는 혈(血)의 기능이 허약(虛弱)하여 조(燥)한 현상이 나타난다.

대개 혈허(血虛)하면 열(熱)이 생성되고, 열(熱)은 건조하게 만들기 때문에 마땅히 열(熱)을 내리고 진액(津液)을 생성하는 약물과 혈(血)을 자양(滋養)하며 건조한 것을 윤택(潤澤)하게 하는 약물을 사용해야 한다.

무릇 조(燥)와 열(熱)은 모두 양(陽)에 속하므로 마땅히 치열문(治熱門)과 함께 보아야 한다.

치조약(治燥藥)을 정리하면 〈표 10-7〉과 같다.

---

738) 醫學入門·本草分類·治燥門, p. 718.

<표 10-7> 치조약(治燥藥)

약 물	약성가(藥性歌)
관동화 (款冬花)	• 款花甘溫止喘咳 補劣除煩且理肺(관화감온지천해 보열제번차리폐) 　一관동화는 맛이 달고 기(氣)가 따뜻하다. 천식(喘息)과 해수(咳嗽)를 치료하며, 허약한 　것을 보충하고, 심번(心煩)을 치료하며, 또한 폐(肺)를 조리(調理)한다.
구기자 (拘杞子)	• 枸杞甘溫添精髓 明目祛風陽事起(구기감온첨정수 명목거풍양사기) 　一구기자는 맛이 달고 기(氣)가 따뜻하다. 정수(精髓)를 보충하며, 눈을 밝게 하고, 풍(風) 　을 제거하며, 양사(陽事)를 일으킨다.
녹 용 (鹿 茸)	• 鹿茸甘溫滋陰主 泄精溺血崩帶愈(녹용감온자음주 설정뇨혈붕대유) 　一녹용은 맛이 달고 기(氣)가 따뜻하다. 자음(滋陰)을 주로 하고, 정(精)이 빠져나가는 것 　이나 요혈(尿血)·붕루(崩漏)·대하(帶下)를 치료한다.
당 귀 (當 歸)	• 當歸性溫主生血 補心扶虛逐瘀結(당귀성온주생혈 보심부허축어결) 　一당귀는 기(氣)가 따뜻하다. 주로 혈(血)을 생성시키며, 심(心)을 보익(補益)하고, 허약한 　것을 도와주며, 어혈(瘀血)이 맺혀 있는 것을 제거한다.
도 인 (桃 仁)	• 桃仁甘寒潤大腸 通經破血癥瘀良(도인감한윤대장 통경파혈징어량) 　一도인은 맛이 달고 기(氣)가 차갑다. 대장(大腸)을 윤택하게 하며, 월경(月經)과 혈(血)을 　소통(疏通)시키고, 징가(癥瘕)와 어혈(瘀血)을 치료한다.
맥문동 (麥門冬)	• 麥門甘寒除虛熱 淸肺補心煩渴撤(맥문감한제허열 청폐보심번갈철) 　一맥문동은 맛이 달고 기(氣)가 차갑다. 허열(虛熱)을 제거하고, 폐(肺)를 맑게 하며, 심 　(心)을 보익(補益)하고, 번갈(煩渴)을 치료한다.
목단피 (牧丹皮)	• 牧丹苦寒通經血 無汗骨蒸血分熱(목단고한통경혈 무한골증혈분열) 　一목단피는 맛이 쓰고 기(氣)가 차갑다. 경혈(經血)을 소통(疏通)시키며, 땀이 나지 않거 　나 골증열(骨蒸熱) 및 혈분열(血分熱) 등을 치료한다.
백작약 (白芍藥)	• 白芍酸寒腹痛痢 能收能補虛寒忌(백작산한복통리 능수능보허한기) 　一백작약은 맛이 시고 기(氣)가 차갑다. 복통(腹痛)과 이질(痢疾)을 치료하며, 능히 수렴 　(收斂)하고 보익(補益)하며, 허한(虛寒)에는 사용하지 않는다.
비파엽 (枇杷葉)	• 枇杷葉苦偏理肺 解酒淸上兼吐穢(비파엽고편리폐 해주청상겸토예) 　一비파엽은 맛이 쓰다. 주로 폐(肺)를 조리(調理)하며, 주독(酒毒)을 풀어 주고, 상초(上焦) 　를 맑게 하며, 오탁(汚濁)한 것을 토(吐)하게 한다.
산조인 (酸棗仁)	• 酸棗味酸汗煩蠲 生能少睡炒多眠(산조미산한번견 생능소수초다면) 　一산조인는 맛이 시다. 허약하여 땀이 나는 것과 심번(心煩)을 치료하며, 생것은 잠을 적 　게 자게 하고, 초(炒)한 것은 잠을 많이 자게 한다.
생지황 (生地黃)	• 生地微寒淸濕熱 骨蒸煩勞消瘀血(생지미한청습열 골증번로소어혈) 　一생지황은 기(氣)가 약간 차갑다. 습열(濕熱)을 제거하며, 골증열(骨蒸熱)과 심번(心煩) 　및 노상(勞傷)을 치료하고, 어혈(瘀血)을 제거한다.

약 물	약성가(藥性歌)
석창포 (石菖蒲)	• 菖蒲性溫開心竅 去痺除風出聲妙(창포성온개심규 거비제풍출성묘) －석창포는 기(氣)가 따뜻하다. 심규(心竅)를 개통(開通)시키며, 비증(痺證)과 풍(風)을 제거하고, 음성(音聲)이 잘 나오게 한다.
숙지황 (熟地黃)	• 熟地微溫滋腎水 補血烏髭益精髓(숙지미온자신수 보혈오자익정수) －숙지황은 기(氣)가 약간 따뜻하다. 신수(腎水)를 자양(滋養)하며, 혈(血)을 보익(補益)하고, 수염을 검게 하며, 정수(精髓)를 보익(補益)한다.
오 매 (烏 梅)	• 烏梅酸溫收斂肺 止渴生津瀉痢退(오매산온수렴폐 지갈생진사리퇴) －오매는 맛이 시고 기(氣)가 따뜻하다. 폐(肺)를 수렴(收斂)시키며, 갈증(渴症)을 그치게 하고, 진액(津液)을 생성하며, 설사(泄瀉)와 이질(痢疾)을 치료한다.
오미자 (五味子)	• 五味酸溫能止渴 久嗽虛勞金水竭(오미산온능지갈 구수허로금수갈) －오미자는 맛이 시고 기(氣)가 따뜻하다. 능히 갈증(渴症)을 그치게 하며, 오랜 해수(咳嗽)와 허로(虛勞)를 치료하고, 금수(金水)의 기운(氣運)이 고갈(枯渴)된 것에 사용한다.
우 슬 (牛 膝)	• 牛膝味苦濕痺除 補精强足下胎瘀(우슬미고습비제 보정강족하태어) －우슬은 맛이 쓰다. 습비(濕痺)를 제거하며, 정(精)을 보충하고, 하지(下肢)를 강건하게 하며, 태(胎)를 내리고, 어혈(瘀血)을 치료한다.
원 지 (遠 志)	• 遠志氣溫敺悸驚 安神鎭心益聰明(원지기온구계경 안신진심익총명) －원지는 기(氣)가 따뜻하다. 경계(驚悸)를 치료하고, 심신(心神)을 안정시키며, 총명(聰明)하게 한다.
육종용 (肉蓯蓉)	• 蓯蓉味甘補精血 若驟用之反便滑(종용미감보정혈 약취용지반변활) －육종용은 맛이 달다. 정혈(精血)을 보익(補益)하는데, 갑자기 많이 사용하면 오히려 대변이 무르게 된다.
자 완 (紫 菀)	• 紫菀苦辛痰喘咳 吐膿寒熱竝痿肺(자완고신담천해 토농한열병위폐) －자완은 맛이 쓰면서 맵다. 담(痰)을 제거하고, 천식(喘息)과 해수(咳嗽) 및 농혈(膿血)을 토(吐)하는 것을 치료하며, 한열(寒熱)의 기운(氣運)이 맺혀 있는 것이나 폐위(肺痿)에 사용한다.
적작약 (赤芍藥)	• 赤芍酸寒能散瀉 破血通經産後怕(적작산한능산사 파혈통경산후파) －적작약은 맛이 시고 기(氣)가 차갑다. 설사(泄瀉)를 치료하며, 어혈(瘀血)을 제거하고, 월경(月經)을 소통(疏通)시키며, 산후(産後)에는 주의하여 사용한다.
죽 력 (竹 瀝)	• 竹瀝味甘除痰火 虛熱渴煩汗亦妥(죽력미감제담화 허열갈번한역타) －죽력은 맛이 달다. 담화(痰火)를 제거하며, 허열(虛熱)·갈증(渴症)·심번(心煩)·자한(自汗)을 치료한다.
지골피 (地骨皮)	• 地骨皮寒能解肌 蒸汗熱血强陰宜(지골피한능해기 증한열혈강음의) －지골피는 기(氣)가 차갑다. 능히 기육(肌肉)의 열(熱)을 풀어 주며, 골증열(骨蒸熱)로 땀이 나는 것이나 혈열(血熱)을 치료하고, 음기(陰氣)를 강하게 한다.

약 물	약성가(藥性歌)
지 모 (知 母)	• 知母味苦熱渴除 骨蒸有汗痰咳舒(지모미고열갈제 골증유한담해서) －지모는 맛이 쓰다. 신열(身熱)과 갈증(渴症)을 치료하고, 골증열(骨蒸熱)로 땀이 나는 것이나 담(痰)·해수(咳嗽)를 치료한다.
천 궁 (川 芎)	• 川芎性溫止頭疼 養新生血開鬱升(천궁성온지두동 양신생혈개울승) －천궁은 기(氣)가 따뜻하다. 두통(頭痛)을 치료하며, 새로운 혈(血)을 생성하고 자양(滋 養)하며, 울체(鬱滯)된 것을 개통(開通)시킨다.
천문동 (天門冬)	• 天門甘寒肺癰痿 喘嗽熱痰皆可宜(천문감한폐옹위 천수열담개가의) －천문동은 맛이 달고 기(氣)가 차갑다. 폐옹(肺癰)과 폐위(肺痿), 천식(喘息)과 해수(咳嗽) 및 열(熱)로 인한 담(痰)을 치료한다.
패 모 (貝 母)	• 貝母微寒痰嗽宜 開鬱除煩肺癰痿(패모미한담수의 개울제번폐옹위) －패모는 기(氣)가 약간 차갑다. 담(痰)과 해수(咳嗽)를 치료하고, 울체(鬱滯)된 것을 개통 (開通)시키며, 심번(心煩)과 폐옹(肺癰)·폐위(肺痿)를 치료한다.
행 인 (杏 仁)	• 杏仁苦溫風痰喘 大腸氣閉便可頓(행인고온풍담천 대장기폐변가돈) －행인은 맛이 쓰고 기(氣)가 따뜻하다. 풍(風)으로 인한 담(痰)이나 천식(喘息)을 치료하 며, 대장(大腸)의 기(氣)가 폐색(閉塞)되어 변비(便秘)가 된 것을 무르게 한다.

2. 방제(方劑)

1) 정의(定義)

방제(方劑)는 개별 약물(藥物)의 기미(氣味)와 효능을 바탕으로 치료하고자 하는 질병에 적합하도록 포제(炮製)를 한 약물(藥物)을 다른 약물(藥物)과의 배합을 통해 치료효능을 더욱 높일 뿐만 아니라 환자의 상태와 질병의 특성에 가장 효과적으로 작용할수 있는 제형(劑形)을 결정하는 과정이다.

2) 군신좌사(君臣佐使)

군신좌사(君臣佐使)는 처방(處方)을 구성할 때에 약물(藥物)의 배오(配伍)에 대한 체계로, 처방(處方)을 구성하는 약물(藥物)의 치료 작용을 국가를 다스리는 체계에 비유하여 주종(主從) 관계로 설명하는 방법이다.[739)740)]

군약(君藥)은 질병의 원인이나 주요 증상에 대하여 주된 치료 작용을 하는 약물(藥物)로, 처방(處方)을 구성하는 약물(藥物) 중 핵심이 되는 약물(藥物)이다.

신약(臣藥)은 군약(君藥)을 보조하는 약물(藥物)로, 군약(君藥)의 치료 작용을 강화시키는 약물(藥物)이다.

좌약(佐藥)은 신약(臣藥)의 작용에 순응하는 약물(藥物)로, 군약(君藥)과 신약(臣藥)의 치료 작용을 강화시키거나 독성(毒性)을 약화시키는 약물(藥物)이다.

사약(使藥)은 처방(處方) 중의 약물(藥物)이 질병이 발생한 경맥(經脈)이나 장부(臟腑)에 도달할 수 있도록 인도(引導)하거나, 약물(藥物) 상호 간에 조화를 유도하는 약물(藥物)이다.

3) 칠정(七情)

칠정(七情)은 처방(處方)을 구성할 때에 약물(藥物)의 배오(配伍)에 따라 상호 작용이 발생하여 서로 효능을 강화시키거나, 독성(毒性)을 제약하며 또는 서로 금기(禁忌)가 되는 관계를 개괄한 것이다.[741]

(1) 단행(單行)

단행(單行)은 한 가지의 약물(藥物)로 질병을 치료하는 것으로 독행(獨行)이라고도 한다.[742]

---

739) 東醫寶鑑·湯液序例, p. 1811.
　　"帝曰 方制君臣 何謂也. 岐伯對曰 主病之謂君 佐君之謂臣 應臣之謂使 非上中下三品之謂也: 황제(黃帝)가 말하기를 처방(處方)을 만드는 데 군신(君臣)의 관계가 있으니 무엇을 말하는가? 기백(岐伯)이 대답하기를 질병을 치료함에 주(主)가 되는 것을 군약(君藥)이라 하고, 군약(君藥)을 도와주는 것을 신약(臣藥)이라 하며, 신약(臣藥)의 작용에 상응하는 것을 사약(使藥)이라 하니 약(藥)의 상중하(上中下) 세 가지 품질을 말하는 것이 아니다."

740) 東醫寶鑑·湯液序例, p. 1811.
　　"藥有君臣佐使 以相宣攝合和 宜用一君二臣三佐五使 又可一君三臣九佐使也 今按用藥 猶如立人之制 若多君少臣多臣少佐 則氣力不周也: 약(藥)에는 군신좌사(君臣佐使)의 관계가 있어 서로 작용을 도와주고(宣) 억제하며(攝) 조화시키니 군약(君藥) 한 가지에 신약(臣藥) 두 가지, 좌약(佐藥) 세 가지, 사약(使藥) 다섯 가지를 사용하는 것이 마땅하며, 또는 군약(君藥) 한 가지에 신약(臣藥) 세 가지, 좌사약(佐使藥) 아홉 가지를 사용하는 것도 괜찮다. 지금 약(藥)을 사용하는 것을 살펴보면 사람들이 제도를 세우는 것과 같아서 만약 군약(君藥)이 많고 신약(臣藥)이 적거나 신약(臣藥)이 많고 좌약(佐藥)이 적으면 약(藥)의 기력(氣力)이 두루 미치지 못한다."

(2) 상수(相須)

상수(相須)는 효능이 유사한 약물(藥物)을 배합하여 효능을 증가시키는 협조 관계이다.[743]

(3) 상사(相使)

상사(相使)는 약성(藥性)이 다른 약물(藥物)을 배합하여 주(主)가 되는 약물(藥物)의 효능을 증가시키는 협조 관계이다.[744]

(4) 상오(相惡)

상오(相惡)는 한 약물(藥物)이 다른 약물(藥物)의 효능을 감소시키는 제약(制約) 관계이다.[745]

(5) 상외(相畏)

상외(相畏)는 한 약물(藥物)이 다른 약물(藥物)의 독성(毒性)이나 극렬(極烈)한 작용

---

741) 東醫寶鑑·湯液序例, p. 1811.
"藥有陰陽 配合子母兄弟 根莖花實 草石骨肉. 有單行者 有相須者 有相使者 有相畏者 有相惡者 有相反者 有相殺者. 凡此七情 合和時視之 當用相須相使者 勿用相惡相反者 若有毒宜制 可用相畏相殺者 不爾勿合用也: 약(藥)에 음양(陰陽)이 있으니 부모형제와 같은 관계를 살펴 뿌리와 줄기, 꽃과 열매, 풀과 광물, 뼈와 살로 된 약재(藥材)를 배합한다. 약(藥)에는 단행(單行), 상수(相須), 상사(相使), 상외(相畏), 상오(相惡), 상반(相反), 상살(相殺)의 관계가 있다. 이 약(藥)의 칠정(七情)은 약(藥)을 배합할 때 살펴보아야 하니 상수(相須)와 상사(相使)는 마땅히 사용할 수 있고, 상오(相惡)와 상반(相反)은 사용하지 말며, 만약 독성(毒性)을 제압하고자 하면 상외(相畏)와 상살(相殺)은 사용할 수 있으나 이 경우가 아니면 배합하여 사용하지 말아야 한다."
742) 本草綱目·神農本經名例, p. 24.
"獨行者 單方不用輔也: 독행(獨行)은 하나의 약(藥)을 사용하는 것으로, 도와주는 약(藥)을 사용하지 않는다."
743) 本草綱目·神農本經名例, p. 24.
"相須者 同類不可離也 如人參甘草 黃柏知母之類: 상수(相須)는 같은 류(類)의 약(藥)으로 서로 떨어지지 않는 것이니, 인삼(人蔘)과 감초(甘草), 황백(黃柏)과 지모(知母) 같은 류(類)의 약(藥)이다."
744) 本草綱目·神農本經名例, p. 24.
"相使者 我之佐使也: 상사(相使)는 나를 도와주는 약(藥)이다."
745) 本草綱目·神農本經名例, p. 24.
"相惡者 奪我之能也: 상오(相惡)는 나의 효능을 빼앗는 것이다."

을 감소시키는 제약(制約) 관계이다.[746]

    (6) 상반(相反)
    상반(相反)은 두 약물(藥物)을 함께 사용할 경우 부작용을 일으키기 쉬워 상오(相惡)보다 제약(制約)이 심한 금기(禁忌)의 관계이다.[747]

    (7) 상살(相殺)
    상살(相殺)은 한 약물(藥物)이 다른 약물(藥物)의 독성(毒性)을 제압하는 제약(制約) 관계이다.[748]

4) 칠방(七方)
    칠방(七方)은 처방(處方)을 구성하는 약물(藥物)의 수(數)나 처방(處方)의 수(數)를 중심으로 처방(處方)의 활용 목적에 따른 기본 유형(類型)을 분류한 것이다.[749]

    (1) 대방(大方)
    대방(大方)은 많은 수(數)의 약물(藥物)을 사용하거나 많은 양(量)의 약물(藥物)을

---

746) 本草綱目·神農本經名例, p. 24.
    "相畏者 受彼之制也: 상외(相畏)는 다른 약(藥)의 제압을 받는 것이다."
747) 本草綱目·神農本經名例, p. 24.
    "相反爲害深於相惡者 謂彼雖惡我 我無忿心 猶如牛黃惡龍骨 而龍骨得牛黃更良 此有以制服故也. 相反者 則彼我交讎 必不和合. 今畫家用雌黃胡粉 相近 便自黯 妒可證矣……相反者 兩不相合也: 상반(相反)은 상오(相惡)보다 상해(傷害)가 심한 것으로, 다른 약(藥)이 비록 나를 싫어하더라도 내가 원망하는 마음이 없는 것이니, 우황(牛黃)이 용골(龍骨)을 싫어하나 용골(龍骨)이 우황(牛黃)의 작용을 얻으면 도리어 좋은 것과 같으며, 이것은 제어하는 작용을 얻는 것이 있기 때문이다. 상반(相反)은 다른 약(藥)과 내가 서로 원수(怨讎)와 같아 반드시 화합이 될 수 없다. 지금 화가(畫家)에서 자황(雌黃)과 호분(胡粉)을 사용함에 서로 가까이하면 곧 검게 되니 투기하는 증거이다.…… 상반(相反)은 두 가지가 서로 화합(和合)하지 못하는 것이다."
748) 本草綱目·神農本經名例, p. 24.
    "相殺者 制彼之毒也: 상살(相殺)은 다른 약(藥)의 독성(毒性)을 제압하는 것이다."
749) 東醫寶鑑·湯液序例, p. 1813.
    "七方者 大方 小方 緩方 急方 奇方 偶方 複方也: 칠방(七方)은 대방(大方), 소방(小方), 완방(緩方), 급방(急方), 기방(奇方), 우방(偶方), 복방(複方)이다."

사용하는 처방(處方)으로, 주(主)된 증상 이외에 겸한 증상이 있거나 하초(下焦)에 발생한 질병의 치료에 사용한다.[750)751)]

(2) 소방(小方)

소방(小方)은 적은 수(數)의 약물(藥物)을 사용하거나 적은 양(量)의 약물(藥物)을 사용하는 처방(處方)으로, 겸한 증상이 없거나 상초(上焦)에 발생한 질병의 치료에 사용한다.[752)753)]

(3) 완방(緩方)

완방(緩方)에는 여러 가지의 구분이 있으나 대체로 약물(藥物)의 작용이나 치료효과 등이 완만(緩慢)하게 나타나며 근본적인 치료에 활용하는 처방(處方)이다.[754)755)]

(4) 급방(急方)

급방(急方)에는 여러 가지의 구분이 있으나 대체로 응급 상황에 사용하거나 또는 약물(藥物)의 작용이나 치료효과 등이 빠르게 나타나며 대증(對證) 치료에 활용하는 처방(處方)이다.[756)757)]

---

750) 醫學入門·本草總括, p.590.
　　"大方君一臣二佐九 病有兼證者用之 或病在肝腎之下而遠者 分兩多而頻服之 亦大方也: 대방(大方)은 군약(君藥)이 한 개, 신약(臣藥)이 두 개, 좌약(佐藥)이 아홉 개다. 질병에 겸한 증상이 있을 때 사용하며, 혹 질병이 간신(肝腎)과 같이 아래쪽이나 먼 부위에 있는 경우, 또 약(藥)의 분량을 많이 하여 자주 복용하는 것도 역시 대방(大方)이다."

751) 本草綱目·七方, p. 33.
　　"病有兼證而邪不一 不可以一二味治者 宜之: 질병에 겸한 증상이 있으면서 사기(邪氣)가 한 가지가 아니고, 한두 가지의 약(藥)으로 치료가 안 될 때 마땅하다."

752) 醫學入門·本草總括, p. 590.
　　"小方君一臣二 病無兼證者用之 或病在心肺之上而近者 分兩少而頻服之 亦小方也: 소방(小方)은 군약(君藥)이 한 개, 신약(臣藥)이 두 개다. 질병에 겸한 증상이 없을 때 사용하며, 혹 질병이 심폐(心肺)와 같이 위쪽이나 가까운 부위에 있는 경우, 또 약(藥)의 분량을 적게 하여 자주 복용하는 것도 역시 소방(小方)이다."

753) 本草綱目·七方, p. 33.
　　"病無兼證 邪氣專一 可一二味治者 宜之: 질병에 겸한 증상이 없으면서 사기(邪氣)가 오로지 한 가지이고, 한두 가지의 약(藥)으로 치료가 될 때 마땅하다."

(5) 기방(奇方)

기방(奇方)은 양수(陽數)의 약물(藥物)을 사용하여 구성하는 처방(處方)으로, 양(陽) 의 부위 또는 상초(上焦)에 작용하거나 사하(瀉下)시킬 목적으로 사용하는 처방(處方) 이다.[758)759)]

(6) 우방(偶方)

우방(偶方)은 음수(陰數)의 약물(藥物)을 사용하여 구성하는 처방(處方)으로, 음(陰)

---

754) 醫學入門 · 本草總括, p. 590.

　　"緩方有五. 有甘以緩之之緩方 如糖蜜大棗甘草 取其呫能戀膈也. 有丸以緩之之緩方 氣行遲也. 有 無毒治本之緩方 功自緩也. 有品件群衆之緩方 或表裏藥同劑 或升降藥同劑 更相拘制 各逞其能 而 不得肆其毒也. 有補上治上之緩方 心肺病不厭頻而少 是也: 완방(緩方)에는 다섯 가지가 있다. 첫 째는 단맛으로 완화(緩和)시키는 완방(緩方)이니 엿·꿀·대추(大棗)·감초(甘草)와 같은 약(藥)은 단맛이 능히 흉격(胸膈)에 작용하는 바를 취하는 것이다. 둘째는 환약(丸藥)으로 완화(緩和)시키 는 완방(緩方)이니 기(氣)의 운행이 느린 것이다. 셋째는 무독(無毒)한 약(藥)으로 근본을 치료하 는 완방(緩方)이니 효능이 완만하다. 넷째는 약품(藥品)의 수(數)를 군중과 같이 많이 하는 완방 (緩方)이니, 혹 표약(表藥)과 리약(裏藥)을 함께 사용하거나, 혹 상승시키거나 하강시키는 약(藥) 을 함께 사용하면 도리어 서로 제약하므로 그 효능은 유지되면서 독성(毒性)은 작용하지 않는다. 다섯째는 상초(上焦)를 도와주거나 상초(上焦)를 치료하는 완방(緩方)이니 심폐(心肺)의 질병에 자주 복용하게 하면서 적은 양(量)을 사용하는 것이 완방(緩方)이다."

755) 本草綱目 · 七方, p. 33.

　　"緩則氣味薄……治主宜緩 緩則治其本也: 완방(緩方)은 기미(氣味)가 엷다.…… 주(主)된 것을 치 료하는 데는 완방(緩方)이 마땅하니 완방(緩方)은 본(本)을 치료하는 것이다."

756) 醫學入門 · 本草總括, pp. 590~591.

　　"急方有五. 有急病急攻之急方 如中風牙關緊急 用續命 是也. 有藥性急烈之急方 如溲便閉塞 借用 備急丸 是也. 有湯散蕩滌之急方 下咽易散 故也. 有藥性有毒治標之急方 汗吐下劑 是也. 有補下治 下之急方 肝腎之病 不厭頓而多 是也: 급방(急方)에는 다섯 가지가 있다. 첫째는 치료가 시급한 질 병에 급히 공략(攻略)하는 급방(急方)이니 중풍(中風)으로 입이 벌어지지 않는 경우에 속명탕(續 命湯)을 사용하는 경우이다. 둘째는 약(藥)의 성질이 빠르고 강력한 급방(急方)이니 대소변이 막 혔을 때 비급환(備急丸)의 작용을 빌려 쓰는 경우이다. 셋째는 탕제(湯劑)나 산제(散劑)로 씻어내 듯 제거하는 급방(急方)이니 목으로 내려가면 쉽게 퍼지기 때문이다. 넷째는 약(藥)의 성질이 독 성(毒性)이 있으며 표(標)를 치료하는 급방(急方)이니, 발한(發汗)·구토(嘔吐)·사하(瀉下)시키는 처방(處方)이다. 다섯째는 하초(下焦)를 도와주거나 하초(下焦)를 치료하는 급방(急方)이니, 간신 (肝腎)의 질병에 한번에 많은 양(量)을 사용하는 것이 급방(急方)이다."

757) 本草綱目 · 七方, p. 33.

　　"急則氣味濃……治客宜急 急則治其標也: 급방(急方)은 기미(氣味)가 짙다.…… 사기(邪氣)가 침 입한 것(客)을 치료하는 데는 급방(急方)이 마땅하니, 급방(急方)은 표(標)를 치료하는 것이다."

의 부위 또는 하초(下焦)에 작용하거나 발한(發汗)시킬 목적으로 사용하는 처방이다.[760)761]

(7) 복방(複方)

복방(複方)은 여러 가지의 구분이 있으나 대체적으로 두 가지 이상의 처방(處方)을 합하거나, 여러 개의 처방(處方)을 번갈아 사용하는 경우이다.[762)763]

5) 십제(十劑)

십제(十劑)는 효능을 중심으로 처방(處方)의 기본 유형(類型)을 분류한 것으로, 후대

---

758) 醫學入門·本草總括, p. 591.
　　"奇方有二. 有單方之奇方 用一物 是也. 有數合陽數之奇方 一三五七九 皆陽數也. 故奇方宜下不宜汗 凡入陽之分 亦謂之奇: 기방(奇方)에는 두 가지가 있다. 첫째는 단방(單方)의 기방(奇方)이 있으니 하나의 약물(藥物)을 사용하는 것이다. 둘째는 양수(陽數)로 여러 개를 합하는 기방(奇方)이니 일(一)·삼(三)·오(五)·칠(七)·구(九)는 모두 양수(陽數)다. 그러므로 기방(奇方)은 사하(瀉下)시키는 데 마땅하고 발한(發汗)시키는 데는 마땅하지 않다. 무릇 양(陽)의 부위로 들어가는 약(藥)도 역시 기방(奇方)이라 한다."

759) 本草綱目·七方, p. 33.
　　"奇方有二. 有獨用一物之奇方 病在上而近者宜之. 有藥合陽數一三五七九之奇方 宜下不宜汗: 기방(奇方)에는 두 가지가 있다. 한 가지 약(藥)을 단독으로 사용하는 기방(奇方)이 있으니 질병이 상부(上部)에 있으면서 가까운 곳에 있는 것에 마땅하다. 약(藥)을 일(一)·삼(三)·오(五)·칠(七)·구(九)의 양수(陽數)로 합하는 기방(奇方)이 있으니 사하(瀉下)시키는 데 마땅하고 발한(發汗)시키는 데는 마땅하지 않다."

760) 醫學入門·本草總括, p. 591.
　　"偶方有二. 有古之複方之偶方. 二四六八十 皆陰數也. 故偶方宜汗不宜下 凡入陰之分 亦謂之偶: 우방(偶方)에는 두 가지가 있다. 첫째는 옛날의 두 가지 처방(處方)을 서로 합하는 우방(偶方)이다. 둘째는 이(二)·사(四)·육(六)·팔(八)·십(十)이 모두 음수(陰數)니 짝수로 합하는 우방(偶方)이다. 따라서 우방(偶方)은 발한(發汗)시키는 데 마땅하고 사하(瀉下)시키는 데는 마땅하지 않다. 무릇 음(陰)의 부위로 들어가는 약(藥)도 역시 우방(偶方)이라 한다."

761) 本草綱目·七方, p. 34.
　　"偶方有三. 有兩味相配之偶方. 有古之二方相合之偶方 古謂之複方 皆病在下而遠者宜之. 有藥合陰數二四六八十之偶方 宜汗不宜下: 우방(偶方)에 세 가지가 있다. 첫째는 두 가지 약(藥)을 서로 배합하는 우방(偶方)이다. 둘째는 옛날의 두 가지 처방을 서로 합하는 우방(偶方)이 있으니 옛날에 복방(複方)이라 말한 것으로 질병이 하부(下部)에 있으면서 먼 곳에 있는 것에 마땅하다. 셋째는 약(藥)을 이(二)·사(四)·육(六)·팔(八)·십(十)의 음수(陰數)로 배합하는 우방(偶方)이 있으니 발한(發汗)시키는 데 마땅하고 사하(瀉下)시키는 데는 마땅하지 않다."

(後代)에 부족한 부분에 대한 보완이 계속되어 이십사제(二十四劑)로 분류하기도 한다.[764)765)]

(1) 선제(宣劑)

선제(宣劑)는 막힌 것을 소통시키는 작용을 하는 처방(處方)으로 기혈(氣血)의 운행이 막히고 정체(停滯)되어 흩어지지 않을 때 사용한다.[766)]

(2) 통제(通劑)

통제(通劑)는 머물러 있는 것을 뚫어 주는 작용을 하는 처방(處方)으로 기혈(氣血)이

---

762) 醫學入門·本草總括, p. 591.

"複方有二. 有二方三方之複方 如調胃承氣湯 加連翹黃芩山梔薄荷 爲凉膈散 加防風荊芥石羔滑石桔梗川芎麻黃當歸芍藥白朮 爲防風通聖散. 有分兩均齊之複方 胃風湯 是也: 복방(複方)에는 두 가지가 있다. 첫째는 두세 개의 처방(處方)을 합하는 복방(複方)이니 조위승기탕(調胃承氣湯)에 연교(連翹)·황금(黃芩)·산치자(山梔子)·박하(薄荷)를 더하여 양격산(凉膈散)이 되거나, 방풍(防風)·형개(荊芥)·석고(石膏)·활석(滑石)·길경(桔梗)·천궁(川芎)·마황(麻黃)·당귀(當歸)·작약(芍藥)·백출(白朮)을 더하여 방풍통성산(防風通聖散)이 되는 것과 같다. 둘째는 약(藥)의 분량을 같게 하는 복방(複方)이니 위풍탕(胃風湯)이 그것이다."

763) 本草綱目·七方, p. 34.

"奇之不去則偶之 是謂重方……奇之不去 複以偶 偶之不去 複以奇 故曰複 複者 再也 重也. 所謂十補一泄 數泄一補也. 又傷寒見風脈 傷風得寒脈 爲脈證不相應 宜以複方主之: 기방(奇方)으로 질병이 제거되지 않으면 우방(偶方)을 사용하니 이것을 중방(重方)이라 한다.…… 기방(奇方)으로 질병이 제거되지 않으면 거듭하여 우방(偶方)으로 치료하고, 우방(偶方)으로 질병이 제거되지 않으면 거듭하여 기방(奇方)으로 치료하므로 복방(複方)이라 하고 복(複)은 재차, 자주(중복)의 뜻이다. 이른바 열 번을 보충하면 한 번은 새어 나가게 하고, 자주 새어 나가게 하면 한 번은 보충하라는 것이다. 또한 상한(傷寒)에 풍맥(風脈)이 나타나고 상풍(傷風)에 한맥(寒脈)이 나타나 맥(脈)과 증상이 상응하지 않으면 마땅히 복방(複方)으로 치료한다."

764) 東醫寶鑑·湯液序例, p. 1814.

"藥有宣通補泄輕重澁滑燥濕 此十者藥之大體 而本經都不言之 後人亦所未述 遂令調合湯藥有昧於此: 약(藥)에는 선제(宣劑), 통제(通劑), 보제(補劑), 설제(泄劑), 경제(輕劑), 중제(重劑), 삽제(澁劑), 활제(滑劑), 조제(燥劑), 습제(濕劑)가 있으니, 이 열 가지는 약(藥)에 대한 대체적인 분류로 본경(本經)에서도 모두 언급하지 않았고 후세 사람들도 기술하지 않아 탕약(湯藥)을 조제하거나 합할 때도 이것에 대하여 알지 못한다."

765) 東醫寶鑑·湯液序例, p. 1814.

"藥有十劑 今詳之 惟寒熱二種 何獨見遺……今補此二種 以盡厥旨: 약(藥)에 십제(十劑)가 있다는 것이 요즘은 상세하나 오직 한제(寒劑)와 열제(熱劑)의 두 가지는 어찌 빠져 있는가.…… 지금 이 두 가지를 보충함으로써 그 요지를 다하였다."

나 수액(水液) 등이 유통(流通)되지 않을 때 소통시켜 운행이 되도록 하고자 사용한다.[767]

(3) 보제(補劑)

보제(補劑)는 허약한 것을 보충하는 처방(處方)으로 기혈(氣血)이 부족하거나 쇠약한 것을 보충할 때 사용한다.[768]

(4) 설제(泄劑)

설제(泄劑)는 막혀 있는 것을 빠져나가게 하여 소통시키는 처방(處方)으로 기혈(氣血)이나 대소변 등이 막혀 있는 것을 빠져나가게 할 때 사용한다.[769]

(5) 경제(輕劑)

경제(輕劑)는 실(實)한 것을 제거하는 처방(處方)으로 사기(邪氣)가 체표부(體表部)에 침범한 것을 흩어서 제거할 때 사용한다.[770]

---

766) 本草綱目·十劑, p. 34.
"宣可去壅 薑橘之屬 是也……外感六淫之邪 欲傳入裏 三陰實而不受 逆於胸中 天分氣分窒塞不通 而或嚔 或嘔 所謂壅也: 선제(宣劑)는 막힌 것을 펼치듯이 소통시키니 생강(生薑), 귤피(橘皮) 등이 속해 있는 약(藥)이다.…… 외감(外感)으로 육음(六淫)의 사기(邪氣)가 신체의 리부(裏部)로 전달되어 들어오고자 하나, 삼음(三陰)의 기운(氣運)이 실(實)하여 사기(邪氣)의 침입을 받지 않으면 흉중(胸中)으로 거슬러 가 천분(天分)과 기분(氣分)을 막고 소통을 방해하여, 혹 딸꾹질이나 혹은 구토(嘔吐)를 하니 막혔다고 하는 것이다."

767) 本草綱目·十劑, p. 34.
"通可去滯 通草防己之屬 是也……留而不行 必通以行之 如水病爲痰澼之類: 통제(通劑)는 유통(流通)되지 않고 머물러 있는 것을 뚫어 주니 통초(通草), 방기(防己) 등이 속해 있는 약(藥)이다.…… 머물러서 운행되지 않는 것은 반드시 소통시켜 운행이 되도록 해야 하는데 수액 대사의 질병으로 담벽(痰癖)이 된 것과 같은 류(類)이다."

768) 本草綱目·十劑, p. 35.
"補可去弱 人參羊肉之屬 是也……人參甘溫 能補氣虛 羊肉甘熱 能補血虛. 羊肉補形 人參補氣: 보제(補劑)는 허약한 것을 제거하니 인삼(人參), 양육(羊肉) 등이 속해 있는 약(藥)이다.…… 인삼(人參)은 맛이 달고 기운(氣運)이 따뜻하여 능히 기(氣)가 허약한 것을 도와주고, 양육(羊肉)은 맛이 달고 기운(氣運)이 더워 능히 혈(血)이 허약한 것을 도와준다. 양육(羊肉)은 형체를 도와주고 인삼(人參)은 기운(氣運)을 도와준다."

(6) 중제(重劑)

중제(重劑)는 눌러서 진정(鎭靜)시키는 처방(處方)으로 기(氣)가 위로 떠오르거나 정신작용이 안정 상태를 유지하지 못할 때 사용한다.[771]

(7) 삽제(澁劑)

삽제(澁劑)는 빠져나가는 것을 방지하는 처방(處方)으로 기혈(氣血)이나 수액(水液), 정(精) 등이 갈무리되지 않고 새어나가는 것을 거두어들일 때 사용한다.[772]

769) 本草綱目·十劑, p. 35.
　　"泄可去閉 葶藶大黃之屬 是也……葶藶苦寒 氣味俱厚 不減大黃 能泄肺中之閉 又泄大腸. 大黃走而不守 能泄血閉腸胃渣穢之物. 一泄氣閉 利小便 一泄血閉 利大便: 설제(泄劑)는 닫혀서 막혀 있는 것을 빠져나가게 하니 정력자(葶藶子), 대황(大黃) 등이 속해 있는 약(藥)이다.…… 정력자(葶藶子)는 맛이 쓰고 기운(氣運)이 차가워 기미(氣味)가 모두 두텁고, 대황(大黃)의 작용을 감소시키지 않으므로 능히 폐(肺)에 막혀 있는 것이나 대장(大腸)을 소통시켜 빠져나가게 한다. 대황(大黃)은 주행(走行)하여 머물러 있지 않으므로 능히 혈(血)이 막혀 있거나 장위(腸胃)의 찌꺼기 또는 오탁(汚濁)한 것을 빠져나가게 한다. 하나는 기(氣)가 막힌 것을 빠져나가게 하여 소변을 잘 보게 하고, 하나는 혈(血)이 막힌 것을 빠져나가게 하여 대변을 잘 보게 한다."
770) 本草綱目·十劑, p. 35.
　　"輕可去實 麻黃葛根之屬 是也……風寒之邪 始客皮膚 頭痛身熱 宜解其表: 경제(輕劑)는 표(表)가 실(實)한 것을 가볍게 흩어 주니 마황(麻黃), 갈근(葛根) 등이 속해 있는 약(藥)이다.…… 풍한(風寒)의 사기(邪氣)는 처음에 피부에 침범하여 두통(頭痛)과 발열(發熱)을 일으키므로 마땅히 표부(表部)에 있는 사기(邪氣)를 제거해야 한다."
771) 本草綱目·十劑, p. 35.
　　"重可去怯 磁石鐵粉之屬 是也……重者 鎭縋之謂也. 怯則氣浮 如喪神守 而驚悸氣上 朱砂水銀沉香黃丹寒水石之類 皆體重也: 중제(重劑)는 무서워하고 두려워하는 것을 안정시키니 자석(磁石), 철분(鐵粉) 등이 속해 있는 약(藥)이다.…… 중(重)은 붙잡아 매어 진정(鎭靜)시키는 것을 말한다. 무서워하면 기(氣)가 위로 떠올라 정신작용이 책무(責務)를 잃어버린 것과 같고 놀라 가슴이 두근거리며 기(氣)가 상행하니, 주사(朱砂)·수은(水銀)·침향(沉香)·황단(黃丹)·한수석(寒水石)과 같은 약(藥)은 본체가 무거워 진정(鎭靜)시키는 작용을 한다."
772) 本草綱目·十劑, p. 36.
　　"澁可去脫 牡蠣龍骨之屬 是也……滑則氣脫 如開腸洞泄 便溺遺失之類 必澁劑以收斂之: 삽제(澁劑)는 빠져나가는 것을 갈무리하니 모려(牡蠣), 용골(龍骨) 등이 속해 있는 약(藥)이다.…… 매끄러우면 기(氣)가 빠져나가니 장(腸)이 열려 물 같은 설사를 하는 것과 같이 대소변이 빠져나가는 류(類)의 질병은 반드시 삽제(澁劑)로 거두어들이고 갈무리해야 한다."

(8) 활제(滑劑)

활제(滑劑)는 부착되어 운행되지 않는 것을 소통시키는 처방(處方)으로 기혈(氣血)이나 수액(水液), 대소변(大小便) 등을 매끄럽게 운행되고 빠져나가도록 할 때 사용한다.[773]

(9) 조제(燥劑)

조제(燥劑)는 지나치게 습윤(濕潤)한 것을 건조하게 하는 처방(處方)으로 수액대사의 이상으로 체내에 수분(水分)이 정체(停滯)되어 있거나 배설되지 않을 때 사용한다.[774]

(10) 습제(濕劑)

습제(濕劑)는 메마른 것을 윤택(潤澤)하게 하는 처방(處方)으로 혈(血)이나 진액(津液), 정(精) 등이 부족하여 신체 내외가 건조할 때 사용한다.[775]

(11) 한제(寒劑)

한제(寒劑)는 더운 것을 서늘하게 하는 처방(處方)으로 열(熱)을 제거하고자 할 때 사용한다.[776]

---

773) 本草綱目·十劑, p. 35.
　　"滑可去着 冬葵楡白皮之屬 是也……澀則氣著 必滑劑以利之. 滑能養竅 故潤利也: 활제(滑劑)는 붙어서 쌓여 있는 것을 매끄럽게 흘려보내니 동규자(冬葵子), 유백피(楡白皮) 등이 속해 있는 약(藥)이다.…… 거칠면 기(氣)가 붙어 쌓이게 되므로 반드시 활제(滑劑)로 소통시켜야 한다. 매끄러운 것은 능히 통로를 다스리므로 윤택하고 원활하게 한다."
774) 本草綱目·十劑, p. 36.
　　"燥可去濕 桑白皮赤小豆之屬 是也……濕氣淫勝 腫滿脾濕 必燥劑以除之: 조제(燥劑)는 습윤(濕潤)한 것을 건조하게 하니 상백피(桑白皮), 적소두(赤小豆) 등이 속해 있는 약(藥)이다.…… 습기(濕氣)의 사기(邪氣)가 왕성하여 부종(浮腫)이나 창만(脹滿)이 되거나, 비(脾)에 습(濕)이 과도하면 반드시 조제(燥劑)로 습(濕)을 제거한다."
775) 本草綱目·十劑, p. 36.
　　"濕可去枯 紫石英白石英之屬 是也……濕者 潤濕也. 雖與滑類 少有不同……津耗爲枯. 五臟痿弱 營衛涸流 必濕劑以潤之: 습제(濕劑)는 마른 것을 윤택하게 하니 자석영(紫石英), 백석영(白石英) 등이 속해 있는 약(藥)이다.…… 습(濕)이란 물기에 젖어 축축한 것이다. 비록 습(濕)이 매끄러운 류(類)이지만 조금 다른 면이 있다.…… 진액(津液)이 소모되면 마른다. 오장(五臟)이 위축되고 약해지며, 영기(營氣)와 위기(衛氣)의 흐름이 말라가면 반드시 습제(濕劑)로 윤택하게 한다."

(12) 열제(熱劑)

열제(熱劑)는 차가운 것을 따뜻하게 하는 처방(處方)으로 한(寒)을 제거하고자 할 때
사용한다.[777]

---

776) 東醫寶鑑·湯液序例, p. 1814.
　　"寒可去熱 大黃朴硝之屬 是也: 한제(寒劑)는 더운 것을 서늘하게 하니 대황(大黃), 박초(朴硝) 등
　　이 속해 있는 약(藥)이다."
777) 東醫寶鑑·湯液序例, p. 1814.
　　"熱可去寒 附子官桂之屬 是也: 열제(熱劑)는 차가운 것을 따뜻하게 하니 부자(附子), 관계(官桂)
　　등이 속해 있는 약(藥)이다."

11장 임상(臨床)

　한의학 임상진료의 전문 분야는 내과(內科), 부인과(婦人科), 소아과(小兒科), 침구
의학과(鍼灸醫學科), 재활의학과(再活醫學科), 신경정신의학과(神經精神醫學科), 사상
체질의학과(四象體質醫學科), 안이비인후피부외과(眼耳鼻咽喉皮膚外科)의 8개 분야로
나누어 전문 교육과 진료가 시행되고 있다.

1. 내과(內科)

　내과(內科)는 오장육부(五臟六腑)를 중심으로 하고, 경락(經絡)을 통하여 장부(臟腑)
의 기능이 외부로 드러나는 기능발현계(機能發現系)를 포함하는 부위에 발생하는 질
병의 치료와 예방 및 양생(養生)에 관하여 연구하는 분야이다.

1) 간계내과(肝系內科)
　간계내과(肝系內科)는 간(肝)·담(膽)을 중심으로 한 장부(臟腑) 생리기능의 이상으
로 발생하는 질병을 치료하는 전문 분야로, 간(肝)·담(膽)의 병리 변화와 기능발현계
인 목(目)·근(筋)·조갑(爪甲)·루(淚)·협(脇) 등에 나타나는 증상을 종합하여 진단·치
료하게 된다.
　현재 간계내과(肝系內科)에서는 간(肝)·담(膽)과 직접 관련된 한의학(韓醫學)과 서
양의학(西洋醫學)의 질병에 대하여 치료·연구하고 있으며, 그 외에도 혈액(血液)과 관

련된 질환, 보양(保養), 영양대사(營養代謝), 해독(解毒) 등의 분야를 포함한 질병을 치료하고 있다.

간계내과(肝系內科)에서 진료가 이루어지는 한의학(韓醫學) 분야의 대표적 질환을 정리하면 아래 표와 같다.

〈표 11-1〉 간계내과(肝系內科) 진료 분야

진료 분야	개 요
황달(黃疸)	목황(目黃)·신황(身黃)·소변황적(小便黃赤) 등 공막(鞏膜)이나 피부, 점막(粘膜)이 황색(黃色)으로 착색되는 병증
협통(脇痛)	간(肝)·담(膽)의 경맥(經脈)이 분포하고 있는 양측(兩側) 협늑(脇肋) 부위의 동통(疼痛)
적취(積聚)	복부(腹部) 내에 결괴(結塊)가 형성되어 간혹 종창(腫脹)이나 동통(疼痛)을 유발하는 병증
창만(脹滿)	복부(腹部)만 창대(脹大)하고 양목(兩目)과 사지(四肢)에는 부종(浮腫)이 없는 병증
노권상(勞倦傷)	노력과도(勞力過度)로 기(氣)를 손상시켜 피로(疲勞), 무기력(無氣力), 발열(發熱), 한출(汗出) 등의 증상을 유발하는 부족지병(不足之病)
주상(酒傷)	음주(飮酒)의 과도(過度)로 인한 내상(內傷)
두통(頭痛)	간(肝)의 양기(陽氣)나 화기(火氣)가 과도(過度)하여 발생하는 동통(疼痛)
현훈(眩暈)	눈이 흐려지고 머리가 빙빙 도는 듯 어지러운 병증
풍병(風病)	풍사(風邪)에 의해 신경이 자극을 받아 발생되는 마비(痲痹)를 포함한 운동 및 감각 이상 등 신경계통의 이상(異常)을 유발하는 질환

2) 심계내과(心系內科)

심계내과(心系內科)는 심(心)·소장(小腸)을 중심으로 한 장부(臟腑) 생리기능의 이상으로 발생하는 질병을 치료하는 전문 분야로, 심(心)·소장(小腸)의 병리 변화와 기능 발현계인 면(面)·설(舌)·한(汗) 등에 나타나는 증상을 종합하여 진단·치료하게 된다.

현재 심계내과(心系內科)에서는 심(心)과 직접 관련된 한의학(韓醫學)과 서양의학(西洋醫學)의 질병에 대하여 치료·연구하고 있으며, 그 외에도 고혈압과 혈관질환 등 뇌(腦)와 심혈관계(心血管系)에 관련된 질환과 두통(頭痛), 현훈(眩暈), 중풍(中風), 비증(痺證), 마목(痲木), 진전(振顫), 치매(癡呆) 등 신경계 질환을 포함한 질병을 치료하고 있다.

심계내과(心系內科)에서 진료가 이루어지는 한의학(韓醫學) 분야의 대표적 질환을 정리하면 아래 표와 같다.

〈표 11-2〉 심계내과(心系內科) 진료 분야

진료 분야	개 요
흉통(胸痛)	흉부(胸部)에 발생하는 동통(疼痛)
경계(驚悸) 정충(怔忡)	가슴이 두근거리며 잘 놀라고 불안한 마음을 제어할 수 없는 병증
부종(浮腫)	우심부전(右心不全)으로 인한 부종(浮腫)
천증(喘證)	호흡이 촉급(促急)한 병증
혈증(血證)	어혈(瘀血), 출혈(出血), 혈허(血虛) 등 혈액(血液)의 생성·운행과 관련된 병증

3) 비계내과(脾系內科)

비계내과(脾系內科)는 비(脾)·위(胃)를 중심으로 한 장부(臟腑) 생리기능의 이상으로 발생하는 질병을 치료하는 전문 분야로, 비(脾)·위(胃)의 병리 변화와 기능발현계인 구순(口脣)·기육(肌肉)·사지(四肢)·대복(大腹)·연(涎) 등에 나타나는 증상을 종합하여 진단·치료하게 된다.

현재 비계내과(脾系內科)에서는 비(脾)·위(胃)와 직접 관련된 한의학(韓醫學)과 서양의학(西洋醫學)의 질병에 대하여 치료·연구하고 있으며, 그 외에도 구강(口腔)과 식도(食道)에 관련된 질환, 대소장(大小腸)의 질환, 췌장(膵臟) 질환, 복막(腹膜) 질환 등 주로 소화기(消化器) 관련 분야의 질병을 치료하고 있다.

비계내과(脾系內科)에서 진료가 이루어지는 한의학(韓醫學) 분야의 대표적 질환을 정리하면 〈표 11-3〉과 같다.

〈표 11-3〉 비계내과(脾系內科) 진료 분야

진료 분야	개 요
흉비(胸痹)	가슴이 답답하면서 은은(隱隱)한 동통(疼痛)을 유발하는 병증 식도(食道)의 염증(炎症), 협착(狹窄), 마비(痲痺), 경련(痙攣), 종양(腫瘍) 등에 의해 유발되는 경우
복통(腹痛)	위완(胃脘) 이하에서 치골(恥骨)의 모제(毛際) 이상의 전체에서 발생하는 동통(疼痛)
곽란(癨亂)	갑자기 구토(嘔吐)와 설사(泄瀉)를 하며 심복동통(心腹疼痛)이나 간혹 사지궐냉(四肢厥冷), 전근(轉筋), 두통(頭痛), 현훈(眩暈)을 유발하는 병증
구토(嘔吐)	위기(胃氣)가 강탁(降濁)의 기능을 잃어 기(氣)가 역상(逆上)됨에 따라 음식물이 역상(逆上)하는 병증
열격(噎膈)	음식을 삼킬 때 장애를 받아 음식을 삼키면 바로 토(吐)하는 병증
반위(反胃)	음식을 섭취한 뒤 장시간(長時間) 경과 후 토(吐)하는 병증(아침에 먹은 것을 저녁에 토하고, 저녁에 먹은 것을 아침에 토함)
변비(便秘)	대변이 조결(燥結)하여 배변(排便)이 어려운 병증
설사(泄瀉)	배변(排便) 횟수(回數)가 많아지고 변(便)이 묽으며, 심하면 물과 같은 변(便)을 배출하는 병증
이질(痢疾)	배변(排便)하기 전에 복통(腹痛)이 있으면서 급(急)하여 참기 어렵고, 항문(肛門)이 묵직한 느낌이 있으면서 농혈(膿血)이 섞인 변(便)을 보는 병증
토혈(吐血)	위중(胃中)에서 구강(口腔)으로 암홍색(暗紅色)의 혈액(血液)을 토(吐)하면서 위완부(胃脘部)에 동통(疼痛)을 동반하는 병증
변혈(便血)	배변(排便)과 함께 또는 배변(排便) 전후(前後)에 혈액(血液)이 항문(肛門)으로 나오는 병증
적취(積聚)	간계내과(肝系內科) 참조
식울(食鬱)	기기(氣機)의 승강(升降)이 원활하지 못하여 음식이 정체(停滯)되고 소화(消化)되지 않는 병증
창만(脹滿)	간계내과(肝系內科) 참조
장옹(腸癰)	오른쪽 소복(小腹)의 동통(疼痛)으로 손을 대지 못하게 하고 피부를 묶어 놓은 듯 당기면서 돌아눕기도 힘들고 오른쪽 하지(下肢)를 구부리려고 하는 병증

4) 폐계내과(肺系內科)

폐계내과(肺系內科)는 폐(肺)·대장(大腸)을 중심으로 한 장부(臟腑) 생리기능의 이상으로 발생하는 질병을 치료하는 전문 분야로, 폐(肺)·대장(大腸)의 병리 변화와 기능발현계인 비(鼻)·후롱(喉嚨)·피모(皮毛)·체(涕) 등에 나타나는 증상을 종합하여 진단·치료하게 된다.

현재 폐계내과(肺系內科)에서는 폐(肺)와 직접 관련된 한의학(韓醫學)과 서양의학(西洋醫學)의 호흡기(呼吸器) 질병에 대하여 치료·연구하고 있으며, 그 외에도 기(氣)의 생성과 운행에 관련된 질환, 언어(言語)와 음성(音聲)에 관련된 질환, 한액(汗液)의 분비, 허로(虛勞), 면역(免疫)과 관련된 분야의 질병을 치료하고 있다.

폐계내과(肺系內科)에서 진료가 이루어지는 한의학(韓醫學) 분야의 대표적 질환을 정리하면 아래 표와 같다.

〈표 11-4〉 폐계내과(肺系內科) 진료 분야

진료 분야	개 요
발열(發熱)	체온(體溫)이 정상보다 높거나, 체온(體溫)이 정상임에도 발열감(發熱感)을 느끼는 병증
객담(喀痰)	호흡 경로에서 점액성(粘液性)의 병리적(病理的) 산물(産物)이 분비되는 병증
객혈(喀血)	폐(肺)나 기관(氣管)에서 출혈(出血)이 일어나는 병증
흉통(胸痛)	흉부(胸部)에서 통증과 불쾌감을 유발하는 병증
감모(感冒)	외감(外感)으로 인하여 오한(惡寒), 발열(發熱), 두통(頭痛), 피로(疲勞), 비색성중(鼻塞聲重), 비체(鼻涕), 해수(咳嗽) 등을 유발하는 병증
효천(哮喘)	후롱(喉嚨)에서 담성(痰聲)이 있거나, 호흡이 촉급(促急)한 것으로, 입을 벌리고 어깨를 들썩이며 호흡하는 병증
허로(虛勞)	원기(元氣)가 허약하여 발생하는 제반 병증
조병(燥病)	진액(津液)이나 정혈(精血)이 결핍되어 피부준게(皮膚皴揭), 소양(瘙痒), 인건(咽乾), 변폐(便閉) 등을 유발하는 병증
해학(痎瘧)	오한(惡寒)과 발열(發熱)이 간헐적으로 발생하는 병증

5) 신계내과(腎系內科)

신계내과(腎系內科)는 신(腎)·방광(膀胱)을 중심으로 한 장부(臟腑) 생리기능의 이상으로 발생하는 질병을 치료하는 전문 분야로, 신(腎)·방광(膀胱)의 병리 변화와 기능발현계인 뇌(腦)·수(髓)·골(骨)·이(耳)·발(髮)·요(腰)·이음(二陰)·타(唾) 등에 나타나는 증상을 종합하여 진단·치료하게 된다.

현재 신계내과(腎系內科)에서는 신(腎)·방광(膀胱)과 직접 관련된 한의학(韓醫學)과 서양의학(西洋醫學)의 비뇨기(泌尿器)와 생식기(生殖器)의 질병에 대하여 치료·연구하고 있으며, 그 외에도 내분비(內分泌) 관련 질환과 노인병(老人病)에 관련된 분야의 질병을 치료하고 있다.

신계내과(腎系內科)에서 진료가 이루어지는 한의학(韓醫學) 분야의 대표적 질환을 정리하면 아래 표와 같다.

〈표 11-5〉 신계내과(腎系內科) 진료 분야

진료 분야	개 요
유뇨(遺尿)	소변이 제어력을 잃고 저절로 배출되는 병증
요혈(尿血)	소변에 혈액(血液)이나 혈괴(血塊)가 섞여 있는 병증
요탁(尿濁)	소변이 혼탁(混濁)하거나 정(精)이 함께 배출되는 병증
임증(淋證)	배뇨(排尿) 시 방울방울 떨어지며 시원하지 않고 통증이 있는 병증
융폐(癃閉)	배뇨(排尿)가 곤란하면서 소복(小腹)에 통증이 있고 심하면 소변이 불통(不通)되는 병증
수종(水腫)	진액대사(津液代謝) 장애로 두면(頭面), 안검(眼瞼), 사지(四肢) 및 전신(全身)에 발생하는 부종(浮腫)
관격(關格)	소변불통(小便不通)에 구역(嘔逆)이 겸한 병증
유정(遺精)	성교(性交)를 하지 않았는데도 정액(精液)이 저절로 배설되는 병증
양위(陽痿)	생리적인 성기능(性機能) 감퇴 시기 이전에 발기(勃起)에 지장이 있는 병증
소갈(消渴)	물을 많이 마시고, 음식을 많이 먹으면서도 신체가 여위며, 소변량(小便量)이 많으면서 자주 보는 병증
산기(疝氣)	고환(睾丸)과 음낭(陰囊)이 붓고 통증이 있으면서 간혹 소복(小腹)까지 당기면서 동통(疼痛)이 있는 병증

2. 부인과(婦人科)

부인과(婦人科)는 여성 질환을 위주로 하여 치료하고 연구하는 분야로, 일반적으로 천계(天癸)가 이르러 월경(月經)이 시작된 이후의 여성들이 부인과의 범주에 해당한다.

남녀를 음양(陰陽) 속성에 따라 분류하면 여성은 음(陰)의 속성에 해당하고, 남성에 비하여 생리기능에서 혈(血)이 주(主)된 작용을 한다. 따라서 혈(血)이 여성의 성(性)기능, 생식(生殖)기능을 비롯한 생리기능과 밀접한 관계에 있다.

또한 여성의 생식기관이 남성과 다른 해부학적 특성을 가지며, 생리적으로도 여성은 월경(月經), 임신(姙娠), 분만(分娩), 수유(授乳) 등의 남성과 다른 특수한 기능을 수행한다.

이와 같이 부인과(婦人科)는 여성의 남성과 다른 해부·생리학적 특성에 따라 발생하는 월경병(月經病), 대하병(帶下病), 임신병(姙娠病), 분만 시(分娩時) 질환, 산후병(產後病), 유방(乳房) 질환, 외음부(外陰部) 질환 및 생식(生殖) 계통과 관련된 질병의 예방·진단·치료에 대하여 연구하는 전문 분야이다.[778]

1) 생리적(生理的) 특징

(1) 여자포(女子胞)

여자포(女子胞)는 여성의 생식(生殖)기관으로 포궁(胞宮)·자궁(子宮)·혈실(血室)이라고도 한다.

여자포(女子胞)는 기항지부(奇恒之腑)에 속하여 일반적인 육부(六腑)와는 다른 기능을 수행하는데, 월경(月經)과 임신(姙娠)을 담당하는 기관이다.[779]

(2) 월경(月經)

여자는 14세가 되어 천계(天癸)가 이르면 월경(月經)이 시작되어, 49세에 천계(天癸)

---

778) 韓醫婦人科學(上), p. 3.
779) 類經·婦人無鬚氣血多少, p. 69.
　　"胞者 子宮 是也. 此男女藏精之所 皆得稱爲子宮 惟女子於此受孕 因名曰胞: 포(胞)는 자궁(子宮)이다. 이것은 남녀의 정(精)을 간직하는 곳으로 모두 자궁(子宮)이라고 하나, 오직 여자는 이곳에 잉태(孕胎)함으로 인해 이름을 포(胞)라 한다."

가 고갈(枯渴)됨으로 인하여 폐경(閉經)이 되는 시기까지 임신기(姙娠期)를 제외하고는 월경(月經)의 생리 변화가 나타난다.[780]

　여자는 음(陰)에 해당하고 혈(血)을 위주로 하므로 음(陰)에 해당하는 달이 찼다가 이지러지는 현상과 같이 경혈(經血)이 1개월간 축적되었다가 배출되므로 월경(月經)이라 한다.[781]

(3) 임신(姙娠)

　인신(人身)은 천지(天地)의 정기(精氣)를 품수(稟受)하여 생성되는 것이니 부정(父精)과 모혈(母血)이 합쳐져서 이를 바탕으로 형체가 이루어지게 되고, 이 형체에 혈기(血氣)가 충만하여지고 영기(營氣)와 위기(衛氣)가 소통되며 오장육부(五臟六腑)가 모양을 갖추어 정신혼백(精神魂魄)이 깃들게 되면 완전한 사람이 탄생하는 것이다.[782]

　태아(胎兒)의 발생과 성장은 사시(四時)의 변화와 상응하여 이루어진다고 인식하고 있어 임신(姙娠) 개월에 따라 양태(養胎)하는 경락(經絡)이 다르고 사용하는 약물(藥物)이 각기 다르다.[783]

---

780) 精校黃帝內經素問·上古天眞論, p. 11.
　　"女子七歲 腎氣盛 齒更髮長. 二七而天癸至 任脈通 太沖脈盛 月事以時下 故有子……七七 任脈虛 太衝脈衰少 天癸竭 地道不通 故形壞而無子也: 여자는 7살이 되면 신기(腎氣)가 왕성해져서 젖니를 갈고 머리카락이 자란다. 14살이 되면 천계(天癸)가 이르러 임맥(任脈)이 소통(疏通)되고 태충맥(太衝脈)이 왕성해져 월사(月事)가 시기에 따라 하행하므로 아이를 가질 수 있다.……49살이 되면 임맥(任脈)이 허약해지고 태충맥(太衝脈)도 쇠약해지며 천계(天癸)가 고갈되므로 지도(地道, 月事)가 소통(疏通)되지 않아 형체(形體)도 허물어지고 아이를 갖지 못한다."
781) 本草綱目(卷五十二)·人部·婦人月水, p. 1610.
　　"女子 陰類也 以血爲主. 其血上應太陰 下應海潮 月有盈虧 潮有朝夕 月事一月一行: 여자는 음(陰)에 해당하고 혈(血)을 위주로 한다. 그 혈(血)이 위로는 태음(太陰, 달)에 상응(相應)하고 아래로는 해수(海水)의 변화에 상응(相應)하는데, 달이 차고 지며 해수(海水)에 밀물과 썰물의 변화가 있듯이 월사(月事)는 한 달에 한 번 있다."
782) 類經·本神, p. 49.
　　"萬物生成之道 莫不陰陽交 而後神明見. 故人之生也 必合陰陽之氣 構父母之精 兩精相搏 形神乃成: 만물(萬物)이 생성되는 도(道)는 음양(陰陽)의 기운(氣運)이 교류한 이후에 신명(神明)이 드러나 보이지 않는 것이 없다. 고로 사람의 생명도 반드시 음양(陰陽)의 기운(氣運)이 합쳐지고 부모의 정(精)이 만나서 육체와 정신이 형성된다."

2) 병리적(病理的) 특징

여성의 질병과 남성의 질병에 차이점은 없으나 여성은 남성과 다른 특수한 생식(生殖)기관과 생리기능을 가지고 있기에, 그것과 관련된 경(經)[784]·대(帶)[785]·태(胎)[786]·산(産)[787]의 네 가지 방면에서 남성과는 다른 질병의 특징을 갖고 있다.[788]

여성은 남성에 비하여 음적(陰的)이면서 혈(血)이 생리기능의 바탕이 되고, 남성과 다른 생식(生殖)기관인 여자포(女子胞)가 있으며, 또한 여자포(女子胞)에서 월경(月經)·임신(姙娠)·출산(出産)의 기능을 수행함에 있어서도 혈(血)이 바탕이 되므로 혈(血)의 기능에 이상이 발생하면 여성 질환의 원인이 된다.[789]

또한 여성은 특히 사회·문화적 환경에 의하여 남성에 비해 활동이 제한되는 면이 많을 뿐만 아니라, 정신적 측면에서도 스트레스와 칠정(七情)의 울체(鬱滯) 등 남성에 비하여 억압받는 경우가 많으므로, 이러한 요인이 여성 특유의 질병을 일으키는 원인으로 작용한다.[790]

---

783) 醫部全錄(一冊)·奇病論, p. 421.
　　"醫書謂人之受孕者 一月肝經養胎 二月膽經養胎 三月心經養胎 四月小腸經養胎 五月脾經養胎 六月胃經養胎 七月肺經養胎 八月大腸經養胎 九月腎經養胎 十月膀胱經養胎. 先陰經而後陽經 始於木而終於水 以五行之相生爲次也: 의서(醫書)에 이르기를 사람이 잉태(孕胎)하면 1월은 간경(肝經)이 태아(胎兒)를 자양(滋養)하고, 2월은 담경(膽經)이 태아를 자양하며, 3월은 심경(心經)이 태아를 자양하고, 4월은 소장경(小腸經)이 태아를 자양하며, 5월은 비경(脾經)이 태아를 자양하고, 6월은 위경(胃經)이 태아를 자양하며, 7월은 폐경(肺經)이 태아를 자양하고, 8월은 대장경(大腸經)이 태아를 자양하며, 9월은 신경(腎經)이 태아를 자양하고, 10월은 방광경(膀胱經)이 태아를 자양하니, 음경(陰經)이 먼저 양태(養胎)하고 이후에 양경(陽經)이 양태(養胎)하는 것으로 이는 목(木)에서 시작하여 수(水)에서 끝나는 것이니 오행(五行)의 상생(相生)에 따른 순서이다."
784) 월경(月經), 생리에 관련된 질환.
785) 대하(帶下), 여성의 생식기 질환.
786) 태아(胎兒), 임신(姙娠)에 관련된 질환.
787) 출산(出産), 산후(産後)에 관련된 질환.
788) 婦人良方大全·衆疾門·産寶方論, p. 1.
　　"古人治婦人 別著方論者 以其胎姙生産崩傷之異. 況鬱怒倍於男子 若不審其虛實而治之 多致夭枉: 옛 사람들이 여성의 치료에 별도로 처방(處方)과 이론을 확립한 것은, 임신(姙娠)과 출산(出産), 붕루(崩漏)와 같은 손상이 다르기 때문이다. 하물며 울체(鬱滯)가 되거나 화가 나는 등 칠정(七情)의 이상(異常)이 남자의 배(倍)가 되므로 만약 허실(虛實)을 살피지 않고 치료하면 요절(夭折)하거나 과실(過失)에 이르는 경우가 많다."

3) 치료(治療)의 특징

여성은 음적(陰的)이면서 혈(血)이 생리기능의 바탕이 되고, 남성과 다른 생리기능에 따른 경(經)·대(帶)·태(胎)·산(産)과 관련된 특징적인 질병이 유발되는데, 그 근본이 혈(血)에 있으므로 혈(血)의 기능을 조절하는 것과 혈(血)의 기능에 관련된 심(心)·간(肝)·비(脾)의 기능을 조절하는 것이 치료의 기본이 된다.

여성의 특수한 생식(生殖)기능인 임신(姙娠)과 출산(出産)은 여자포(女子胞)에서 비롯되는 월경(月經)을 바탕으로 이루어지기에 정상적인 월경(月經)의 유지가 필수적이다. 따라서 여자포(女子胞)와 관련된 모든 질병은 월경(月經)을 조절하는 것이 치료의 기본이다.[791)792)]

---

789) 景岳全書·婦人規·經脈類, pp. 1729~1730.
"經言太衝脈盛 則月事以時下 此可見衝脈爲月經之本也. 然血氣之化 由於水穀 水穀盛則血氣亦盛 水穀衰則血氣亦衰 而水穀之海 又在陽明……故月經之本 所重在衝脈 所重在胃氣 所重在心脾生化之源耳. 其他如七情六淫 飮食起居之失宜者 無非皆心脾胃氣之賊. 何者當顧 何者當去 學者於此 當知所從矣: 내경(內經)에 이르기를 태충맥(太衝脈)이 왕성하면 월사(月事)가 시기에 맞추어 하행(下行)한다고 하여, 여기서 충맥(衝脈)이 월사(月事)의 근본이 됨을 알 수 있다. 그러나 혈기(血氣)의 화생(化生)은 수곡(水穀)으로 말미암는 것이므로 수곡(水穀)의 섭취가 왕성하면 혈기(血氣)도 왕성해지고 수곡(水穀)의 섭취가 쇠약하면 혈기(血氣)도 쇠약해지며, 수곡(水穀)의 해(海)는 또 양명(陽明)에 있다.…… 그러므로 월경(月經)의 근본이 되는 중요한 것은 충맥(衝脈)에 있고, 위기(胃氣)에 있으며, 생화(生化)의 근원이 되는 심비(心脾)에 있다. 그 외에 칠정(七情)과 육음(六淫), 음식과 기거(起居)의 마땅함을 잃어버리는 것은 모두 심비(心脾)와 위기(胃氣)의 적(賊)이 아닌 것이 없다. 무엇을 마땅히 고려해야 되고, 무엇을 마땅히 버려야 하는지 학자(學者)는 여기에 대하여 마땅히 따라야 하는 바를 알아야 한다."

790) 景岳全書·婦人規·總論, p. 1727.
"寧治十男子 莫治一婦人. 此謂婦人之病不易治也 何也. 不知婦人之病 本與男子同 而婦人之情 則與男子異. 蓋以婦人幽居多鬱 常無所伸 陰性偏. 每不可解 加之慈戀愛憎 嫉妬憂恚 罔知義命 每多怨尤 或有懷不能暢遂 或有病不可告人 或信師巫 或畏藥餌 故染着堅牢 根深蒂固 而治之有不易耳 此其情之使然也: 차라리 남자 10명을 치료하되 부인 1명을 치료하지 말라. 이것은 여성의 질병을 치료하기가 쉽지 않음을 말한 것이니, 왜 그런가? 여성의 질병이 본래 남자와 더불어 같으나 여성의 정서(情緖)는 남자와 더불어 다르다는 것을 모르기 때문이다. 대개 여성은 집에 은거(隱居)하고 칠정(七情)의 울체(鬱滯)가 많으며 항상 뜻을 펼치지 못하고 음적(陰的)인 성질에 치우쳐 있다. 매번 울체(鬱滯)된 바를 풀지 못하는데다 자애(慈愛)와 연모(戀慕), 사랑과 증오(憎惡), 질투와 근심, 분노가 더해지고, 의(義)와 명(命)을 알지 못하면서 매번 원망이 더욱 많아지고, 간혹 마음에 품고 있어도 풀어버리지 못하며, 간혹 질병이 있어도 사람들에게 알리지 않고, 간혹 무당(巫堂)을 신뢰하며 약(藥)을 싫어하므로 질병이 고착(固着)되고 견고해지며 뿌리가 깊어지고 증상이 굳어져 치료가 쉽지 않으니 이는 여성의 정서(情緖)가 그렇기 때문이다."

임신부(姙娠婦)의 일상생활과 정신활동은 임부(姙婦)의 건강과 태아(胎兒)의 건강에 직간접적으로 영향을 미치기 때문에 특별한 주의가 요구되는데, 특히 임신(姙娠) 중의 양생(養生)은 모두 안태(安胎)시키기 위한 것이라고도 할 수 있다. 따라서 음식 섭취의 조절과 정신적·정서적 안정이 필요하고, 육체적 과로나 약물(藥物)을 남용(濫用)하지 않도록 주의해야 하며, 만약 태기(胎氣)가 불안한 경우는 정확한 원인을 찾아 치료해야 한다.[793][794]

임신부(姙娠婦)가 출산(出産)하고 나면 대부분 기혈(氣血)이 허약해지므로 반드시

---

791) 景岳全書·婦人規·經脈類, p. 1730.
"女人以血爲主 血王則經調 而子嗣身體之盛衰 無不肇端於此 故治婦人之病 當以經血爲先. 而血之所主 在古方書皆言心主血 肝藏血 脾統血 故凡傷心傷脾傷肝者 均能爲經脈之病: 여성은 혈(血)을 위주로 하므로 혈(血)의 기능이 왕성하면 월경(月經)이 조화롭고 자사(子嗣)와 신체의 성쇠(盛衰)가 여기에서 비롯되지 않는 것이 없으므로, 여성의 질병을 치료함에 있어서 마땅히 월경(月經)을 조절하는 것을 먼저 해야 한다. 혈(血)을 주관하는 바는 옛날의 방서(方書)에서 모두 심(心)이 혈(血)을 주관하고, 간(肝)이 혈(血)을 저장하며, 비(脾)가 혈(血)을 통섭(統攝)한다고 하였으므로 심(心)을 손상시키고, 비(脾)를 손상시키며, 간(肝)을 손상시키는 것은 균등하게 월경병(月經病)의 원인이 된다."

792) 景岳全書·婦人規·經脈類, p. 1731.
"蓋其病之肇端 則或由思慮 或由鬱怒 或以積勞 或以六淫飮食 多起於心肺肝脾四臟 及其甚也 則四臟相移 必歸脾腎. 蓋陽分日虧 則飮食日減 而脾氣胃氣竭矣 陰分日虧 則精血日涸 而衝任腎氣竭矣: 월경병(月經病)이 비롯되는 실마리는 간혹 사려(思慮)의 과도함으로 말미암거나, 혹은 칠정(七情)의 울체(鬱滯)로 말미암거나, 혹은 과로(過勞)의 축적으로 말미암거나, 혹은 육음(六淫)과 음식에 의하여 발생하는데, 많은 경우에 심폐간비(心肺肝脾)의 네 장부(臟腑)에서 일어나거나, 그것이 심해지면 네 장부(臟腑)가 서로 병사(病邪)를 옮겨 반드시 비(脾)와 신(腎)으로 귀착(歸着)된다. 대개 양분(陽分)이 나날이 이지러지면 음식의 섭취가 나날이 감소되고 비기(脾氣)와 위기(胃氣)가 고갈되며, 음분(陰分)이 나날이 이지러지면 정혈(精血)이 나날이 메말라가며 충임맥(衝任脈)과 신기(腎氣)가 고갈된다."

793) 景岳全書·婦人規·胎孕類, p. 1766.
"凡妊娠胎氣不安者 證本非一 治亦不同. 蓋胎氣不安 必有所因 或虛或實 或寒或熱 皆能爲胎氣之病 去其所病 便是安胎之法. 故安胎之方不可執 亦不可泥其月數 但當隨證隨經 因其病而藥之 乃爲至善: 무릇 임신(姙娠) 중 태기(胎氣)가 불안한 경우 병증(病症)은 본래 한 가지가 아니니 치료 역시 동일하지 않다. 대개 태기(胎氣)가 불안한 것은 반드시 원인이 있고, 간혹 허실(虛實)·한열(寒熱)이 모두 태기(胎氣)에 질병을 일으키니, 질병이 된 바를 제거하는 것이 곧 안태(安胎)시키는 방법이다. 그러므로 안태(安胎)시키는 처방(處方)에 집착하지 말고, 역시 임신(姙娠) 개월 수(數)에 구애받지 말며, 단지 증상과 양태(養胎)하는 경맥(經脈)을 따라 그 질병으로 인한 약(藥)을 사용하는 것이 지극히 좋은 방법이다."

산후조리(産後調理)가 필요한데, 만약 조리(調理)를 하지 않으면 산후(產後)에 제반 질병이 발생하는 원인이 된다. 그러나 산후(產後)에 모두 기혈(氣血)이 허약해지는 것은 아니므로 평소의 건강 상태와 출산 후(出產後)의 건강 상태를 잘 진단하여 치료해야 한다.[795]

특히 산후(產後)에 조리(調理)하거나 약물(藥物)을 사용함에 있어서 유의해야 할 삼금(三禁)이 있으니 발한(發汗)을 시키거나, 사하(瀉下)를 시키거나, 이소변(利小便)시키는 것에 주의해야 한다.[796]

---

794) 景岳全書·婦人規·產育類, p. 1791.

"妊娠滑胎之法 惟欲其坐草之期易而且速 而難易之由 則在血之盈虛 不在藥之滑利. 蓋血多則潤而產必易 血虧則澁而產必難 故於未產之前 但宜以培養氣血爲主 而預爲之地: 임신(妊娠) 중 활태(滑胎)시키는 방법을 사용하는 것은 오직 분만(分娩)할 때 쉽게 하고 또한 빠르게 하고자 하는 것인데, 분만(分娩)의 어렵고 쉬운 연유(緣由)는 혈(血)의 영허(盈虛)에 있지 약(藥)의 활리(滑利)에 있는 것이 아니다. 대개 혈(血)이 충분하면 윤택(潤澤)하여 출산(出產)이 반드시 쉬우며, 혈(血)이 이지러지면 거칠어 출산(出產)이 반드시 어려워지므로 출산(出產)하기 전에 기혈(氣血)을 배양(培養)하는 것을 위주로 하여 예방하는 것이 마땅하다."

795) 景岳全書·婦人規·產後類, p. 1813.

"凡產後氣血俱去 誠多虛證 然有虛者 有不虛者 有全實者. 凡此三者 但當隨證隨人 辨其虛實 以常法治療. 不得執有成心 概行大補以致助邪 此辨之不可不眞也: 무릇 산후(產後)에는 기혈(氣血)이 모두 빠져나가므로 진실로 허증(虛症)이 많다. 그러나 허증(虛症)인 경우도 있고, 허증(虛症)이 아닌 경우도 있으며, 완전히 실증(實症)인 경우도 있다. 무릇 이 세 가지는 단지 증상과 환자를 따라 그 허실(虛實)을 변별하여 일상적인 방법으로 치료해야 한다. 마음이 정해진 것(成)에 집착하여 대체적인 보법(補法)을 시행함으로써 사기(邪氣)를 도와주는 경우가 없어야 하니 이러한 변별(辨別)이 참되지 않으면 안 된다."

796) 景岳全書·婦人規·產後類, pp. 1815~1816.

"治胎產之病 當從厥陰證論之 宜無犯胃氣及上二焦 是爲三禁 謂不可汗 不可下 不可利小便. 發其汗則同傷寒下早之證 利大便則脈數而傷脾 利小便則內亡津液 胃中枯燥. 但使不犯三禁 則營衛自和 而寒熱自止矣: 임신(妊娠)과 출산(出產)에 관련된 질병의 치료는 마땅히 궐음증(厥陰證)을 따라 논(論)한다 하여 위기(胃氣)와 상이초(上二焦)를 범(犯)하지 않는 것이 마땅한데, 이것이 삼금(三禁)으로 발한(發汗)시키지 않고, 사하(瀉下)시키지 않고, 이소변(利小便)시키지 않는 것이다. 발한(發汗)시키면 상한(傷寒)에 일찍 사하(瀉下)시킨 증상과 같아지고, 사하(瀉下)시키면 맥(脈)이 삭(數)하면서 비(脾)를 손상시키며, 이소변(利小便)시키면 내부의 진액(津液)을 손상시켜 위중(胃中)이 메마르게 된다. 단지 삼금(三禁)을 범(犯)하지 않으면 영위기(榮衛氣)가 저절로 조화를 이루고 한열(寒熱)이 저절로 그치게 된다."

3. 소아과(小兒科)

소아과(小兒科)는 어린이의 질환을 위주로 하여 치료하고 연구하는 분야로, 일반적으로는 천계(天癸)가 이르러 월경(月經)이 시작되거나 정기(精氣)가 배설되기 이전의 청소년기까지의 남녀가 소아과(小兒科) 범주에 해당한다.[797]

소아(小兒)는 신체적으로 장부(臟腑)와 기육(肌肉)이 갖추어져 있으나 성인(成人)에 비하여 매우 연약하고 정신적으로도 미성숙한 단계에 있으므로 사기(邪氣)에 노출되면 쉽게 발병(發病)하는 등 성인(成人)과는 다른 특징을 갖는다.

1) 생리적(生理的) 특징

소아(小兒)는 성장발육의 과정 중에 있어 각 장부(臟腑)·기관(器官)의 발육이 미숙(未熟)한 단계에 있고, 형체(形體)의 기능도 완전하지 못할 뿐만 아니라 정신적(精神的)인 면에 있어서도 성인(成人)의 축소판이라고 할 수는 없다.[798]

반면에 소아(小兒)는 생장(生長)기능이 왕성하여 성장과 발육이 빠르므로 소양지기(少陽之氣) 또는 순양(純陽)이라 하여 새싹이 솟아나 자라듯 왕성한 생장력(生長力)을 갖추고 있다. 따라서 소아(小兒)는 양기(陽氣)는 유여(有餘)하고 음혈(陰血)은 부족한 특성이 있기에 생장(生長)에 필요한 진액(津液)과 혈(血)의 부단한 영양작용을 필요로 한다.[799]

---

797) 醫部全錄(十冊)·小兒診視門, p. 100.
  "小兒者 幼科也. 初生者曰嬰兒 三歲者曰小兒 十歲者曰童子. 兒有大小之不同 病有淺深之各異 形聲色脈之殊 望聞問切之間 若能詳究於斯 可謂神聖工巧者矣: 소아(小兒)는 유과(幼科)에 해당한다. 첫 출생한 경우는 영아(嬰兒)라고 하고, 3세까지는 소아(小兒)라고 하며, 10세까지는 동자(童子)라고 한다. 아이도 대소(大小)의 차이가 있고, 질병에도 각각 깊고 얕은 다른 점이 있으며, 형체·소리·색깔·맥(脈)이 다르므로 망(望)·문(聞)·문(問)·절(切)의 사진(四診)을 함에 있어서 만약 이런 점을 상세하게 연구하면 신성(神聖)하고 뛰어난 의사라 한다."
798) 精校黃帝內經靈樞·逆順肥瘦篇, p. 188.
  "嬰兒者 肌肉脆 血少氣弱: 영아(嬰兒)는 기육(肌肉)이 연약하고 혈(血)이 부족하며 기(氣)가 허약하다."
799) 醫部全錄(十冊)·小兒診視門, p. 76.
  "小兒純陽之體 陰陽不可偏傷……大抵脾常不足有餘肝氣須防: 소아(小兒)는 순양(純陽)의 특성이 있으니 음양(陰陽)의 기운(氣運)이 한쪽으로 치우쳐 손상되지 않아야 한다.…… 대체로 비(脾)의 진액(津液)은 항상 부족하고 간(肝)의 양기(陽氣)는 유여하므로 마땅히 대비해야 한다."

2) 병리적(病理的) 특징

소아(小兒)는 형기(形氣)가 부족하므로 질병에 대한 저항력이 약하여 외사(外邪)에 감촉(感觸)되면 쉽게 발병(發病)되는 경우가 많다. 특히 외부 기후의 한열(寒熱) 변화에 대하여 신속하게 조절이 이루어지지 못하고, 음식의 섭취를 제대로 조절할 수 없기에 육음(六淫)의 침습(侵襲)과 음식으로 인한 손상이 자주 발생하므로 비교적 폐(肺)기능계와 비(脾)기능계의 질환이 많다.[800]

3) 치료(治療)의 특징

소아(小兒)는 발병(發病)이 쉽게 될 뿐만 아니라 질병의 전변(傳變)이 빠르게 일어나는 데 비해 기혈(氣血)이 충만되지 않아 맥진(脈診)에만 근거하기도 어렵고, 정신적(精神的)으로 미숙(未熟)하여 질병에 따른 고통을 표현하지 못하므로 진단(診斷)과 치료(治療)가 성인(成人)에 비하여 매우 어렵다.[801][802]

하지만 소아(小兒)는 생장(生長)기능이 왕성한 특성이 있으므로 발병(發病)이 되더라도 적절한 진단(診斷)과 치료(治療)가 이루어지면 빠른 회복과정을 나타내는 특징이 있다.[803]

---

800) 儒門事親·過愛小兒反害小兒說, p. 37.
   "小兒初生之時 腸胃綿脆 易飢易飽 易虛易實 易寒易熱: 소아(小兒)가 처음 출생했을 때는 장위(腸胃)가 연약하고, 쉽게 포만(飽滿)이나 기아(飢餓) 상태에 빠지며, 쉽게 정기(正氣)가 허약하거나 사기(邪氣)가 실해지고, 쉽게 한(寒)하거나 열(熱)하게 된다."

801) 婦人良方大全·衆疾門·産寶方論, p. 1.
   "寧治十男子莫治一婦人 寧治十婦人莫治一小兒: 차라리 남자 10명을 치료하되 부인 1명을 치료하지 말고, 차라리 부인 10명을 치료하되 소아 1명을 치료하지 말라."

802) 醫宗金鑑·幼科染病心法要訣·四診總括, p. 7(總 1265).
   "兒科自古最爲難 毫釐之差千里愆. 氣血未充難據脈 神識未發不知言 惟憑面色識因病 再向三關診熱寒 聽聲審病兼切脈 表裏虛實隨證參: 소아과(小兒科)는 옛날부터 가장 어려운 과(科)로 사소한 오차(誤差)도 끝에는 천리(千里)에 이르는 허물이 된다. 소아(小兒)는 기혈(氣血)이 충만되지 않아 맥진(脈診)에 근거하기도 어렵고, 정신(精神)과 지식(知識)이 발달되지 않아 언어(言語)를 알지도 못하므로(말로 표현하지 못함), 오직 면색(面色)에 의지하여 질병의 원인을 알아야 하며, 다시 호구삼관맥(虎口三關脈)으로 한열(寒熱)을 진단하고, 소리를 듣고 질병의 상태를 살피며 겸하여 맥진(脈診)을 하고, 표리허실(表裏虛實)에 따른 증상을 참고해야 한다."

4. 침구의학과(鍼灸醫學科)

　침구의학(鍼灸醫學)은 침(鍼)과 뜸 및 부항(附缸)을 사용하여 질병을 치료하는 한의학(韓醫學)의 한 분야로, 임상(臨床) 각 과(科)의 질병 치료뿐만 아니라 예방과 진단에 응용할 수 있어 활용 범위가 넓고, 시술(施術)이 간편하면서 경제적인 의료기술이고, 효과가 빠르고 우수하면서도 부작용이 적고 안전한 치료법이다.

1) 침(鍼)

　침(鍼) 치료는 금속을 비롯한 여러 가지 재료로 제조된 침(鍼)을 사용하여 경혈(經穴)을 기계적으로 자극함으로써 기혈(氣血)의 운행을 조절하여 질병을 예방, 완화, 치료하는 의료기술의 한 분야이다.[804]

(1) 구침(九鍼)
　구침(九鍼)은 허실(虛實)은 조절하여 질병을 치료하기 위한 침(鍼)의 용도와 형태에

---

803) 景岳全書·小兒則·總論, p. 1889.

　"蓋小兒之病 非外感風寒 則內傷飮食 以至驚風吐瀉 及寒熱疳癪之類 不過數種 且其臟氣淸靈 隨撥隨應 但能確得其本而撮取之 則一藥可愈 非若男婦損傷 積痼癥頑者之比 余故謂其易也. 第人謂其難 謂其難辨也 余謂其易 謂其易治也. 設或辨之不眞 則誠然難矣. 然辨之之法 亦不過辨其表裏·寒熱·虛實 六者洞然 又何難治之有: 대개 소아(小兒)의 질병은 외감(外感) 풍한(風寒)이 아니면 내상(內傷) 음식으로 경풍(驚風)·토사(吐瀉)·한열(寒熱)·감간(疳癇)과 같은 류(類)의 질병이 발생하니 몇 종류에 불과하다. 또한 장부(臟腑)의 기운(氣運)이 맑고 신령(神靈)하여 다스리는 데 따라 상응(相應)하는 변화가 따르므로 단지 확실하게 그 질병의 근본을 얻어 원인을 제거하면 한 가지 약(藥)으로도 치유할 수 있으므로, 남녀의 손상(損傷)인 적취(積聚)·고질(痼疾)·치매(癡呆) 등 완고(頑固)한 질병에 비교할 바가 아니니 내가 이전에 그것(소아의 치료)이 쉽다고 말했다. 다른 사람들이 그것이 어렵다고 말한 것은 그 변별(辨別)이 어렵다는 것을 말한 것이고, 내가 그것이 쉽다고 말한 것은 그 치료가 쉽다고 말한 것이니, 설령 변별(辨別)이 분명하지 않으면 참으로 어렵다. 그러나 변별(辨別)하는 방법 역시 그 표리(表裏)·한열(寒熱)·허실(虛實)을 변별(辨別)하는 데 불과하니 여섯 가지가 막힘이 없이 분명하면 또한 어떤 치료의 어려움이 있겠는가?"

804) 精校黃帝內經靈樞·終始, p. 72.

　"凡刺之道 氣調而止. 補陰瀉陽 音聲益彰 耳目聰明. 反此者 血氣不行: 무릇 자침(刺鍼)의 이치(理致)는 기(氣)가 조화롭게 되면 멈추는 것이다. 음기(陰氣, 五臟의 陰氣)를 보충하고 양기(陽氣, 六淫의 邪氣)를 제거하면 음성(音聲)이 더욱 뚜렷해지고 귀와 눈이 총명(聰明)하게 된다. 이를 거스르면 기혈(氣血)이 운행되지 않는다."

따라 구분한 아홉 가지의 종류이다.

　구침(九鍼) 중 참침(鑱鍼)[805]은 열(熱)이 머리와 몸에 있을 때 적당하고, 원침(圓鍼)[806]은 기육(肌肉)에 기(氣)가 충만할 때 적당하다. 시침(鍉鍼)[807]은 맥기(脈氣)가 허약하고 부족할 때 적당하고, 봉침(鋒鍼)[808]은 열(熱)을 제거하고 출혈(出血)시키거나 고질(痼疾)을 빠져나가게 하는 데 적당하다. 피침(鈹鍼)[809]은 옹종(癰腫)을 제거하거나 농혈(膿血)을 빼내는 데 적당하고, 원리침(圓利鍼)[810]은 음양(陰陽)을 조절하고 폭비(暴痺)를 제거하는 데 적당하다. 호침(毫鍼)[811]은 경락(經絡)의 통증(痛症)이나 비증(痺症)을 치료하는 데 적당하고, 장침(長鍼)[812]은 비증(痺症)이 뼈 사이나 허리와 척추의 관절 깊은

---

805) 東醫寶鑑·鍼灸, p. 2051.
　　"鑱鍼 長一寸六分 頭大末銳 主瀉陽氣……平半寸長一寸六分 頭大末銳 主熱在頭分: 참침(鑱鍼)은 길이가 일촌(一寸) 육푼(六分)이고 머리가 크고 끝이 뾰족하여 주로 양기(陽氣)를 제거할 때 사용한다.…… 너비가 반촌(半寸)이고 길이가 일촌(一寸) 육푼(六分)이며 머리가 크고 끝이 뾰족하고 주로 열(熱)이 머리에 있을 때 사용한다."

806) 東醫寶鑑·鍼灸, p. 2051.
　　"圓鍼 長一寸六分 鍼如卵形 揩摩分間 不得傷肌肉 以瀉分氣……鋒如卵形 肉分氣病 宜用此: 원침(圓鍼)은 길이가 일촌(一寸) 육푼(六分)이고 침(鍼)은 계란 모양으로 기육(肌肉) 사이를 문질러도 기육(肌肉)을 손상시키지 않고 기육(肌肉)의 사기(邪氣)를 제거할 수 있다.…… 침(鍼)의 끝은 계란 모양으로 기육(肌肉)의 기병(氣病)에 원침(圓鍼)을 사용한다."

807) 東醫寶鑑·鍼灸, p. 2051.
　　"鍉鍼 長三寸半 鋒如黍粟之銳 主按脈勿陷 以致其氣……脈氣虛少者 宜此: 시침(鍉鍼)은 길이가 삼촌(三寸) 반(半)이고 침(鍼)의 끝은 기장이나 좁쌀과 같고 경맥(經脈)을 눌러 함몰되지 않게 하여 기(氣)를 운행시킨다.…… 경맥(經脈)의 기(氣)가 허약하고 부족할 때 마땅하다."

808) 東醫寶鑑·鍼灸, p. 2051.
　　"鋒鍼 長一寸六分 刃三隅 以發痼疾……瀉熱 出血 發泄痼疾: 봉침(鋒鍼)은 길이가 일촌(一寸) 육푼(六分)이고 날이 삼각 모양으로 고질(痼疾)을 제거할 때 사용한다.…… 열(熱)을 제거하고 출혈(出血)시키거나 고질(痼疾)을 빠져나가게 한다."

809) 東醫寶鑑·鍼灸, p. 2051.
　　"鈹鍼 長四寸 廣二分半 末如劍鋒 以取大膿……一名破鍼 用以破癰腫出膿血: 피침(鈹鍼)은 길이가 사촌(四寸), 너비가 이푼(二分) 반(半)이고 끝이 칼끝과 같아 큰 농(膿)을 제거하는 데 사용한다.…… 일명 파침(破鍼)이라 하며 옹종(癰腫)을 제거하거나 농혈(膿血)을 빼내는 데 사용한다."

810) 東醫寶鑑·鍼灸, p. 2052.
　　"圓利鍼 長一寸六分 大如氂 且圓且銳 中身微大 以取暴氣……尖如毫 且圓利 調陰陽去暴氣: 원리침(圓利鍼)은 길이가 일촌(一寸) 육푼(六分)이고 크기가 소꼬리와 같으면서 둥글고 뾰족하며 중간은 약간 큰데, 갑작스런 사기(邪氣)를 제거하는 데 사용한다.…… 끝은 털끝 같고 또 둥글면서 예리하여 음양(陰陽)을 조절하고 갑작스런 사기(邪氣)를 제거하는 데 사용한다."

곳에 있을 때 적당하다. 대침(大鍼)[813]은 허풍(虛風)이 뼈 사이나 피부 사이에 침범하였을 때 적당하다.

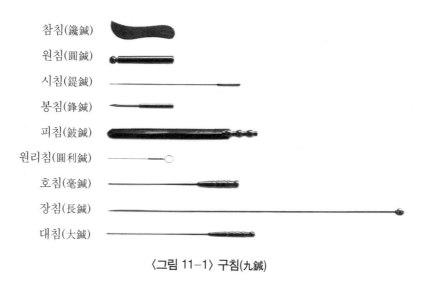

참침(鑱鍼)
원침(圓鍼)
시침(鍉鍼)
봉침(鋒鍼)
피침(鈹鍼)
원리침(圓利鍼)
호침(毫鍼)
장침(長鍼)
대침(大鍼)

〈그림 11-1〉 구침(九鍼)

(2) 침(鍼)의 구조
호침(毫鍼)은 고대 구침(九鍼) 중의 하나로 임상(臨床) 각 과(科)에서 질병 치료에 가

---

811) 東醫寶鑑·鍼灸, p. 2052.
　　"毫鍼 長三寸六分 尖如蚊虻喙 靜以徐往 微以久留 以取痛痺……尖如蚊虻喙 調經絡去痛痺: 호침 (毫鍼)은 길이가 삼촌(三寸) 육푼(六分)이고 끝은 모기와 등에의 주둥이와 같아 편안하게 서서히 자침(刺鍼)할 수 있고, 가늘어서 오래 유침(留鍼)할 수 있으며, 통증(痛症)과 비증(痺症)의 치료에 사용한다.…… 끝은 모기와 등에의 주둥이 같고 경락(經絡)을 조절하여 통증(痛症)과 비증(痺症)을 제거할 때 사용한다."

812) 東醫寶鑑·鍼灸, p. 2052.
　　"長鍼 長七寸 鋒利身薄 可以取遠痺……鋒利 故取痺深居骨解腰脊節腠之間者: 장침(長鍼)은 길이가 칠촌(七寸)이고 끝은 예리하며 몸체는 가늘어 오래된 비증(痺症)을 치료하는 데 좋다.…… 끝이 예리하여 비증(痺症)이 신체 깊은 곳인 뼈 사이나, 허리와 척추의 관절에 있을 때 사용한다."

813) 東醫寶鑑·鍼灸, p. 2052.
　　"大針 長四寸 尖如挺 其鋒微圓 以瀉機關之水……一名焠鍼 取風虛舍于骨解皮膚之間者: 대침(大針)은 길이가 사촌(四寸)이고 끝이 뾰족하거나 그 끝이 약간 둥글어 관절(關節)의 수액(水液)을 제거하는 데 사용한다.…… 일명 쉬침(焠鍼)이라 하며 허풍(虛風)이 뼈 사이나 피부 사이에 침범하였을 때 사용한다."

장 널리 사용되고 있으며, 그 구조는 5개 부분으로 구성되어 있다.

침첨(鍼尖)은 침(鍼) 끝의 뾰족한 부분을 말한다.

침체(鍼體)는 침첨(鍼尖)과 침병(鍼柄) 사이의 몸체로, 호침(毫鍼)의 규격을 설정하는 기준이 된다.

침근(鍼根)은 침체(鍼體)와 침병(鍼柄)이 만나는 부위를 말한다.

침병(鍼柄)은 침체(鍼體)의 뒷부분으로 시술할 때 침(鍼)을 잡는 부분이다.

침미(鍼尾)는 침병(鍼柄)의 끝부분을 말한다.

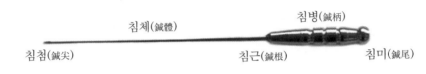

〈그림 11-2〉 침(鍼)의 구조

(3) 취혈법(取穴法)

침(鍼) 치료는 정확하게 경혈(經穴)을 취혈(取穴)해 시행해야 하므로 의사가 정확하게 취혈(取穴)할 수 있고, 침(鍼) 시술을 시행하기에 편리하며, 환자가 편안하게 치료받을 수 있는 자세를 취하게 하여 취혈(取穴)한다.[814]

(4) 자침법(刺鍼法)

자침법(刺鍼法)은 침(鍼)을 사용하여 시술할 때에 침(鍼)을 잡고 경혈(經穴)을 탐지하여 자침(刺鍼)하는 방법을 말한다.

---

814) 東醫寶鑑·鍼灸, p. 2053.
　　“凡點穴時 須得身體平直 四肢無令拳縮 坐點無令俛仰 立點無令傾側. 若孔穴不正 則徒燒肌肉 虛忍痛楚 無益於事: 무릇 취혈(取穴) 시는 마땅히 신체를 바르게 하고 사지(四肢)는 오그리지 말며, 앉아서 취혈(取穴)할 때는 몸을 구부리거나 우러러보지 말고, 서서 취혈(取穴)할 때는 몸을 측면(側面)으로 기울이지 말아야 한다. 만약 취혈(取穴)이 바르지 않으면 기육(肌肉)을 태우는 것(뜸, 灸)도 헛되고, 통증을 참더라도 헛되니 치료에 도움이 되지 않는다.”

① 지절진침법(指切進鍼法)

  왼손의 엄지손가락이나 집게손가락으로 경혈(經穴)을 누르고, 오른손에 잡고 있는 침(鍼)을 경혈(經穴)을 누르고 있는 손가락의 조갑(爪甲)에 붙여 자침(刺鍼)하는 방법으로, 주로 기육(肌肉)이 많은 부위에 자침(刺鍼)할 때 적용하는 방법이다.

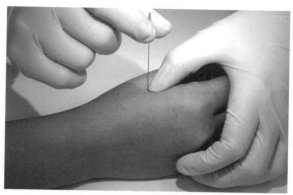

〈그림 11-3〉 지절진침법(指切進鍼法)

② 협지진침법(挾持進鍼法)

  왼손의 엄지손가락과 집게손가락으로 침체(鍼體)의 아랫부분을 잡아 경혈(經穴)에 접근시키고, 오른손의 엄지손가락과 집게손가락으로 침병(鍼柄)을 잡아 두 손에 모두 힘을 주며 자침(刺鍼)하는 방법으로, 주로 장침(長鍼)을 사용할 때 적용하는 방법이다.

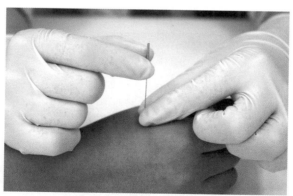

〈그림 11-4〉 협지진침법(挾持進鍼法)

③ 서장진침법(舒張進鍼法)

왼손의 엄지손가락과 집게손가락 또는 집게손가락과 가운뎃손가락으로 경혈(經穴)
부위를 눌러 펴 준 다음, 오른손에 잡고 있는 침(鍼)을 자침하는 방법이다.

주로 기육(肌肉)이 겹치거나 피부가 주름진 부위에 자침(刺鍼)할 경우, 또는 장침(長
鍼)을 사용할 때 적용하는 방법이다.

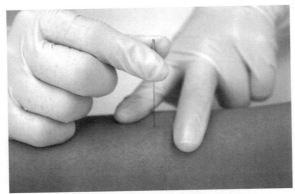

〈그림 11-5〉 서장진침법(舒張進鍼法)

④ 적취진침법(摘取進鍼法)

왼손의 엄지손가락과 집게손가락으로 자침할 경혈(經穴) 부위의 피부를 잡은 다음,
오른손에 잡고 있는 침(鍼)을 자침(刺鍼)하는 방법으로, 안면(顔面) 부위나 피부가 얇
은 부위에 자침(刺鍼)할 때 적용하는 방법이다.

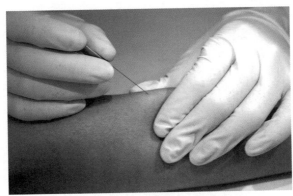

〈그림 11-6〉 적취진침법(摘取進鍼法)

⑤ 관침진침법(管鍼進鍼法)

침관(鍼管)을 제작하여 손가락으로 누르지 않고 침관(鍼管)으로 경혈(經穴)을 누른 다음, 오른손에 잡고 있는 침(鍼)을 침관(鍼管)에 넣고 침병(鍼柄)을 살짝 쳐서 자침(刺鍼)하는 방법으로, 주로 자침(刺鍼) 시의 통증을 줄이고자 할 때 적용하는 방법이다.

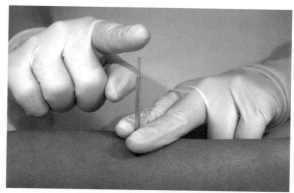

〈그림 11-7〉 관침진침법(管鍼進鍼法)

(5) 자침(刺鍼)의 각도(角度)

자침(刺鍼)의 각도는 침첨(鍼尖)이 자극을 가하고자 하는 경혈(經穴) 주위의 조직(組織)이나 보사(補瀉)의 목적에 따라 일정한 방향과 각도를 유지해야 한다.

① 직자(直刺)

침(鍼)을 자침(刺鍼)하고자 하는 경혈(經穴)의 피부와 수직(垂直)에 해당하는 각도로 자침(刺鍼)하는 방법으로, 일반적으로 많이 사용하는 방법이며 기육(肌肉)이 많은 부위에 적용하는 방법이다.

② 사자(斜刺)

침(鍼)을 자침(刺鍼)하고자 하는 경혈(經穴)의 피부와 비스듬한 각도로 자침(刺鍼)하는 방법으로, 일반적으로 많이 사용하는 방법이며 뼈가 있거나 심자(深刺)할 수 없는 부위 또는 경락(經絡) 유주의 방향에 따른 보사(補瀉)를 할 때 적용하는 방법이다.

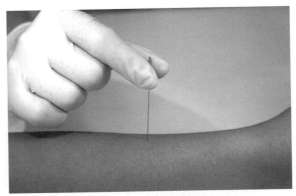

〈그림 11-8〉 직자(直刺)

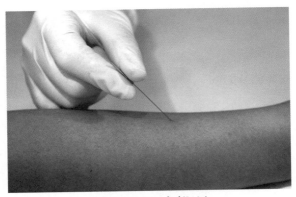

〈그림 11-9〉 사자(斜刺)

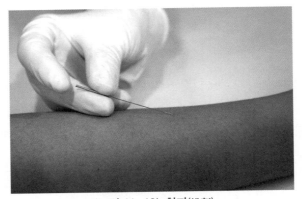

〈그림 11-10〉 횡자(橫刺)

③ 횡자(橫刺)

침(鍼)을 자침(刺鍼)하고자 하는 경혈(經穴)의 피부와 수평(水平)이 될 정도의 각도로 자침(刺鍼)하는 방법으로, 두부(頭部)와 같이 기육(肌肉)이 얇거나 뼈가 있는 부위 또는 경락(經絡) 유주의 방향에 따른 보사(補瀉)를 할 때 적용하는 방법이다.

(6) 자침(刺鍼)의 심도(深度)

자침(刺鍼)의 심도(深度)는 자극을 가하고자 하는 경락(經絡)이나 경혈(經穴) 주위의 조직 및 질병이나 환자의 상태에 따라 자침(刺鍼)의 심도(深度)를 결정해야 한다.[815)816)817)]

---

815) 精校黃帝內經素問·刺要論, p. 188.
  "病有浮沈 刺有淺深 各至其理 無過其道: 질병에는 겉으로 드러나 보이거나(浮) 내부에 잠복되는(沈) 차이가 있고, 자침(刺鍼)에는 천자(淺刺)와 심자(深刺)가 있으니 각기 그 이치(理致)에 이르고 그 도(道)를 벗어남이 없어야 한다."

816) 東醫寶鑑·鍼灸, p. 2053.
  "四時鍼法 春氣在經脈 夏氣在孫絡 長夏氣在肌肉 秋氣在皮膚 冬氣在骨髓中. 是故邪氣者 常隨四時之氣血而入客也 必從其經氣 辟除其邪 則亂氣不生 反之則生亂氣 相淫倂焉: 사시침법(四時鍼法)—봄에는 기운(氣運)이 경맥(經脈)에 있고, 여름에는 기운(氣運)이 손락(孫絡)에 있으며, 장하(長夏)에는 기운(氣運)이 기육(肌肉)에 있고, 가을에는 기운(氣運)이 피부에 있으며, 겨울에는 기운(氣運)이 골수(骨髓)에 있다. 따라서 사기(邪氣)는 항상 사시(四時)의 기혈(氣血)을 따라 침입하므로 반드시 그 경기(經氣)를 따라 사기(邪氣)를 제거하면 혼란한 기운(氣運)이 생성되지 않지만, 거스르게 되면 혼란한 기운(氣運)이 생성되어 서로 함께 머무르게 된다."

817) 東醫寶鑑·鍼灸, p. 2053.
  "足鍼刺淺深法—足陽明 刺深六分 留十呼. 足太陽 刺深五分 留七呼. 足少陽 刺深四分 留五呼. 足太陰 刺深三分 留四呼. 足少陰 刺深二分 留三呼. 足厥陰 刺深一分 留二呼. 手之陰陽 其受氣之道 近 其氣之來疾 其刺深者 皆無過二分 其留皆無過一呼……凡上體及當骨處 鍼入淺而灸宜少 凡下體及肉厚處 鍼可入深灸多無害: 족침자천심법(足鍼刺淺深法) — 족양명(足陽明)은 육푼(六分)만큼 자침(刺鍼)하고 십호(十呼)만큼 유침(留鍼)시킨다. 족태양(足太陽)은 오푼(五分)만큼 자침(刺鍼)하고 칠호(七呼)만큼 유침(留鍼)시킨다. 족소양(足少陽)은 사푼(四分)만큼 자침(刺鍼)하고 오호(五呼)만큼 유침(留鍼)시킨다. 족태음(足太陰)은 삼푼(三分)만큼 자침(刺鍼)하고 사호(四呼)만큼 유침(留鍼)시킨다. 족소음(足少陰)은 이푼(二分)만큼 자침(刺鍼)하고 삼호(三呼)만큼 유침(留鍼)시킨다. 족궐음(足厥陰)은 일푼(一分)만큼 자침(刺鍼)하고 이호(二呼)만큼 유침(留鍼)시킨다. 상지(上肢)에 있는 음양경(陰陽經)은 기(氣)를 받는 길이 가깝고 기운(氣運)이 빠르게 오기에 자침(刺鍼)의 깊이는 모두 이푼(二分)을 넘지 않고 유침(留鍼)은 일호(一呼)를 넘지 않는다.……무릇 상체(上體)와 뼈가 있는 부위는 자침(刺鍼)을 얕게 하고 뜸은 적게 뜨는 것이 마땅하고, 하체(下體)와 기육(肌肉)이 두터운 부위는 자침(刺鍼)을 깊게 하고 뜸을 많이 떠도 해(害)가 없다."

2) 구(灸)

구(灸) 치료는 쑥으로 제조된 애주(艾炷)를 경혈(經穴)이나 체표의 일정한 부위에 놓고 태워 온열(溫熱) 자극을 가함으로써 기혈(氣血)의 운행을 조절하여 질병을 예방, 완화, 치료하는 의료기술의 한 분야이다.[818]

(1) 구(灸)의 제조

뜸을 만들기 위해 신선하고 잎이 두터운 애엽(艾葉)을 채취하여 햇볕에 잘 말린 다음 곱게 가루를 내어 체로 줄기와 이물질을 걸러낸 것이 애융(艾絨)이고, 이 애융(艾絨)을 필요한 크기와 모양의 애주(艾炷)로 만들어 사용한다.[819]

(2) 구(灸)의 방법

① 직접구(直接灸)

직접구(直接灸)는 애주(艾炷)를 직접 피부의 경혈(經穴) 위에 두고 태워서 구창(灸

---

818) 東醫寶鑑·鍼灸, p. 2056.

"治病大法 冬宜溫及灸……凡病藥之不及 鍼之不到 必須灸之……陷下則灸之. 陷下者 皮毛不任風寒 知陽氣下陷也……陷下則灸之者 天地間無他 惟陰與陽二氣 而已陽在外在上 陰在內在下. 今言陷下者 陽氣下陷 入陰血之中 是陰反居其上 而覆其陽 脈證俱見寒在外者 則灸之. 北方之人 宜灸焫 爲冬寒大旺 伏陽在內 皆宜灸之……虛者灸之 使火氣以助元陽也. 實者灸之 使實邪隨火氣而發散也. 寒者灸之 使其氣之復溫也. 熱者灸之 引鬱熱之氣外發 火就燥之義也: 질병을 치료하는 원칙에 겨울에는 따뜻하게 하고 뜸을 뜨는 것이 마땅하다.……무릇 질병에 약(藥)이 미치지 못하거나 침(鍼)이 이르지 못하는 경우에 반드시 뜸을 뜬다.……아래로 빠져들고 가라앉으면 뜸을 뜬다. 아래로 빠져들고 가라앉는 것은 피모(皮毛)가 풍한(風寒)을 견디지 못하여 양기(陽氣)가 아래로 가라앉은 것임을 알 수 있다.……아래로 가라앉으면 뜸을 뜬다는 것은 천지(天地) 간에 다른 것은 없고 오직 음(陰)과 양(陽)의 두 기운(氣運)이 있어 양(陽)이 외부와 상부에 있고 음(陰)이 내부와 하부에 있을 따름이다. 지금 아래로 가라앉았다는 것은 양기(陽氣)가 아래로 가라앉아 음혈(陰血)의 내(內)로 들어가고, 음(陰)이 반대로 상부에 위치하여 양(陽)을 덮고 있으므로 맥(脈)과 증상이 모두 한(寒)이 외부에 있는 상태를 나타내므로 뜸을 뜬다. 북쪽 지방 사람들이 뜸을 뜨는 것은 겨울철에 한기(寒氣)가 왕성하고 잠복된 양기(陽氣)가 내부에 있으므로 모두 뜸을 뜨는 것이 마땅하다.……허약한 경우에 뜸을 뜨는 것은 화기(火氣)로 하여금 원양(元陽)을 도와주는 것이다. 실(實)한 경우에 뜸을 뜨는 것은 실(實)한 사기(邪氣)로 하여금 화기(火氣)를 따라 발산(發散)되게 하는 것이다. 한(寒)한 경우에 뜸을 뜨는 것은 정기(正氣)로 하여금 다시 따뜻해지게 하는 것이다. 열(熱)한 경우에 뜸을 뜨는 것은 울체(鬱滯)된 열기(熱氣)를 이끌어 외부로 발산(發散)시키는 것이니 불은 마른 것을 좇는다는 뜻이다."

瘡)이 생기에 하거나, 화기(火氣)가 피부에 닿기 전에 애주(艾柱)를 제거하든지 눌러서 끄는 방법이다.

　직접구(直接灸)는 주로 만성적인 질병에 적용하고 있으나 화농(化膿)으로 인한 감염에 주의해야 하며, 화농(化膿) 후 국소에 반흔(瘢痕)이 남는 단점이 있다.

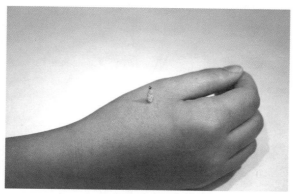

〈그림 11-11〉 직접구(直接灸)

② 간접구(間接灸)

　간접구(間接灸)는 애주(艾柱)와 피부 사이에 생강(生薑), 대산(大蒜), 부자(附子), 호초(胡椒), 황토(黃土), 식염(食鹽) 등을 두고 뜸을 뜨는 방법으로 직접구(直接灸)와 같은 화농(化膿)이나 반흔(瘢痕)이 남지 않는다.

---

819) 東醫寶鑑·鍼灸, p. 2055.
　　"艾葉主灸百病 三月三日五月五日採葉暴乾 以覆道者爲佳 經陳久方可用……取陳久黃艾葉 不以多少 入臼內 用木杵輕搗令熟 以細篩隔去靑滓 再搗再篩 直至柔細黃熟爲度 用之: 애엽(艾葉)은 주로 여러 가지 질병에 뜸을 뜰 때 사용하며, 삼월(三月) 삼일(三日)이나 오월(五月) 오일(五日)에 잎을 채취하여 햇볕에 말리는데 길을 덮을 정도로 무성한 것이 좋고 오래 지나야 사용할 수 있다.…… 오래된 누런 애엽(艾葉)을 취하여 너무 많거나 적지 않게 절구에 넣고 나무공이를 사용하여 가볍게 찧어 정련(精鍊)하고 가는 체로 푸른 찌꺼기를 걸러서, 다시 찧고 다시 찌꺼기를 체로 걸러 부드럽고 고우며 누렇게 정련(精鍊)될 정도에 이르렀을 때 사용한다."

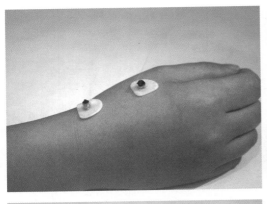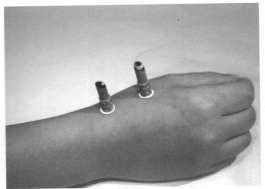
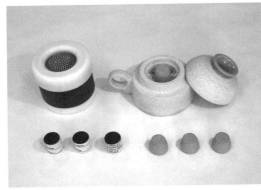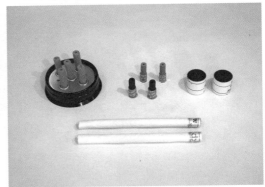

〈그림 11-12〉 간접구(間接灸)

(3) 구(灸)의 장수(壯數)

애구(艾灸)의 자극량에 따라 애주(艾柱)의 크기와 장수(壯數)가 결정되는데, 일반적으로 애구(艾灸)를 시행하는 부위와 질병의 경중(輕重), 노소(老少)의 정도, 정기(正氣)의 강약(强弱)을 고려하여 결정해야 한다.[820)821)]

---

820) 東醫寶鑑·鍼灸, p. 2056.
　　"頭面諸陽之會 胸膈二火之地 不宜多灸. 背腹雖云多灸 陰虛有火者不宜 惟四肢穴最妙……灸則先
　　陽後陰 先上後下 先少後多: 두면부(頭面部)는 제반 양기(陽氣)가 모여 있는 곳이고, 흉격(胸膈)은
　　두 가지 화(火)가 있는 곳이니 뜸을 많이 뜨는 것은 마땅하지 않다. 배부(背部)와 복부(腹部)는 비
　　록 뜸을 많이 뜬다고 하나, 음허(陰虛)하여 화기(火氣)가 있으면 뜸이 마땅하지 않고 오직 사지(四
　　肢)의 경혈(經穴)이 가장 신묘하다.……뜸은 양부위(陽部位)를 먼저 뜨고 음부위(陰部位)를 나중
　　에 뜨며, 상부(上部)를 먼저 뜨고 나중에 하부(下部)를 뜨며, 먼저 적게 뜨고 나중에 많이 뜬다."

3) 부항(附缸)

부항(附缸)치료는 작은 항아리 모양의 기구를 제작하여 피부 표면에 부착시키는데, 항아리 내부의 공기를 제거 또는 소모시켰을 때 발생하는 음압(陰壓)의 작용으로 체내의 물질을 제거하여 질병을 예방, 완화, 치료하는 의료기술의 한 분야다.[822]

4) 약침(藥鍼)

약침(藥鍼)은 정제된 한약(韓藥)을 경혈(經穴)이나 체표 반응 부위에 주입하여 치료하는 시술로 기존의 침(鍼)과 한약(韓藥)을 활용한 치료기술이 결합된 방법이다. 따라서 약침(藥鍼)은 침(鍼)과 약물(藥物)의 효능을 동시에 활용함으로써 치료효과를 빠르게 하는 데 목적을 두고 광범위한 질병에 활용되고 있다.

---

821) 東醫寶鑑·鍼灸, p. 2057.

"頭頂止於七壯 至七七壯而止……鳩尾巨闕雖是胸腹穴 灸不過四七壯 若灸多 令人永無心力. 如頭上穴 若灸多 令人失精神. 臂脚穴 若灸多 令人血脈枯渴 四肢細而無力. 旣失精神 又加細瘦 卽令人短壽……四肢但去風邪 不宜多灸 七壯至七七壯止 不得過隨年數……凡小兒七日以上 周年以下 不過七壯 炷如雀屎: 머리는 오직 7장(壯)에서 49장(壯)까지 뜬다.…… 구미(鳩尾)와 거궐(巨闕)은 비록 흉복부(胸腹部)에 있는 경혈(經穴)이지만 뜸은 28장(壯)을 초과해서는 안 되니, 만약 뜸을 많이 뜨면 환자로 하여금 영원히 심력(心力)이 없어지게 한다. 두부(頭部)에 있는 경혈(經穴) 같은 경우는 만약 뜸을 많이 뜨면 환자로 하여금 정신을 잃게 한다. 팔과 다리에 있는 경혈(經穴)은 만약 뜸을 많이 뜨면 환자의 혈맥(血脈)을 메마르게 하고 사지(四肢)가 가늘어지며 무력(無力)하게 된다. 이미 정신을 잃었는 데 더해 몸이 가늘어지고 마르면 환자의 수명(壽命)이 짧아진다.…… 사지(四肢)의 경혈(經穴)은 단지 풍사(風邪)를 제거하므로 뜸을 많이 뜨는 것은 마땅치 않으니 7장(壯)에서 49장(壯)까지 뜨며 나이를 초과하지 않아야 한다.…… 소아가 출생한 지 7일 이상 1년 이하는 7장(壯)을 초과하지 않아야 하고 애주(艾炷)는 참새 똥 크기로 한다."

822) 東醫寶鑑·癰疽, p. 1496.

"竹筒吸毒方 — 治癰疽丁瘡腫毒 及諸般惡瘡 吸出膿血惡水 甚佳. 苦竹筒三箇或五箇 長一二寸許 一頭留節 薄削去靑皮. 以蒼朮白斂白蒺藜厚朴艾葉白芨茶芽各三錢 右爲麁末 將竹筒水二升同煮十數沸 乘竹筒熱 以手按於瘡上 候膿血水滿 自然脫落. 不然用手拔脫 更換新筒: 죽통흡독방(竹筒吸毒方) — 옹저(癰疽)·정창(丁瘡)·종독(腫毒)과 제반 악창(惡瘡)을 치료하는 것으로 농혈(膿血)과 악수(惡水)를 빨아내는 데 매우 좋다. 대나무 통 3개 혹은 5개를 길이가 1~2촌(寸) 되게 잘라 한쪽 끝은 마디를 남기고 푸른 껍질은 얇게 벗겨 제거한다. 창출(蒼朮)·백렴(白斂)·백질려(白蒺藜)·후박(厚朴)·애엽(艾葉)·백급(白芨)·다아(茶芽) 각 삼전(三錢)을 거칠게 갈아, 죽통(竹筒)과 물 이승(二升)을 함께 달이는데 십여 번 끓어올라 죽통(竹筒)이 뜨거울 때를 기다려 종창(腫脹)의 위에 얹고 손으로 눌러 주면 농혈(膿血)과 악수(惡水)로 가득 찼을 때 자연스럽게 떨어진다. 그렇지 않으면 손으로 당겨 떼어 내고 다시 새로운 죽통(竹筒)으로 바꾼다."

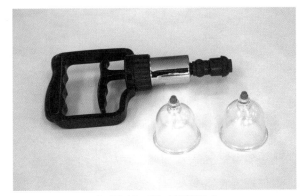

〈그림 11-13〉 부항(附缸)

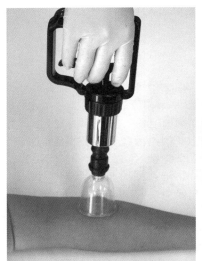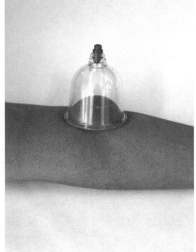

〈그림 11-14〉 부항(附缸) 시술

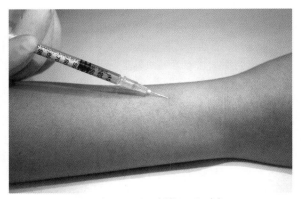

〈그림 11-15〉 약침(藥鍼) 시술

(1) 약침(藥鍼)의 종류

약침(藥鍼)을 제조하는 원료에 따라 일반적인 한약재(韓藥材)인 식물성 약물을 사용한 약침(藥鍼)과 봉독(蜂毒), 자하거(紫河車) 등 동물성 약물을 사용한 약침(藥鍼) 등 다양한 약침(藥鍼)이 개발되어 사용되고 있다.

(2) 약침(藥鍼) 시술

① 경락장약침(經絡場藥鍼)

경락장약침(經絡場藥鍼)은 경혈(經穴)이나 경결점(硬結點)을 위주로 약침(藥鍼)의 기제(氣劑)나 윤제(潤劑), 또는 약물(藥物)의 효능에 따른 약침(藥鍼)을 사용하는 요법이다.

② 팔강약침(八綱藥鍼)

팔강약침(八綱藥鍼)은 변증(變症)의 기준인 음양(陰陽)·표리(表裏)·한열(寒熱)·허실(虛實)의 팔강(八綱)을 기준으로 장부(臟腑)의 허실(虛實)을 변별(辨別)하고, 그에 적합한 효능의 약물(藥物)을 활용한 약침(藥鍼)을 사용하는 요법이다.

5) 매선(埋線)요법

매선(埋線)요법은 경혈(經穴)이나 체표의 반응 부위 또는 십이경근(十二經筋)에 특수하게 제작된 실을 주입하여 장기간의 유침(留鍼)효과를 활용하는 요법이다.

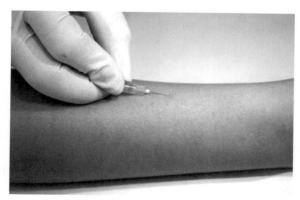

〈그림 11-16〉 매선(埋線)요법

6) 침구(鍼灸) 치료의 주의사항

(1) 감염(感染) 관리

① 침(鍼)과 부항(附缸) 치료를 할 경우, 시술(施術) 전후(前後)와 환자가 바뀔 때나 손이 오염되었을 경우 반드시 손을 세척(洗滌)한다.

② 항상 멸균된 일회용 침(鍼)과 침관(鍼管) 및 일회용 부항(附缸)을 사용하고, 시술 전에 포장을 개봉(開封)하여 사용한다.

③ 침(鍼)·구(灸)·부항(附缸) 치료를 할 경우, 시술 부위나 경혈(經穴) 부위는 알콜 솜으로 닦아 청결하게 한다.

④ 침(鍼)과 부항(附缸) 치료를 할 경우, 가능하면 멸균된 장갑을 착용하는 것이 좋다.

⑤ 침(鍼)과 부항(附缸) 치료를 할 경우, 반드시 청결(淸潔)한 구역에서 시행한다.

(2) 자침(刺鍼)의 금기(禁忌)

십이금자(十二禁刺)[823]는 환자가 정신(정서)적 또는 신체적으로 안정되지 않은 경우에는 침(鍼) 치료를 금(禁)할 것을 규정하고 있고, 오탈불가사(五奪不可瀉)[824]는 환자의 질병이 정기(正氣)가 허약한 경우에는 지나치게 사법(瀉法)을 사용하지 말아야 한다고 규정하고 있다.

---

823) 精校黃帝內經靈樞·始終, p. 73.
　　 "凡刺之禁 新內勿刺 新刺勿內. 已醉勿刺 已刺勿醉. 新怒勿刺 已刺勿怒. 新勞勿刺 已刺勿勞. 已飽勿刺 已刺勿飽. 已饑勿刺 已刺勿饑. 已渴勿刺 已刺勿渴. 大驚大恐 必定其氣 乃刺之. 乘車來者 臥而休之 如食頃 乃刺之. 出行來者 坐而休之 如行十里頃 乃刺之: 무릇 자침(刺鍼)을 금(禁)하는 것은 금방 성생활(性生活)을 하였으면 자침(刺鍼)을 하지 말고, 금방 자침(刺鍼)을 하였으면 성생활(性生活)을 하지 말라. 이미 술을 마셨으면 자침(刺鍼)을 하지 말고, 이미 자침(刺鍼)을 했으면 술을 마시지 말라. 금방 화를 냈으면 자침(刺鍼)을 하지 말고, 이미 자침(刺鍼)을 했으면 화를 내지 말라. 금방 과로(過勞)를 했으면 자침(刺鍼)을 하지 말고, 이미 자침(刺鍼)을 했으면 과로(過勞)를 하지 말라. 이미 포식(飽食)을 했으면 자침(刺鍼)을 하지 말고, 이미 자침(刺鍼)을 했으면 포식(飽食)을 하지 말라. 이미 굶주렸으면 자침(刺鍼)을 하지 말고, 이미 자침(刺鍼)을 하였으면 굶주리지 말라. 이미 갈증이 있으면 자침(刺鍼)을 하지 말고, 이미 자침(刺鍼)을 했으면 갈증이 나게 하지 말라. 크게 놀라거나 두려워하면 반드시 그 기운(氣運)을 안정시키고 자침(刺鍼)하라. 수레를 타고 온 경우는 누워서 쉬게 하는데 식사하는 정도의 시간이 지나서 자침(刺鍼)하라. 걸어 온 경우는 앉아서 쉬게 하는데 십리(十里)를 걸을 정도의 시간이 지나서 자침(刺鍼)하라."

(3) 애구(艾灸)의 금기(禁忌)[825]

금구혈(禁灸穴)이 설정되어 있기는 하지만 기본적으로 자침(刺鍼)의 금기(禁忌)와 동일시(同一視)하여 달리 구분하지 않았으나, 현대에 와서 구분하기 시작하였다.

그 외에 맥(脈)이 삭질(數疾)한 경우나, 임신부(姙娠婦)의 소복부(小腹部)와 요고부(腰尻部), 안구(眼球)와 같은 주요 기관(器官)이나 동맥(動脈)이 있는 부위와 특수한 병증(病症) 및 경혈(經穴)에 대하여 애구(艾灸)를 금(禁)하고 있다.

(4) 부항(附缸)의 금기(禁忌)

부항(附缸)은 부작용이 거의 없는 치료법이기에 특별한 금기(禁忌)사항은 없으나 골절(骨折)된 부위와 임신부(姙娠婦)의 하복부(下腹部) 등은 시술을 삼가야 하고, 자락(刺絡)을 할 경우 사혈량(瀉血量)이 10*ml*을 넘지 않게 하며, 처음부터 강한 자극을 주지 않도록 한다.

---

824) 精校黃帝內經靈樞·五禁, p. 265.
"形肉已奪 是一奪也. 大奪血之後 是二奪也. 大汗出之後 是三奪也. 大泄之後 是四奪也. 新産及大下血之後 是五奪也. 此皆不可寫: 형체(形體)의 기육(肌肉)이 빠졌으면 일탈(一奪)이고, 혈(血)이 많이 빠져나간 후는 이탈(二奪)이며, 땀을 많이 흘린 후는 삼탈(三奪)이고, 설사(泄瀉)를 심하게 한 후는 사탈(四奪)이며, 출산(出産)이나 하혈(下血)을 많이 한 후는 오탈(五奪)이니 모두 사법(瀉法)이 불가(不可)하다."

825) 東醫寶鑑·鍼灸, p. 2056.
"凡下火灸時 皆以日正午以後 乃可下火 灸之之時 謂陰氣未至 灸無不着. 午前平旦 穀氣虛 令人癲眩 不得鍼灸 愼之愼之. 其大法如此 卒急者 不可用此例也. 若遇陰雨風雪 暫時且停 候待淸明乃可灸之 灸時不得傷飽大飢飮酒食生冷硬物 及思慮愁憂嗔怒呼罵喪葬嘆息 一切不祥 忌之大吉: 무릇 불을 붙여 뜸을 뜨는 시기는 모두 정오(正午) 이후에 하는데, 불을 붙이는 것이 가능한 것은 뜸을 뜨는 시기가 음기(陰氣)가 이르지 않아 뜸의 효과가 드러나지 않는 경우가 없다. 오전(午前)의 평단(平旦)은 곡기(穀氣)가 허약하여 환자를 어지럽게 하므로, 침구(鍼灸) 치료를 하지 말아야 하므로 신중하고 신중해야 한다. 그 치료의 원칙은 이와 같으나, 갑자기 발병(發病)하여 급박한 경우는 이와 같이 할 수 없는 예(例)이다. 만약 날이 흐리고 비가 오거나 바람이 불고 눈이 내리는 경우는 잠시 멈추었다가 청명(淸明)해질 때를 기다려 뜸을 뜨는 것이 마땅하다. 뜸을 뜰 때는 과식(過食)으로 손상되거나, 기아(飢餓)가 심하거나, 음주(飮酒)를 하거나, 날것이나 차고 딱딱한 음식을 먹거나, 사려(思慮)에 근심이 있거나, 진노(嗔怒)하여 소리치거나, 장례(葬禮)를 치르고 탄식(歎息)하는 경우가 없어야 하는데, 모든 상서롭지 않은 것은 피하는 것이 좋다."

5. 재활의학과(再活醫學科)

재활의학(再活醫學)은 근육과 골격 계통에 발생하는 동통성(疼痛性) 질환이나 마비성(痲痺性) 질환을 중심으로 도인안교(導引按矯)나 추나(推拿)를 비롯하여 다양한 이학적(理學的) 요법이나 자연(自然)요법 및 양생법(養生法)을 활용해 신체가 다시 정상적인 기능을 할 수 있도록 치료·연구하는 분야이다.

따라서 재활의학(再活醫學)에서는 주로 척추(脊椎)질환, 관절(關節)질환, 마비(痲痺)질환, 탈구(脫臼)와 골절(骨折) 등을 치료 범주로 하고 있을 뿐만 아니라 비만(肥滿), 운동 상해(傷害)와 관련된 질환들을 다루고 있다.

1) 추나(推拿)요법

인체의 각 조직(組織)과 기관(器官)은 각기 특수한 기능을 수행하기 위한 특징적인 구조를 가지고 있으며, 이러한 기능과 구조는 상호(相互) 의존적(依存的) 관계를 유지하고 있어 기능의 이상은 구조적 이상을 유발하게 되고, 구조적인 이상은 기능적 이상을 유발하게 된다.

따라서 추나(推拿)요법은 인체 운동기능의 주체인 근육(筋肉)과 관절(關節)을 중심으로 구조적인 이상(異常) 상태를 정상 상태로 회복시킴으로써 기능적 이상을 바로잡는 치료법이다. 즉 십이경근(十二經筋)의 경결(硬結)이나 경혈(經穴)에 추나(推拿) 자극을 가함으로써 구조적 병변(病變)을 개선하고 기혈(氣血)의 소통을 원활하게 함으로써 질병을 치료하는 것이다.

2) 이학적(理學的) 요법

이학적(理學的) 요법은 전류나 적외선, 자외선, 초음파, 전자파, 광선, 테이프, 자석, 물, 가스 등을 활용하여 십이경근(十二經筋)과 경혈(經穴)에 물리적 자극을 가함으로써 경락(經絡)의 기혈(氣血)을 소통시키거나 경락(經絡)에 온열(溫熱) 자극 또는 한랭(寒冷) 자극을 가(加)함으로써 기능적 활성화를 유도하여 질병을 치료하는 방법이다.

3) 자연(自然)요법

자연(自然)요법은 인신(人身)은 소우주(小宇宙)라는 인식 아래 자연의 변화에 순응함으로써 인체의 자연치유력이나 면역기능을 활성화시켜 질병을 치료하고자 하는 방법으로, 한의학(韓醫學)에서의 기공(氣功)과 양생법(養生法)을 비롯하여 향기(香氣)요법(aroma therapy), 동종(同種)요법(homeopathy), 색채(色彩)요법(color therapy), 음악(音樂)요법(music therapy), 자기(磁氣)요법(magnetic therapy), 봉독(蜂毒)요법(apitherapy), 명상(冥想)요법(meditation) 등 다양한 치료 방법들이 자연(自然)요법에 해당한다.

6. 신경정신의학과(神經精神醫學科)

신경정신의학(神經精神醫學)은 한의학(韓醫學)의 기초 이론에 근거하고, 연관 학문 분야와의 연계를 바탕으로 신경과학(神經科學)과 정신과학(精神科學)의 생리(生理), 해부(解剖), 병인(病因)·병기(病機), 진단(診斷), 치료(治療) 및 예방(豫防)·보건(保健)에 관한 분야를 다루는 학문이다.[826]

신경정신의학과 질환이란 뇌, 중추신경계와 말초신경계의 다양한 질환과 정신 장애 및 정서적이고 환경적인 문제로 야기되는 다양한 심리적(心理的), 정신적(精神的), 사회적(社會的) 측면의 장해(障害)를 포괄한다.

특히 한의학(韓醫學)에서의 신경정신의학(神經精神醫學)은 정신(精神)과 육체(肉體)가 하나라는 '심신일여(心身一如)'의 관점에서 정신(精神)과 육체(肉體)가 항상 상호 협조(協助)하고 억제(抑制)하는 관계를 통하여 인체 생리기능의 평형(平衡)을 유지하는 것으로 인식하고 있어서, 이러한 균형이 파괴되었을 때 신경정신과 질환이 발생하게 된다.

신경정신의학(神經精神醫學)에서 한의학적 원리를 적용하는 대표적인 치료법은 오지상승요법(五志相勝療法)과 이정변기요법(移精變氣療法)이다.

1) 오지상승요법(五志相勝療法)

오지상승요법(五志相勝療法)은 칠정(七情)이 오장(五臟)의 생리기능을 바탕으로 발현되는 정서 변화이고, 오장(五臟)은 오행(五行)에 배속되어 상생(相生)·상극(相克)의 상호조절 관계를 형성하고 있으므로, 이러한 오행(五行)의 상극(相克)에 의한 조절 관

---

826) 한방신경정신의학, p. 3.

계를 칠정(七情)에 적용한 치료법이다.

(1) 비승노(悲勝怒)

우비(憂悲)는 폐금(肺金)의 특성을 가진 정서 변화이고, 금기(金氣)는 숙강(肅降)의 특성을 바탕으로 양기(陽氣)를 내부로 수렴(收斂)시키는 작용을 한다.

노(怒)는 간목(肝木)의 특성을 가진 정서 변화이고, 목기(木氣)는 양기(陽氣)를 상승시키고 사방으로 뻗어나가게 하여 기(氣)를 조창(調暢)시키는 작용을 한다.

따라서 우비(憂悲)의 수렴(收斂)시키는 작용이 노(怒)에 의해 기(氣)가 사방(四方)으로 뻗어나가는 상태를 수렴(收斂)할 수 있다.[827)828)]

(2) 공승희(恐勝喜)

공(恐)은 신수(腎水)의 특성을 가진 정서 변화이고, 수기(水氣)는 양기(陽氣)를 완전히 내부에 수장(收藏)시키는 작용을 한다.

희(喜)는 심화(心火)의 특성을 가진 정서 변화이고, 화기(火氣)는 양기(陽氣)를 내부(內部)에서 외부(外部)로, 하부(下部)에서 상부(上部)로 상승(上升)·발산(發散)시키는 작용을 한다.

따라서 공(恐)의 수장(收藏)시키는 작용이 희(喜)에 의해 양기(陽氣)가 사방(四方)으로 발산(發散)되는 상태를 수장(收藏)할 수 있다.[829)830)]

---

827) 精校黃帝內經素問·陰陽應象大論, p. 24.
    "悲勝怒: 비(悲)는 노(怒)를 이긴다."
828) 類經·四時陰陽外內之應, p. 39.
    "悲憂爲肺金之志 故勝肝木之怒 悲則不怒: 우비(憂悲)는 폐금(肺金)의 정서에 해당하므로 간목(肝木)에 배속된 노(怒)를 이기는 관계에 있기에, 비(悲)의 정서가 발생하면 노(怒)의 정서가 발생하지 않는다."
829) 精校黃帝內經素問·陰陽應象大論, p. 24.
    "恐勝喜: 공(恐)은 희(喜)를 이긴다."
830) 類經·四時陰陽外內之應, p. 40.
    "恐爲腎水之志 故勝心火之喜 恐則不喜: 공(恐)은 신수(腎水)의 정서에 해당하므로 심화(心火)에 배속된 희(喜)를 이기는 관계에 있기에, 공(恐)의 정서가 발생하면 희(喜)의 정서가 발생하지 않는다."

(3) 노승사(怒勝思)

노(怒)는 간목(肝木)의 특성을 가진 정서 변화이고, 목기(木氣)는 양기(陽氣)를 상승시키고 사방으로 뻗어나가게 하여 기(氣)를 조창(調暢)시키는 작용을 한다.

사(思)는 비토(脾土)의 특성을 가진 정서 변화이고, 토기(土氣)는 안정되어 한곳에 머물러 있고 완화(緩和)·중화(中和)시키는 작용을 한다.

따라서 노(怒)의 사방으로 뻗어나가게 하는 작용이 사(思)에 의해 기(氣)가 한곳에 머물러 있는 상태를 소통(疏通)시킬 수 있다.[831)832)]

(4) 희승우(喜勝憂)

희(喜)는 심화(心火)의 특성을 가진 정서 변화이고, 화기(火氣)는 양기(陽氣)를 내부(內部)에서 외부(外部)로, 하부(下部)에서 상부(上部)로 상승(上升)·발산(發散)시키는 작용을 한다.

우비(憂悲)는 폐금(肺金)의 특성을 가진 정서 변화이고, 금기(金氣)는 수렴(收斂)과 숙강(肅降)의 특성을 바탕으로 양기(陽氣)를 내부로 수렴(收斂)시키는 작용을 한다.

따라서 희(喜)의 양기(陽氣)를 사방(四方)으로 발산(發散)시키는 작용이 우비(憂悲)에 의해 수렴(收斂)되는 상태를 발산(發散)시킬 수 있다.[833)834)]

(5) 사승공(思勝恐)

사(思)는 비토(脾土)의 특성을 가진 정서 변화이고, 토기(土氣)는 안정되어 한곳에

---

831) 精校黃帝內經素問·陰陽應象大論, p. 24.
　　"怒勝思: 노(怒)는 사(思)를 이긴다."
832) 類經·四時陰陽外內之應, p. 41.
　　"怒爲肝木之志 故勝脾土之思 怒則不思: 노(怒)는 간목(肝木)의 정서에 해당하므로 비토(脾土)에 배속된 사(思)를 이기는 관계에 있기에, 노(怒)의 정서가 발생하면 사(思)의 정서가 발생하지 않는다."
833) 精校黃帝內經素問·陰陽應象大論, p. 24.
　　"喜勝憂: 희(喜)는 우(憂)를 이긴다."
834) 類經·四時陰陽外內之應, p. 41.
　　"喜爲心火之志 能勝肺金之憂 喜則神暢 故勝憂也: 희(喜)는 심화(心火)의 정서에 해당하므로 폐금(肺金)에 배속된 우(憂)를 이기는 관계에 있기에 희(喜)의 정서가 발생하면 신(神)의 작용이 막힘이 없이 펼쳐져 우(憂)의 정서를 이긴다."

머물러 있고 완화(緩和)·중화(中和)시키는 작용을 한다.

공(恐)은 신수(腎水)의 특성을 가진 정서 변화이고, 수기(水氣)는 양기(陽氣)를 완전히 내부에 수장(收藏)시키는 작용을 한다.

따라서 사(思)의 완화(緩和)·중화(中和)시키는 작용이 공(恐)에 의해 수장(收藏)되는 상태를 완화(緩和)시킬 수 있다.[835)836)]

2) 이정변기요법(移精變氣療法)

이정변기(移精變氣)란 정(精)을 옮기고 기(氣)를 변화시킨다는 뜻으로, 정신(精神)과 기운(氣運)을 새롭게 전환시킨다는 의미이다. 따라서 이정변기요법(移精變氣療法)은 정신적인 측면의 치료를 위해 다양한 도구와 방법을 사용하여 환자의 주위 환경이나 기분(氣分)을 전환시키고, 또한 질병과 관련된 편협(偏狹)된 사고(思考)나 집착(執着)에서 벗어날 수 있도록 하는 치료기술이다.[837)]

7. 사상체질의학과(四象體質醫學科)

사상의학(四象醫學)은 동무(東武) 이제마(李濟馬) 선생이 창안(創案)한 체질의학(體質醫學)으로, 그의 독특한 철학(哲學), 생리학(生理學), 심리학적(心理學的) 견해를 바탕으로 하고 있으며, 모든 질병의 변화는 체질(體質)의 특성에 따라 달라진다고 보았다.

이제마(李濟馬) 선생은 동의수세보원(東醫壽世保元)의 성명론(性命論)에서 인간의 정신(精神)과 생명(生命)이 생겨난 본원(本源)을 밝혔고, 사단론(四端論)과 확충론(擴充論)에서는 인간의 성명(性命)은 선악(善惡)과 애욕(愛慾)의 분기점(分岐點)에서 대립(對立)하게 되는데 이때 태과(太過)·불급(不及)하게 타고난 인간 지행(知行)의 부정(不正)으로 말미암아 질병을 자초(自招)한다고 설명했다.[838)]

---

835) 精校黃帝內經素問·陰陽應象大論, p. 24.
　　"思勝恐: 사(思)는 공(恐)을 이긴다"
836) 類經·四時陰陽外內之應, p. 42.
　　"思爲脾土之志 故勝腎水之恐 深思見理 恐可却也: 사(思)는 비토(脾土)의 정서에 해당하므로 신수(腎水)에 배속된 공(恐)을 이기는 관계에 있기에, 깊이 사색(思索)하여 공(恐)이 발생한 이치(理致)를 알면 공(恐)의 정서를 물리칠 수 있다."

또 장부론(臟腑論)에서는 인간이 수곡(水穀)을 섭취했을 때 장부(臟腑)와 경락(經絡)을 통해 정(精)·기(氣)·신(神)·혈(血)을 생성하는 과정을 설명했다.[839] 그리고 광제론(廣濟論)에서는 중앙(中央) 태극(太極)의 심(心)이 폐(肺)·비(脾)·간(肝)·신(腎)의 주재자(主宰者)고, 질병을 널리 구제하는 것은 오직 심성(心性)을 올바르게 가지는 데 있다는 것을 의철학적(醫哲學的) 입장에서 밝혀 놓았다.[840]

사상의학(四象醫學)에 따른 체질은 태양인(太陽人)의 경우 폐(肺)가 크고 간(肝)이 작으며, 소양인(少陽人)은 비(脾)가 크고 신(腎)이 작으며, 태음인(太陰人)은 간(肝)이 크고 폐(肺)가 작으며, 소음인(少陰人)은 신(腎)이 크고 비(脾)가 작다.

즉, 소음인(少陰人)은 신음(腎陰)의 작용이 크고 비양(脾陽)의 작용이 부족하다. 따라서 양기(陽氣)를 상승시키는 작용을 잘하지 못하고, 이에 따라 음기(陰氣)도 상승되지 못하는 것이 질병의 원인이 된다.[841]

---

837) 精校黃帝內經素問·移精變氣論, p. 46.

"古之治病 惟其移精變氣 可祝由而已. 今世治病 毒藥治其內 鍼石治其外 或愈或不愈 何也……往古人居禽獸之間 動作以避寒 陰居以避暑 內無眷慕之累 外無伸宦之形 此恬憺之世 邪不能深入也. 故毒藥不能治其內 鍼石不能治其外 故可移精祝由而已. 當今之世不然 憂患緣其內 苦形傷其外 又失四時之從 逆寒暑之宜 賊風數至 虛邪朝夕 內至五藏骨髓 外傷空竅肌膚 所以小病必甚 大病必死 故祝由不能已也: 옛날의 질병 치료는 오직 정(精)을 옮기고 기(氣)를 변화시켰으니 가히 축원(祝願)함으로 말미암아 질병이 그쳤다. 지금 세상의 질병 치료는 독성(毒性)이 강한 약(藥)으로 내부를 치료하고 침석(鍼石)으로 외부를 치료해도 간혹 치유(治癒)되기도 하고 간혹 치유(治癒)되지 않기도 하니 왜 그런가?…… 옛날 사람들은 가축(家畜)과 함께 생활하고, 육체적 활동으로 한기(寒氣)를 피했으며, 음지(陰地)에 거처하며 더위를 피했고, 안으로는 연모(戀慕)하여 해(害)를 입는 바가 없었으며, 밖으로는 벼슬을 구하느라 육체를 수고롭게 하는 바가 없었기에 이것이 평온한 세상으로 사기(邪氣)가 체내에 깊이 침범하지 못했다. 그러므로 독약(毒藥)으로 내부를 치료하지도 않았고, 침석(鍼石)으로 외부를 치료하지도 않았으며, 정신(精神)을 변화시키고 축원(祝願)함으로써 질병이 그쳤다. 마땅히 지금의 세상은 그렇지 않으니 근심·걱정이 내부에서 연유(緣由)하고, 육체적 고통이 외부에서 손상을 일으키며, 또한 사시(四時)의 변화에 따르지 않고, 한서(寒暑)의 마땅한 바를 거스르며, 적풍(賊風)이 자주 이르고, 허사(虛邪)가 아침저녁으로 침범하여, 안으로는 오장(五臟)과 골수(骨髓)에 이르고, 밖으로는 구규(九竅)와 피부(皮膚)·기육(肌肉)을 손상시키니, 작은 질병도 반드시 큰 질병이 되고, 큰 질병은 반드시 죽게 되니, 축원(祝願)함으로써는 능히 질병이 그치지 않는다."

838) 東醫壽世保元註釋·廣濟說, p. 346.

839) 東醫壽世保元註釋·臟腑論, p. 101.

840) 東醫壽世保元註釋·廣濟說, p. 346.

841) 東醫壽世保元註釋·少陰人腎受熱表熱病論, pp. 123, 145.

소양인(少陽人)은 비양(脾陽)의 작용이 과다하고 신음(腎陰)의 작용이 부족하다. 따라서 비화(脾火)의 항성(亢盛)이나 과다(過多)하게 상승하는 양기(陽氣)를 따라 상승하던 음기(陰氣)가 배려(背膂)에 울체(鬱滯)되는 것이 질병의 원인이 된다.[842)843)]

태음인(太陰人)은 간화(肝火)의 작용이 왕성하고 폐(肺)의 부(腑)인 위완(胃脘)의 양기(陽氣)가 상승되는 힘이 부족하다. 따라서 간(肝)은 열사(熱邪)의 침범을 받기 쉽고 위완(胃脘)은 한사(寒邪)의 침범을 받기 쉬운 것이 질병의 원인이다.[844)845)]

태양인(太陽人)은 폐양(肺陽)의 작용이 과다하고 간음(肝陰)의 작용이 부족하다. 그런데 태양인(太陽人)은 소양인(少陽人)에 비하면 양기(陽氣)의 항성(亢盛)이 심하여 순양무음(純陽無陰)의 상태에 가까워 내외(內外)가 모두 양열(陽熱)이 과다한 것이 질병의 원인이 된다.[846)]

결국 사상의학(四象醫學)에서는 개인의 체질(體質)에 따라 질병의 발생에 차이점을 나타내므로, 치료에 있어서도 그러한 차이점을 고려하여 기능이 강하고 왕성한 부분보다 허약하고 부족한 부분을 보완함으로써 개인별 맞춤형 치료를 시행할 수 있다는 장점을 가지고 있다.

이러한 사상의학(四象醫學)에 의한 체질별(體質別) 분포에 대하여 이제마(李濟馬) 선생은 태음인(太陰人)이 50%, 소양인(少陽人)이 30%, 소음인(少陰人)이 20%에 해당하고, 태양인(太陽人)은 0.1%로 극히 적다고 했다.[847)]

또한 체질(體質)을 판별(判別)함에 있어서는 그 형용(形容)을 자세히 살피되 재차(再次), 삼차(三次) 반복해 고려해야 하고, 만일 조그만 의혹(疑惑)이라도 있으면 사상체질(四象體質)에 따른 병증(病證)을 참고해 털끝만큼의 의혹(疑惑)도 없을 때 약(藥)을 투여(投與)하라고 했으며, 중(重)한 질병이나 위급한 질병에는 한 첩(貼)의 약(藥)도 환자에게 심각한 해(害)를 끼칠 수 있으므로 경솔하게 투약(投藥)하지 말라고 하였다.

동의수세보원(東醫壽世保元)의 사상인변증론(四象人辨證論)을 중심으로 체질별(體質別) 특성을 요약하면 〈표 11-6〉, 〈표 11-7〉, 〈표 11-8〉, 〈표 11-9〉와 같다.

---

842) 東醫壽世保元註釋·少陽人脾受寒表寒病論, p. 207.

843) 東醫壽世保元註釋·少陽人胃受熱裏熱病論, p. 227.

844) 東醫壽世保元註釋·太陰人胃脘受寒表熱病論, p. 271.

845) 東醫壽世保元註釋·太陰人肝受熱裏熱病論, p. 281.

846) 東醫壽世保元註釋·太陽人外感腰脊病論, p. 323.

847) 東醫壽世保元註釋·四象人辨證論, p. 347.

구 분	개 요
장리(臟理)	• 肺大肝小 −폐(肺)가 크고 간(肝)이 작다.

이목구비(耳目口鼻)	• 耳有聽學之才
	  −이(耳)의 청각(聽覺) 기능이 강하다.
	• 鼻無嗅力
	  −비(鼻)의 후각(嗅覺) 기능이 약하다.

성정(性情)	• 恒欲進而不欲退
	  −항상 나아가고자 하며 물러나지 않는다.
	• 恒欲爲雄而不欲爲雌
	  −항상 용맹(勇猛)하며 유약(柔弱)하지 않다.

체형기상(體形氣像)	• 腦頓之起勢盛壯
	  −머리와 이마의 형세(形勢)가 왕성하다.
	• 腰圍之立勢孤弱
	  −허리 주위의 형세(形勢)가 연약하다.

성질(性質)	• 長於疏通
	  −도리(道理)와 조리(條理)가 밝기에 으뜸이다.
	• 疏通 又有果斷
	  −도리(道理)와 조리(條理)가 밝으며 또한 과감(果敢)한 결단력(決斷力)이
	   있다.

재간(材幹)	• 能於交遇 −이질적(異質的)인 성질(性質)이 만나 하나로 융화(融和)되는 데 능(能)하다.

질병(疾病)	• 小便旺多 則完實
	  −소변을 많이 잘 보면 완전하고 튼튼하다.
	• 噎膈 反胃 解㑊
	  −열격(噎膈), 반위(反胃), 해역(解㑊)의 질병이 발생한다.
	• 少陰人 老人 亦有噎膈 不可誤作太陽人治
	  −소음인(少陰人) 노인(老人)의 경우 열격(噎膈)이 있으므로 태양인(太陽
	   人)으로 치료하는 실수를 해서는 안 된다.
	• 太陽女 體形壯實 而肝小脇窄 子宮不足 故不能生産
	  −태양인(太陽人) 여성은 체형(體形)이 건장(健壯)하며 간(肝)이 작고 옆구
	   리가 좁아 자궁(子宮)의 기능이 허약하므로 출산(出産)이 어렵다.

---

848) 東醫壽世保元註釋·四象人辨證論, pp. 347~357.

〈표 11-7〉 소양인(少陽人)의 특징[849]

구 분	개 요
장리(臟理)	• 脾大腎小 　－비(脾)가 크고 신(腎)이 작다.
이목구비(耳目口鼻)	• 目有視問之才 　－목(目)의 시각(視覺) 기능이 강하다. • 口無味力 　－구(口)의 미각(味覺) 기능이 약하다.
성정(性情)	• 恒欲擧而不欲措 　－항상 일으키고자 하며 그만두지 않는다. • 恒欲外勝而不欲內守 　－항상 밖에서 활동하고자 하며 안에서 지키지 않는다.
체형기상(體形氣像)	• 胸襟之包勢盛壯 　－가슴의 형세(形勢)가 왕성하다. • 膀胱之坐勢孤弱 　－방광(膀胱)의 형세(形勢)가 연약하다. • 上盛下虛 胸實足輕 剽銳好勇 　－상체(上體)가 왕성하고 하체(下體)가 허약하며, 가슴이 실(實)하고 　　하지(下肢)가 허약하며, 날래고 용맹(勇猛)하다. • 有短小靜雅 外形恰似少陰人 　－키와 몸이 작고, 고요하고 아담하여 외형(外形)이 소음인(少陰人)과 　　비슷한 경우가 있다.
성질(性質)	• 長於剛武 　－굳세고 용맹(勇猛)함에 으뜸이다.
재간(材幹)	• 能於事務 　－사욕(私慾)이 없이 사물(事物)을 완성(完成)하는 데 능(能)하다.
질병(疾病)	• 大便善通 則完實 　－대변을 잘 보면 완전하고 튼튼하다.

---

849) 東醫壽世保元註釋·四象人辨證論, pp. 347~357.

〈표 11-8〉 태음인(太陰人)의 특징[850]

구 분	개 요
장리(臟理)	• 肝大肺小 　－간(肝)이 크고 폐(肺)가 작다.
이목구비(耳目口鼻)	• 鼻有嗅思之才 　－비(鼻)의 후각(嗅覺) 기능이 강하다. • 耳無聽力 　－이(耳)의 청각(聽覺) 기능이 약하다.
성정(性情)	• 恒欲靜而不欲動 　－항상 안정(安定)하고자 하며 요동(搖動)하지 않는다. • 恒欲內守而不欲外勝 　－항상 안에서 지키고자 하며 밖에서 활동하지 않는다.
체형기상(體形氣像)	• 腰圍之立勢盛壯 　－허리 주위의 형세(形勢)가 왕성하다. • 腦頓之氣勢孤弱 　－머리와 이마의 형세(形勢)가 연약하다.
성질(性質)	• 長於成就 　－목적(目的)대로 일을 이루는 데 으뜸이다.
재간(材幹)	• 能於居處 　－들어앉아 휴식하는 데 능(能)하다.
질병(疾病)	• 汗液通暢 則完實 　－땀이 잘 분비되면 완전하고 튼튼하다.

---

850) 東醫壽世保元註釋·四象人辨證論, pp. 347~357.

〈표 11-9〉 소음인(少陰人)의 특징[851]

구 분	개 요
장리(臟理)	• 腎大脾小 　−신(腎)이 크고 비(脾)가 작다.
이목구비(耳目口鼻)	• 口有味辯之才 　−구(口)의 미각(味覺) 기능이 강하다. • 目無視力 　−목(目)의 시각(視覺) 기능이 약하다.
성정(性情)	• 恒欲處而不欲出 　−항상 머물러 있고자 하며 나가지 않는다. • 恒欲爲雌而不欲爲雄 　−항상 유약(柔弱)하며 용맹(勇猛)하지 않다.
체형기상(體形氣像)	• 膀胱之坐勢盛壯 　−방광(膀胱)의 형세(形勢)가 왕성하다. • 胸襟之包勢孤弱 　−가슴의 형세(形勢)가 연약하다.
성질(性質)	• 長於端重 　−단정(端正)하면서 내약(耐弱)하는 데 으뜸이다.
재간(材幹)	• 能於黨與 　−뜻이 맞는 사람끼리 교우(交友)하는 데 능(能)하다.
질병(疾病)	• 飮食善化 則完實 　−음식을 잘 소화(消化)시키면 완전하고 튼튼하다.

　태음인(太陰人)과 소음인(少陰人)의 경우 체형(體形)이 간혹 거의 서로 비슷하여 구분이 어려우므로 그 병증(病證)을 살펴보면 반드시 분별(分別)되지 않는 경우가 없다고 하였다.[852]

　태음인(太陰人)과 소음인(少陰人)의 병증(病證)에 있어서 차이점을 요약하면 〈표 11-10〉과 같다.

---

851) 東醫壽世保元註釋·四象人辨證論, pp. 347~357.
852) 東醫壽世保元註釋·四象人辨證論, p. 350.

〈표 11-10〉 태음인(太陰人)과 소음인(少陰人)의 차이

태음인(太陰人)	소음인(少陰人)
• 虛汗則完實 　―땀이 많이 나는 것은 완전하고 튼튼하다.	• 虛汗則大病 　―땀이 많이 나는 것은 큰 질병이다.
• 陽剛堅密則大病 　―양기(陽氣)가 강하여 대변이 굳은 것은 큰 질병이다.	• 陽剛堅密則完實 　―양기(陽氣)가 강하여 대변이 굳은 것은 완 　전하고 튼튼하다.
• 胸膈怔忡 　―가슴에 두근거리고 겁이 많다.	• 手足悗亂 　―수족(手足)을 제대로 움직이지 못한다.
• 目眥上引 目睛內疼 　―눈꼬리가 위로 당겨지고, 안구(眼球)의 내부에 동통 　(疼痛)이 있다.	• 無此證 　―이런 증상이 없다.
• 無此太息呼吸 　―한숨을 쉬는 경우가 없다.	• 平時呼吸平均 而間有一太息呼吸 　―평상시의 호흡이 화평(和平)하고 고르며, 　간혹 한 번씩 한숨을 쉰다.
• 瘧疾惡寒中 能飮冷水 　―학질(瘧疾)로 오한(惡寒)이 있으며, 냉수를 마시고 　자 한다.	• 瘧疾惡寒中 不飮冷水 　―학질(瘧疾)로 오한(惡寒)이 있으며, 냉수를 　마시고자 하지 않는다.
• 脈 長而緊 　―맥(脈)이 장(長)하면서 긴(緊)하다.	• 脈 緩而弱 　―맥(脈)이 완(緩)하면서 약(弱)하다.
• 肌肉 堅實 　―기육(肌肉)이 견고하고 튼튼하다.	• 肌肉 浮軟 　―기육(肌肉)이 들뜨고 연약하다.

8. 안이비인후피부외과(眼耳鼻咽喉皮膚外科)

안이비인후피부외과(眼耳鼻咽喉皮膚外科)는 상칠규(上七竅)의 질환을 중심으로 하는 안이비인후과(眼耳鼻咽喉科)와 피부의 질환을 중심으로 하는 피부외과(皮膚外科)로 구분할 수 있다.

안이비인후피부외과(眼耳鼻咽喉皮膚外科)에서는 내인(內因), 외인(外因) 및 불내외인(不內外因)에 의하여 발생하는 안(眼)·이(耳)·비(鼻)·구설(口舌)·치아(齒牙)·인후(咽喉)·피부(皮膚)의 질환뿐만 아니라 모발(毛髮)과 조갑(爪甲)에 발생되는 질환이 모

두 진료 범주에 해당한다.

1) 안이비인후과(眼耳鼻咽喉科)

(1) 안과(眼科)

목(目)은 간(肝)의 기능을 드러내는 관청(官廳)[853]이라 하였고 시각(視覺) 기능을 담당하는 기관으로 간(肝)의 경맥(經脈)이 눈에 연락[854]되어 있어서 간(肝)의 기혈(氣血)이 직접 눈을 영양해야 정상적인 시각(視覺) 기능을 유지할 수 있다.[855]

또한 오장(五臟)의 정기(精氣)는 모두 눈으로 모이게 되므로 눈에는 오장(五臟)이 주관하는 각각의 부위가 정해져 있고, 눈에서 장부(臟腑)의 상태를 관찰할 수 있으므로 눈의 광채(光彩)와 색택(色澤)의 변화로 장부(臟腑)의 허실(虛實)을 판단한다.[856]

따라서 안과(眼科) 질환은 기본적으로 간(肝)의 기능과 관련되어 발생하지만 오장(五臟)의 기능과도 연계되어 있으므로, 오장(五臟) 기능을 참고로 하여 진단·치료한다.

(2) 이과(耳科)

이(耳)는 신(腎)의 기능을 외부로 드러내는 관청(官廳)[857]이라 했는데, 귀는 신정(腎精)을 바탕으로 생성된 기혈(氣血)의 영양작용을 받아야 정상적인 청각(聽覺) 기능을 유지할 수 있다.[858][859]

---

853) 精校黃帝內經靈樞·五閱五使, p. 186.
  "目者 肝之官也: 목(目)은 간(肝)의 관청(官廳)이다."
854) 精校黃帝內經靈樞·經脈, p. 83.
  "肝足厥陰之脈……連目系: 족궐음간경(足厥陰肝經)은……눈의 계통에 이어져 있다."
855) 精校黃帝內經靈樞·脈度, p. 115.
  "肝氣通於目 肝和則能辨五色矣: 간(肝)의 기운(氣運)이 눈에 통해 있으므로 간(肝)의 기능이 조화로우면 능히 오색(五色)을 분별한다."
856) 精校黃帝內經靈樞·大惑論, p. 342.
  "五臟六腑之精氣 皆上注於目而爲之精: 오장육부(五臟六腑)의 정기(精氣)는 모두 상부(上部)의 눈으로 주입되어 눈동자가 된다."
857) 精校黃帝內經靈樞·五閱五使, p. 186.
  "耳者 腎之官也: 귀는 신(腎)의 관청(官廳)이다."
858) 精校黃帝內經靈樞·脈度, p. 115.
  "腎氣通於耳 腎和則耳能聞五音矣: 신(腎)의 기운(氣運)은 귀에 통해 있으므로 신(腎)의 기능이 조화로우면 귀가 오음(五音)을 잘 들을 수 있다."

또한 귀에는 많은 경맥(經脈)이 분포하여 기혈(氣血)을 운행시키고 있으므로 귀에는 종맥(宗脈)이 분포한다고 한다.[860]

따라서 이과(耳科)의 질환은 기본적으로 신(腎)의 기능과 관련되어 발생하며, 종맥(宗脈)이 분포하므로 각 경맥(經脈)과 장부(臟腑)의 기능을 참고로 하여 진단·치료한다.

(3) 비과(鼻科)

비(鼻)는 폐(肺)의 기능을 외부로 드러내는 통로[861][862]가 되는데, 폐(肺)는 호흡 기능을 주관하는 장부(臟腑)이고, 코는 호흡의 통로가 되며, 냄새를 판별하는 후각(嗅覺) 기능을 담당하고 있으면서 폐(肺)의 기혈(氣血)로부터 직접적인 영양작용을 받고 있기에, 폐(肺)의 기능이 정상적일 때 코를 통한 호흡 기능과 후각(嗅覺) 기능이 정상적으로 유지될 수 있다.[863]

따라서 비과(鼻科)의 질환은 폐(肺)의 기능과 관련되어 발생하므로 폐(肺) 기능의 이상을 중심으로 하여 진단·치료한다.

(4) 인후과(咽喉科)

인후(咽喉)의 인(咽)은 비(脾)에 속해서 구(口)에 연결되고 후(喉)는 폐(肺)에 속하여

---

859) 東醫寶鑑·耳, p. 654.
"腎藏精……精脫者 耳聾: 신(腎)은 정(精)을 저장하고 있다.…… 정(精)을 빼앗긴 사람은 귀가 멀게 된다."
860) 醫部全錄(六册)·耳門, p. 983.
"耳者 腎之竅 足少陰經之所主 然心亦寄竅於耳. 在人身十二經絡之中 除足太陽手厥陰外 其餘十經脈絡入於耳中: 귀는 신(腎)의 기능을 드러내는 통로이기에 족소음신경(足少陰腎經)이 주관하는 부위이며, 또한 심(心)이 귀에 통로를 열고 있다. 인신(人身)의 십이경맥(十二經脈) 중 족태양경(足太陽經)과 수궐음경(手厥陰經) 외에 그 나머지 10개의 경맥(經脈)이 귀의 내부로 연결되어 들어간다."
861) 精校黃帝內經靈樞·五閱五使, p. 186.
"鼻者 肺之官也: 코는 폐(肺)의 관청(官廳)이다."
862) 醫學入門·傷寒(鼻鳴), p. 1038.
"鼻者 呼吸淸氣之路 上竅於肺: 코는 청기(淸氣)를 호흡하는 도로로 폐(肺)의 위에 있는 통로이다."
863) 精校黃帝內經靈樞·脈度, p. 115.
"肺氣通於鼻 肺和則鼻能知香臭矣: 폐(肺)의 기운(氣運)이 코와 상통하므로 폐(肺)의 기능이 조화로우면 코가 능히 냄새를 잘 맡는다."

비(鼻)와 연결되어 있으므로, 인(咽)은 음식물의 통로가 되고 후(喉)는 호흡의 통로가 된다.[864] 그러므로 인후(咽喉)의 질병은 주로 음식물의 섭취나 호흡 및 발성(發聲)에 이상(異常)을 초래하게 된다.

따라서 인후과(咽喉科)의 질환은 비(脾)·위(胃) 또는 폐(肺) 기능과 관련되어 발생하므로, 비(脾)·위(胃)와 폐(肺) 기능의 이상을 중심으로 하여 진단·치료한다.

2) 피부외과(皮膚外科)

피부(皮膚)는 폐(肺)의 영화(榮華)로움을 관찰할 수 있는 부위[865]이고, 위기(衛氣)가 운행되면서 인체를 사기(邪氣)의 침입으로부터 방어[866][867]하는 기능을 수행하므로, 폐(肺)의 기혈(氣血)이 정상적으로 피부(皮膚)를 영양[868]해야 정상적인 피부(皮膚)의 기능을 유지할 수 있다.

또한 피부(皮膚)는 십이경맥(十二經脈)과 락맥(絡脈)이 분포하고 있는 구역에 따라 십이피부(十二皮膚)[869][870]로 구분하고 있으므로, 각 경락(經絡)을 통해 기혈(氣血)의 영양작용을 함께 받고 있다.

따라서 피부에 발생하는 질병은 폐(肺) 기능 및 십이경맥(十二經脈)과 관련되어 발생하므로 폐(肺) 기능과 십이경맥(十二經脈)의 이상을 중심으로 하여 진단·치료한다.

---

864) 醫部全錄·憂恚無言
"人有二喉 其一曰咽喉 乃水穀之道也 生於後 其管通於六腑. 其一曰喉嚨 氣之所以上下者也 生於前 其管通於五臟: 인체에는 두 개의 후(喉)가 있으니, 하나는 인후(咽喉, 식도)로 수곡(水穀)의 통로이며 뒤쪽에 생성되어 있고, 그 관(管)은 육부(六腑)와 통하여 있다. 다른 하나는 후롱(喉嚨, 기도)으로 기(氣)가 상하(上下)로 운행되며 앞쪽에 생성되어 있고, 그 관(管)은 오장(五臟)과 통하여 있다."

865) 精校黃帝內經素問·六節臟象論, p. 36.
"肺者 氣之本 魄之處也 其華在毛 其充在皮: 폐(肺)는 기(氣)의 근본이고 백(魄)이 깃들어 있는 곳이며, 폐(肺)의 영화로움은 호모(毫毛)에 나타나고 충실함은 피부에 있다."

866) 類經·宣明五氣, p. 462.
"肺主皮毛 應金之堅 而保障全體 捍禦諸邪也: 폐(肺)는 인체의 피모(皮毛)를 주관하는데 금기(金氣)의 견고하게 만드는 특성에 상응하여 인체를 보호하고 제반 사기(邪氣)의 침입을 방어한다."

867) 景岳全書·述古, p. 859.
"肺主皮毛 肺氣虛 則腠理不密 風邪易入: 폐(肺)가 피모(皮毛)를 주관하므로 폐기(肺氣)가 허약하면 주리(腠理)가 치밀하지 못하여 풍사(風邪)가 쉽게 들어온다."

868) 醫部全錄(一冊)·陰陽應象大論, p. 59.
"肺之精氣 生養皮毛: 폐(肺)의 정기(精氣)가 피모(皮毛)를 생성하고 영양한다."

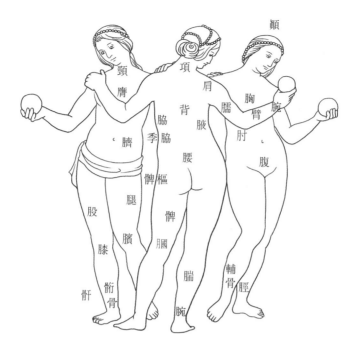

〈그림 11-17〉 신체 부위의 명칭

---

869) 精校黃帝內經素問·皮膚論, p. 198.
　　"皮者 脈之部也: 피부는 경맥(經脈)이 분포하고 있는 부위이다."
870) 類經·陰陽內外病生有紀, p. 294.
　　"十二經脈 各有其部 察之於皮 其脈可知: 십이경맥(十二經脈)은 각각 그 부위를 가지고 있어서 피부를 살펴보면 그 경맥(經脈)의 상태를 알 수 있다."

참고문헌(參考文獻)

唐容川, 『血證論』, 상해: 상해인민출판사, 1977.

대한한방신경정신과학회, 『한방신경정신의학』, 서울: 집문당, 2006.

樓　英, 『醫學綱目』, 서울: 법인문화사, 2010.

林珮琴, 『類證治裁』, 대북: 선풍출판사, 1978.

마쓰시다 노보루, 『한의원에 갈까 병원에 갈까』, 서울: 여강출판사, 1993.

葉天士, 『臨證指南醫案』, 대북: 신문풍출판공사, 1980.

蕭　吉, 『五行大義』, 서울: 대유학당, 2012.

巢元方, 『巢氏諸病原候論』, 서울: 대성문화사, 1992.

宋点植, 『醫學輯要』, 서울: 문경출판사, 1992.

楊上善, 『黃帝內經太素』, 서울: 대성문화사, 1991.

吳　謙, 『醫宗金鑑(下)』, 북경: 인민위생출판사, 1996.

吳有性, 『溫疫論』, 북경: 인민위생출판사, 1990.

汪　機, 『四庫全書·補整脈訣刊誤』, 서울: 대성문화사, 1995.

王叔和, 『圖註難經脈訣』, 대남: 대부서국, 1976.

원종실, '황제내경'에 나타난 음양상호관계론 약고, 동의생리병리학회지, 19(1): 1~7, 2005.

喩　昌, 『醫門法律』, 상해: 상해과학기술출판사, 1986.

劉完素, 『素問玄機原病式』, 북경: 인민위생출판사, 1983.

李　梴, 『醫學入門』, 서울: 법인문화사, 2009.

李東垣, 『醫學全書·脾胃論』, 북경: 중국중의약출판사, 2006.

李時珍, 『本草綱目』, 서울: 고문사, 1987.

李中梓, 『內經知要』, 중국서점, 1994.

李中梓, 『醫學全書·醫宗必讀』, 북경: 중국중의약출판사, 1999.

張　璐, 『張氏醫通』, 상해: 상해과학기술출판사, 1963.

張介賓, 『景岳全書』, 서울: 도서출판 한미의학, 2006.

張介賓, 『類經』, 서울: 성보출판사, 1982.

張介賓, 『類經圖翼』, 서울: 성보출판사, 1982.

張隱庵, 『黃帝內經素問集注』, 상해: 상해과학기술출판사, 1959.

張子和, 『儒門事親』, 서울: 대성문화사, 1993.

張仲景, 『仲景全書·金匱要略方論』, 서울: 대성문화사, 1992.

趙獻可, 『醫貫』, 북경: 학원출판사, 1996.

陳夢雷, 『醫部全錄』, 북경: 인민위생출판사, 1982.

陳自明, 『薛立齊. 婦人良方大全』, 문광도서유한공사.

陳鼎三, 『醫學探源』, 사천: 사천과학기술출판사, 1986.

何夢瑤,『醫碥』, 상해: 상해과학기술출판사, 1982.

韓東錫,『東醫壽世保元註釋』, 서울: 성리회출판사, 1986.

韓醫婦人科學 敎材編纂委員會,『韓醫婦人科學(上)』, 서울: 도서출판 정담, 2002.

許　愼,『說文解字注』, 서울: 대성문화사, 1992.

許　浚,『東醫寶鑑』, 서울: 법인문화사, 2007.

洪元植,『精校黃帝內經素問』, 서울: 동양의학연구원 출판부, 1985.

洪元植,『精校黃帝內經靈樞』, 서울: 동양의학연구원 출판부, 1985.

滑　壽,『難經本義』, 대북: 집문서국, 1982.

滑　壽,『醫學全書 · 十四經發揮』, 북경: 중국중의약출판사, 2006.

黃元御,『黃元御醫書十一種(上)』, 북경: 인민위생출판사, 1990.

黃元御,『黃元御醫書十一種(下)』, 북경: 인민위생출판사, 1990.